中國近現代頤養文獻彙刊·導引攝生專輯

第三册

劉曉蕾 主編

太極拳術的理論與實際

太極拳

陳氏太極拳彙宗（上册）

廣陵書社

太極拳術的理論與實際

黃壽宸　編著

永嘉出版社　民國三十七年九月刊行

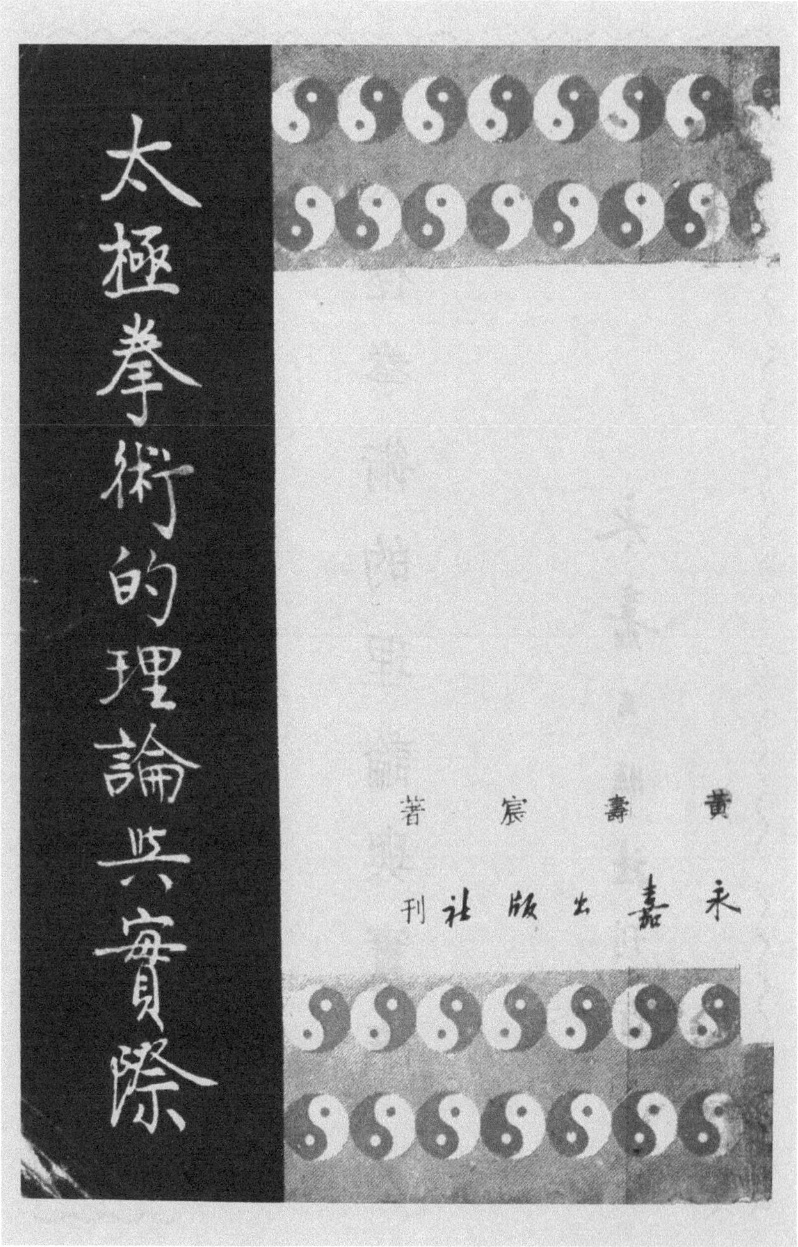
太極拳術的理論與實際
黃壽宸著
永嘉出版社刊

太極拳術的理論與實際

黃壽宸 編著

永嘉出版社刊行

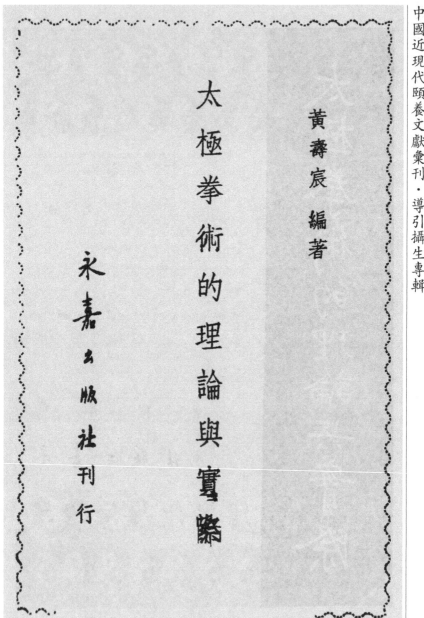

太極拳術的理論與實際

編著者 黃壽宸
出版者 永嘉出版社
上海(13)四川南路七號
刊行日期 三十七年九月
定價 金圓壹元貳角

序言

十年前的一個初春的早晨，太陽還沒有上山，風拂拂的夾着一陣陣寒意，吹到那嫩綠枝頭上的鳥兒，發出一聲聲的吱吱；園圃裏的小草花兒默默的搖擺着身軀，或密密的頻點着低頭。泥地上一塊綠一塊黃的被寥寥的幾個遊人在用漫步撫踏着。在這個占地三十多畝公園的西北角裏，我正在與幾個「拳朋友」幽靜的練習着太極拳的推手。我們貫注着全副精神，在盤運着四肢身軀。環境的優美，並沒有吸引去我們的注意力。這地方是我們每天必到的。若逢下雨飄雪的時候，活動的場地是搬到了公園裏的茅亭中。初時不過四五人，到後來逐漸的有十幾個人。那時我因為工作比較的清閒，每日最多有三四次練拳的機會。第一次是早晨五時開始，第二次是午睡以後，第三次是晚睡以前。有時閒時練習了，再來一次。有一次正在練拳的時候，我忽然感覺到兩臂的轉動，由手指起到脊骨，中間好像有一股水流在循環的流轉着。水流所到之處，便有無限的陰涼之感。一呼一吸，靜靜的可以計數。心境的平靜舒適，眞是有說不出的愉快。當時很覺奇怪，到後來，我想這一定是因爲心境極靜及淨化以後，甚至體內的血流，都可以感覺到。而動作的柔和舒鬆，一無絲毫的壓制作用。這樣的解釋，不知道合理否。在公園裏練拳的時期，大概有三年光景。後來因遷居了幾次，練拳的地方也換了好幾次。不過從未間斷過。直到抗戰期中我因旅行各地時，不免時斷時續。但也沒有長時間的停頓過。抗戰勝利以後，生活日艱，瞻望國家前途，心中不免常感感。去年因爲職務的關係，長年山居。此間前臨大江，背倚叢山，風景美麗，正是練拳的勝地。退居之暇，常翻閱十多年來所收集有關太極拳術的資料。有一次在無意中碰到了幾個舊日的「拳朋友」，他們般般的以拳功相問。並且要求我根據經驗及學理，寫一本關於太極拳的書籍。因爲這種書現在很感缺乏。但練太極拳的人，已日益增多，苦少參考的資料。後來他們又幾次的寫信來督促。因此，勉爲草成本書，以餉同好。本書之作，其經過如此。

現在將對於本書須加說明的幾點，寫在下面：

（一）其他有關太極拳的著作，都附有各種拳式的圖解及說明，考究的更附有照片。

據說這是可以「按圖索驥」，作爲自修的教本。我則以爲初學的人，必須要「口授親傳」，否則便極難學好。卽就各種圖解而論，所說明的如何轉身伸手換步以及變換進退種種，說了半天，仍舊很難使人明瞭它的轉動方式，常致弄得莫名其妙。就使看懂了而依樣畫葫蘆，也必不成其爲「拳式」。何況太極拳的拳式是節節貫串，更難說得淸楚，而使自修的人可以無師自通的。除非是已經稍稍學會了的人，利用這種圖解書，對照自己的姿勢，作爲修正的參考，才可稍稍有用。太極拳是重「意」，歷來便有各種不同的拳式，人各相異，誰優誰拙，便很難說。本書所以不用「圖解」的理由在此。並且凡圖解各書，大概着重的已在圖解，對於許多重要的拳術理論，便都忽略了。使初學的人仍舊得不到好處。有許多書中則運用幾句「術語」，掉來掉去，更非初學的人所能懂得。太極拳是重「用意」，對理論的了解，便很重要。本書所以着重理論的理由在此。

（二）本書在寫作的時候，抱定以「內容要科學化，通俗化；文字要明白而淺顯；要以新理論來解釋舊道理；對前人的精華要加以吸收」爲原則，所以寫起來不十分容易，有時就不免太囉嗦了。同時爲了要使學習太極拳的人，在讀本書時可以獲得有關之各方面的知識，又不得不詳細一些。本書內包括有哲學、藝術、歷史、生理學、心理學、衛生學、醫學、力學及運動原理等種種學問。在直接引證或參考其他各種書籍時，便隨時隨處加以註明。以備讀者作進一步的研究之用。

（三）作者是一個「業餘的」太極拳的學習者，對太極拳的知識自覺有限得很，功夫更覺欠缺。有一次蒙田兆麟先生教授推手的方法，一不留神，便覺不支。可見太極拳技擊的運用，巧妙尤其在功夫的深淺。不過十餘年來雖因生活的關係，奔波勞頓，但身體健強，精神極好。我已得到太極拳的無限的益處。現在就將它介紹給讀者各位。

（四）本書的編制，共分五章：第一章「緒論」，只是一種「引言」，將太極拳的神祕煙幕給以打開，認爲太極拳只是運動的一種。第二章「太極拳之健身的理論」，將太極拳健身的功效，加以科學上的根據；同時爲使讀者多了解一些身心生理衛生的常識，占去了不少篇幅。第三章「太極拳之技擊的理論」，提出幾點太極拳技擊的原則，加以研究。第四章「太極拳之煅練的方法」，根據筆者過去練拳的經驗，提供各種方法，供學習者的參考。第五章「結論」，爲解答有些人以爲太極拳是唯心論的等哲學上的問題，我卻以爲太極拳可以比做一種藝術；又根據武術之史的演進，我提出太極拳是否還有應該改進的地方，使達到十全十美的地步。最後我以爲學習太極拳要做到「知行合一」。本書各章自成段落，各章之中有節，節中更分各點。點中更分各小點，使閱讀時較爲方便。又讀者可以就所希望知道的任意先加選讀，並無妨礙。若在第一章緒論之後，先選讀第四章太極拳之煅練的方法，則閱讀其他各章時，尤覺便利。

（五）本書對古有太極拳論、太極拳解、行功心解、總勢歌訣及推手歌訣等，在第一章附錄中全篇附人，以備參考。而在以下各章內的說明中，常也多加引證。所以讀者不能忽略了而不看。若有不甚了解之處，可在讀完本書後，再細看一番，便可迎刃而解。此外又遇某些資料，讀者不無參考的價值，也在附錄中加以摘錄，且註明其來歷。

（六）本書成於倉卒，錯誤、疏忽及不妥之處，必不能免。作者願意接受各方善意的指正，先此謝謝。（通訊處：上海四川南路七號黃壽宸會計師事務所）

三十六年七月三十一日於武林

太極拳術的理論與實際目次

第三章　太極拳之技擊的理論

太極拳術的理論與實際

第一章　緒論

第一節　太極拳是運動的一種

到今日，大家都已知道運動的重要。但是仍有不少人誤解了運動的意義。一，認爲運動只是指那些從外國人地方學得來的踢足球、拍籃球、打網球、跳高跳遠、擲鐵餅，擲鐵球以及幾百米幾千米賽跑等。中國古來的各種「武當」「少林」拳法，神祕性非常濃厚，好像不是平常運動的一種。前者的目的在準備開運動會時表演，而後者的目的在準備做「風塵俠客」或「英雄好漢」。二，因此認爲運動只是一種奢侈。外國的各種運動必定要各種場地及器具的設備，已非普通人所得能享受的。中國古來的各種拳法，今日好像「嫡傳」者漸少，而普通人爲着生活的重擔，已無心要學一套武藝在身，何況「拜師傅」也不容易。

其實，人類爲動物的一種；運動只是人類的一種天性，人是不能不有所運動的。但是爲着社會生活環境的關係，有許多人漸漸的失去了他們所必需有的運動，以致對於身體的康健發生障礙。於是才有各種運動方法的創造，使提高運動的興趣，並使可能作有益的運動。並且運動不只限於西洋的球類及其他，平日勞動者工作時的手足也正在運動着，而散步卽是一種最溫和的運動。中國人歡喜神秘，不愧是世界上的古國；將最最平常的運動方法，玄而又玄，「參合陰陽，神而明之」的，弄得「怪誕不經」，教授法又神祕，「只可以意會而不可以言傳」，「知其然不知其所以然」，所以古來的各種「硬」「軟」拳法，大家無不另眼看待；對於「耍拳術」者也莫測高深的另眼相看。說穿了，都只是運動的一種。

第二節　太極拳的史話

太極拳的名字看來已相當的神祕。若就「太極」的圖形去了解太極拳，取其動作都是圓形且有虛實的。但是若就易經（中國第一部難懂的經書）中的「無極而太極而陰陽而五行而八卦」的說法，那也不能不「意會」了。話說太極拳創自宋末張三丰，離現在差近千年光景，張氏「生有異質，龜形鶴背，大耳圓目，身長七尺餘」，本來是一個讀書人，「善書畫，工詩詞」，後來入山做道人，專攻武藝，曾經「一人殺金兵五百餘」。一日，因見窗外一條蛇與一隻鶴相爭，鶴雖長有利喙，但蛇運用其委曲盤旋躲避的動作，結果使鶴一無辦法可取勝。張氏參悟此中道理，後創演太極的拳法，注重內功的修養，動作要圓、柔、慢、勻及貫串，並且主張「以柔克剛」及「以弱勝強」，與前此注重外功的「少林」拳派，適成相對。張氏曾在武當山修道，故也叫做「武當」拳派。少林尊達摩（北魏時的天竺僧）爲祖師，武當尊張氏爲祖師。這便是中國拳法「內外」「硬軟」—「南北」的二大派。

此類關於中國拳法之道聽途說的故事，正多得很。太極拳也據說在唐代已有，那末張三丰只是一個能手而已。元時（也有說淸初）有王宗岳，著有太極拳論、太極拳解、行功心解、總勢歌、推手歌等，據說能得張氏的眞傳，很有些功夫。流傳到今日的，除許多「怪誕不經」的傳說之外，學太極拳的人常取王氏的論著來「意會」，希望有所心得。在歷史上是否眞有張氏王氏其人，是否生在宋末元初，是否本領超越，是否有論著流傳，一者中國歷史所着重的是正統，這些「左道邪術」只是小說家之言，說者說之，是否可靠便很難考證。二者拳術所着重的是本身的理論與實踐，並且向來武人輕視書本，何况中國拳法不輕易教人，只限於師徒之間；一旦中斷，便無法流傳下去。三者古來一道及拳法，便牽連到許多誇大無稽之畫蛇添足的話，弄得神祕非常。否則好像將不成其爲中國的拳法了。

學拳要先研究拳理，這不是中國的傳統，而已是科學的方法。太極拳到今日雖然「名家輩出」，但派系依然；近人關於太極拳的著作雖然「不乏佳篇」，但多「意會」「因循」之作，所以依然不脫神祕的氣氛。我們應該用現代的眼光來學習太極拳，用科學的方法來研究太極拳的理論，打破虛玄及神祕的籠罩，吸收前人的精華，加以新的估價及認識。

〔附錄〕

歷史上關於太極拳方面的文獻，搜集不易，恐怕也不很多。王宗岳所著各篇，是否爲全璧，是否爲僞託，已難細考。但是就其內容而說，於太極拳術的各方面都有精警的言論；雖然文字不多，而已概括無餘。近人卽多奉爲「拳經」，並且常藉之演釋成書。這雖然只可算是王著的註解，並無創作可言；但對於太極拳的學習者，不無相當的益處。本書內也將多加引證。爲便利讀者參考起見，特將各篇附錄於下，以見一斑。

(一)太極拳論

未有天地以前，太空無窮之中，渾然一氣，乃爲無極。無極而太極。太極者，天地之根荄，萬物之原始也。太極拳者，一舉動，週身俱要輕靈，尤要貫串。氣宜鼓盪，神宜內斂。無使有缺陷處，無使有凸凹處，無使有斷續處。其根在脚，發於腿，主宰於腰，形於手指。由脚而腿而腰，總須完整一氣。向前退後，乃能得機得勢。若有不得機得勢處，身便散亂。其病必於腰腿間求之。上下前後左右皆然。凡此皆是在意，不在外面而在內也。有上卽有下，有前卽有後，有左卽有右，如意要向上卽寓下意。若將物掀起而加以挫之之意。斯其根自斷，乃壞之速之而無疑。虛實宜分清楚。一處自有一處虛實，處處總此一虛實。週身節節貫串，無令絲毫間斷耳。(原註云：此係武當山張三丰老師遺論，欲天下豪傑延年益壽，不徒作武藝之末也。)

(二)太極拳解

太極者，無極而生；動靜之機，陰陽之母也。動之則分，靜之則合。無過不及，隨曲就伸。人剛我柔謂之走，我順人背謂之黏。動急則急應，動緩則緩隨。雖變化萬端，而理惟一貫。由着熟而漸悟懂勁，由懂勁而階及神明。然非用功之久，不能豁然貫通焉。虛領頂勁，氣沉丹田。不偏不倚，忽隱忽現。左重則右虛，右重則左虛。仰之則彌高，俯之則彌深。近之則愈長，退之則愈促。一羽不能加，蠅蟲不能落。人不知我，我獨知人。英雄所向無敵，蓋皆由此而及也。斯技旁門甚多，雖勢有區別，概不外乎壯欺弱，慢讓快耳。有力打無力，手慢讓手快，是皆先天自然之能，非關學力而有所爲也。察四兩撥千斤之句，顯非力勝。觀耄耋能禦衆之形，快何能爲？立如平準，活似車輪。偏沉則隨，雙重則滯。每見數年純功不能運化者，皆自爲人制，卒不能制人，則雙重之病來悟耳。欲避此病，須知陰陽。黏卽是走，走卽是黏。陰不離陽，陽不離陰，陰陽相濟，方爲懂勁。懂勁後，愈練愈精，默識揣摩，漸至從心所欲。本是捨已從人，多誤舍近求遠。所謂差之毫釐，謬以千里，學者不可不詳辨焉。

長拳者，如長江大海滔滔不絕也。十三勢者：掤攦擠按採挒肘靠，此八卦也；進步退步左顧右盼中定，此五行也。合而言之：十三勢，掤攦擠按卽坎離震兌，四方也；採挒肘靠卽乾艮巽坤，四斜角也；進退顧盼定，卽金木水火土也。

（三）十三勢行功心解

以心行氣，務令沉着，乃能收斂入骨。以氣運身，務令順遂，乃能便利從心。精神能提得起，則無遲重之虞，所謂頂頭懸也。意氣須換得靈，乃有圓活之趣，所謂變化虛實是也。發勁須沉着鬆靜，專注一方。立身須中正安舒，支撑八面。行氣如九曲珠，無微不到。運勁如百鍊鋼，無堅不摧。形如搏兔之鵠，神如捕鼠之貓。靜如山岳，動如江河。蓄勁如開弓，發勁如放箭。曲中求直，蓄而後發。力由脊發，步隨身換。收即是放，放即是收，斷而復連。往復須有摺疊，進退須有轉換。極柔軟然後極堅硬，能呼吸然後能靈活。氣以直養而無害，勁以曲蓄而有餘。心爲令，氣爲旗，腰爲纛。先求開展，後求緊湊，方臻於縝密也。

又曰：先在心，後在身，腹鬆淨，氣斂入骨髓。神舒體靜，刻刻在心。切記一動無有不動，一靜無有不靜。牽動往來，氣貼背，斂入脊骨。內固精神，外示安逸。邁步如貓行，運勁如抽絲。全身意在精神，不在氣；在氣則滯。有氣者無力，無氣者純剛。氣若車輪，腰若車軸也。

（四）十三勢歌訣

十三總勢莫輕視，命意源頭在腰胯。

變轉虛實須留意，氣遍身軀不少滯。
靜中觸動動猶靜，因敵變化示神奇。
勢勢存心揆用意，得來不覺費功夫。
刻刻留心在腰間，腹內鬆淨氣騰然。
尾閭中正神貫頂，滿身輕利頂頭懸。
仔細留心向推求，屈伸開合聽自由。
入門引路須口授，功夫無息法自修。
若言體用何爲準，意氣君來骨肉臣。
想推用意終何在，益壽延年不老春。
歌兮歌兮百四十，字字眞切義無遺。
若不向此推求去，枉費功夫貽嘆惜。

（五）推手歌訣

掤攦擠按須認眞，上下相隨人難進。
任他巨力來打我，牽動四兩撥千斤。

引入落空合卽出，粘連黏隨不丟頂。

(十八)張三丰傳

張三丰名通，字君實，遼陽人，元季儒者。善書畫，工詩詞，中統元年，曾舉茂才異等。任中山博陵令，慕葛稚川之爲人，遂絕意仕進。遊寶鷄山中，有三山峯，挺秀蒼潤可喜，因號三丰子。世之傳三丰先生者，不下十數，均未言其善拳術。洪武初，召之入朝，路阻武當。夜夢「玄武大帝」授以拳法，且以破賊，故名其拳曰「武當派」，或曰「內家拳」。內家者，儒家之意，所以別於方外也。又因八門五步，爲此拳中之要訣，故名十三式，言十三法也。後世誤解以爲姿勢之勢，則謬矣。傳張松溪、張翠山。先是宋遠橋，與兪蓮舟、兪岱岩、張松溪、張翠山、殷利亨、莫谷聲等七人爲友，往來金陵之地。尋同往武當山，訪夫子李先生不遇；適經玉虛宮，晤三丰先生，七人共拜之。耳提面命者，月餘而歸。自後不絕往拜。由是而觀，七人均曾師事三丰；惟張松溪、張翠山，傳者名十三式耳。或曰：三丰係宋徽宗時人，値金人入寇，彼以一人殺金兵五百餘。山陝人民慕其勇，從學者數十百人，因傳技於陝西。元世祖時，有西安人王宗岳者，得其眞傳，名聞海內。著有太極拳論、太極拳解、行功心解，搭手歌，總勢歌等。温州陳同曾多從之學，由是山陜而傳於浙東。又百餘年，有海鹽張松溪者，在派中最爲著名，見寧波府志。後傳其技於寧波葉繼美近泉，近泉傳王征南來咸，清順治中人。征南爲人勇而有義，在明季可稱獨步。黄宗羲最重征南，其事蹟見遊俠佚聞錄。征南死時，曾爲墓志銘。黄百家主一，爲傳內家拳法，有六路長拳、十段錦等歌訣。征南之後，又百年，始有甘鳳池。此皆爲南派人士。其北派所傳者，由王宗岳傳河南蔣發，蔣發傳河南懷慶府陳家溝陳長興，其人立身常中正不倚，形若木鷄，人因稱之爲「牌位先生」。子二人，曰耿信，曰紀信。時有楊露禪先生福魁者，直隸廣平永年縣人，聞其名，因與同里李伯魁共往師焉。初至時，同學者除二人外，皆陳姓，頗異視之。二人因互相結納，盡心研究，常徹夜不眠。「牌位先生」見楊之勤學，遂盡傳其祕，楊歸傳其術遍鄉里，俗稱爲「軟拳」，或曰「化拳」，因其能避制強硬之力也。嗣楊游京師，客諸府邸，清親貴王貝勒多從受業焉。旋爲旗官武術教師。有三子，長名錡早亡，次名鈺字班侯，三名鑑字健侯，亦曰鏡湖，皆獲盛名。余從鏡湖先生游有年，諗其家世。有子三人，長曰兆熊字夢祥，仲名兆元早亡，叔名兆清字澄甫。班侯子一，名兆鵬，務農於鄉里。當露禪先生充旗營教師時，得其傳者蓋三人，萬春淩山全佑是也。一勁剛，一善發人，一善柔化。或謂三人各得先生之一體，有筋骨皮之分。旋從先生命，均拜班侯先生之門，稱弟子之。有宋書銘者，自云宋遠橋後，久客項城幕，精易理，善太極拳術，頗有發明。與余素善，日夕過從，獲益匪鮮。本社教員紀子修、吳鑑泉、劉恩綬、劉采臣、姜殿臣等，多受業焉。

（本篇錄自黃元秀太極拳要義，據該書註，此文爲北平太極拳社許禹生先生所作。文中於太極拳的「源流」從張三丰起以迄近代各名家，都有很扼要的敘述。）

第三節　我爲甚麼學太極拳

「健全的精神，寓於健全的身體；有一分精神，做一分事業。」我學習太極拳的目的，不是因爲太極拳可以打人無算，拳功高人一等；我學拳的目的，是使身體有相當的運動。一個健康的身體必需有適當的運動，運動可使身體壯強；身體壯強，精神充足，才可爲自己爲社會建立事業。處此生存競爭的時代，我們尤不能忽視了自己的身體。我們要每日運動，使自己煅練成「銅筋鐵骨」才好。

在學校裏的時候，還有師長的督促及指導，我們做着各種所謂西洋化的運動如球類及田徑賽等。但一旦離開了學校，社會上既無運動的設備及環境，也就不可能再有機會去練習；而跟着年齡及事務的增加，也已減少了興趣。但是一拳在身，隨時隨處，一人或多人，都可以煅練。太極拳的動作是這樣的柔和優美，一切任其自然。中間虛實的變化，最富推求的趣味。它不要用力，使四肢內臟鬆開，由意識來領導動作。它的理論深奧也極明顯。只要我們肯恆心及虛心的學習，它非但可以使身體康健，並且啓發我們的智慧。到了相當的功夫以後，我們也就會捨它不掉的了。

練太極拳到相當的程度，會自覺到一種說不出的愉快、輕鬆、舒適的境界。在練拳的時候，全身鬆開，順乎自然，渾圓流利，呼吸舒順，心中空空洞洞，一無思慮。如莊周之夢蝶，人蝶不分。練完之後，自己曾練與否，也不自覺。不但自己如此，旁觀的人也不覺心平氣和，與之俱化。所以它要身體力行，着重平日的煅練。但必須明白理論，才可事半功倍。

太極拳可以醫治許多慢性的疾病，如肺病、胃病、心臟病、腎臟病、神經衰弱病、以及遺精、早洩、陰萎等。不論是老小、男女、病與不病的人，都可以學習。身體衰弱的人，與其亂吃補藥，不如恆心的學習太極拳，立可見效。凡脾氣暴躁，心神不定，優柔寡斷，意氣消沉，以及胆小如鼠，動作粗魯的人，都可以由於太極拳的陶養而轉移脾氣及性情。太極拳可以延年益壽，它更可以增加我們對人生的樂趣。

第二章　太極拳之健身的理論

第一節　運動的重要

一　要運動得法

運動可以健身。但不是所有的運動都可以健身，有的運動只是勞身，有的運動也會傷身，有的運動不但可以增進身體健康，並且可以暢活精神，啓發智慧。在這裏，發生了兩個問題：一是運動怎樣可以健身，二是我們需要理想的運動。中國古話說：「戶樞不蠹，流水不腐」，戶樞因爲不停的「動」了所以不蠹，流水因爲日夜的「動」了所以不腐。但就平日我們所看見的事實，黃包車夫每日不停的跑腿，結果往往早死；有許多身體魁梧的運動家，中途便夭折了。所以「動了」，是要動得得法；否則反而有損身體。「多動勞身，多慮勞神」，所以要適當的運動，才可以健身。

二　人身是一個有機體

我們且先來考察一下人體之生理的現象，用以明瞭運動怎樣可以使身體健康，及什麽是我們需要的理想的運動。

我們的身體大別之可分爲頭顱、軀幹及四肢三部。外覆皮膚，骨骼造成人體的間架；中間襯着肌肉及脂肪，神經與血管構成交通網，分佈全身。胸腹腔中藏有肺、心、胃、腸、脾、胰、肝、腎等內臟及生殖器。各部的構造以細胞爲單位，集細胞而成組織，集組織而成器官，更集合許多生理作用上相同而有聯貫的器官而成系統。如骨骼及肌肉，集而爲運動系統，營運動的生理；鼻、喉、氣管、支氣管及肺，集而爲呼吸系統，營呼吸的生理；心臟及大小血管，集而爲循環系統，營血行循環的生理；口腔、咽頭、食道、胃及腸等，集而爲消化系統，司消化，營補充營養的生理；腎臟、輸尿管及膀胱等，以及皮膚的出汗作用，集而爲排泄系統，司排泄，營排除廢物的生理。眼司視覺，耳司聽覺，皮膚司觸覺，舌司味覺，鼻的嗅部司嗅覺，這叫做五官器。腦神經系統是集大小腦、延髓、脊髓及各種神經而成，司知覺，並能想像、記憶及思考等。還有生殖系統，則因男女性別而不同，負着延續種族的重大使命。至於身體內的各種內分泌腺，屬於一種化學的體內產物，混於血液之中，可以引起一定器官的作用及興奮。

由於身體內以上各機構之繼續的活動及相互的分工合作，我們每日攝取了許多的食物，包括蛋白質、脂肪、炭水化合物、水、無機鹽及維生素（維他命），並且吸取了新鮮的空氣（氧），中間經過消化、吸收、呼吸、循環、新陳代謝及排泄等幾種生理的作用，使身體得到營養與發育，以維持生命的繼續，以加強生活的機能。倘若其中一有反常的現象，整個身體的作用便將受到影響，以至於發生各種變態，這就是疾病。同時我們生活在自然界中，在社會裏，還有其他許多複雜的活動，這包括身體對環境的適應及創造，所以須有運動、感應、知覺、思考的機能。人之所以爲「萬物之靈」，便在於此了。

三　運動可以健身

現在再回到運動健身的問題。運動怎樣可以健身？運動的作用可以促進身體的生活機能，它使身體的發展趨向於正常，它使身體對外界種種刺激的抵抗力更爲健強。運動的益處，約有下列幾種：

（一）運動可以保持並發展身體的正常姿勢。

（二）運動可以壯強骨骼及肌肉。

（三）運動可以使呼吸作用加強。

(四)運動可以使血流的循環暢活。
(五)運動可以幫助消化作用。
(六)運動可以促進內分泌的作用。
(七)運動可以旺盛新陳代謝。
(八)運動可以加速排泄汚物。
(九)運動可以使感官靈敏及動作活潑。
(十)運動可以增加疾病的抵抗力。
(十一)運動可以激發心緒及磨勵思考。
(十三)運動可以增加身體的健美及引起人生的樂趣。

第二節 需要理想的運動

一 何謂理想的運動

運動的方法很多，但有的太急烈，有的太兇猛，有的太簡單而缺乏趣味，有的太複雜而學習不容易，都不是普通人所適宜的。例如西洋化運動中的踢足球、西洋拳擊、跳高及跳遠等都不是中年人所適宜的運動。中國少林拳的學習者必須身體不是太衰弱的或患病的人；否則容易受傷或加重病患。八段錦的運動雖可「舒長筋骨，活動氣血」，但只一人就原地單獨練習，動作簡單，並沒有技擊的實用，好像缺乏深長的趣味。所謂理想的運動，應該包括兩重意義：（一）這運動是全身的運動，它可強健身體的各部分，並且它是人人可學習的運動；（二）這運動有濃厚的趣味，否則學習者必缺乏興趣，半途而廢，有始無終。

二　人體臟器的三種特性

原來人體各臟器除了它本身的職責與作用以外，先天的還具有下列三項特性或本能：（林鏡平太極拳在生理學上之研究）

（一）人體各臟器若加以適宜的使用，則其機能愈益向上發達，其外形也逐漸肥大，這叫做能動性肥大。如黃包車夫的大腿，挑伕的闊肩。

（二）各臟器若廢置不用，則其機能衰退，外形也逐漸瘦削，這叫做廢用性萎縮。如深閨仕女的纖手，靜坐工作者的瘦腿。

（三）若使用過度，其機能反衰退，外形也瘦削，這叫做過勞性萎縮。如工廠中童女工日夜勞作，不得休養，每多面黃肌瘦，發育不全；日夜跑路的黃包車夫，勞動過度，每多夭折或容易生病。

三　太極拳是理想運動的一種

所以理想的運動應該是全身平衡的運動，它使身體各部分都有適宜的發展，不致廢置而不用，也不致使用而過度。並且趣味十分濃厚。非但人人可得而學之，並且人人樂乎學習。太極拳便是理想運動的一種，因爲它是符合於運動的理想。這在理論上可以說得通，這在實踐上已經有許多人（我當然是其中之一）可以證明。太極拳是一種理想的運動，因爲太極拳的動作是自然的開展，它着重身體的正常姿勢，行動舒鬆、柔和而緩慢，血流可以暢活，呼吸可以深長，它要意識與動作合一，心身並修。它非但可以健身，並且可以技擊。它可以一人單獨的練架子，也可以二人作同練推手。太極拳功夫深的人，盤旋於幾個「武夫」之間，簡直不算一會事兒。

第二節　太極拳運動與身體的健康

一　人體生理現象的三種狀態

人體的各部分臟器及其生活機能，一切正常的活動着，並且保持相當的完整，這是人體的正常狀態。倘若體內某一臟器或許多臟器，一有反常及阻礙的現象，這就成爲人體的病態。病態有爲一時性的，即可因治療的結果而復原的；有爲永久性的，是爲治療方法所不能復原的，如一肢體的損折，或某臟器之一部分的剔除，（爲將一側睪丸廢除，卵巢廢除，腎臟廢除，眼球廢除，上下肢離斷等），而不能再生。在這兩者之間，還有種種慢性疾病，經時雖久，仍可希望治癒的。不過有的雖然官能仍舊，但形態已變。例如生肺病的人治癒後，官能復原，但肺上已結疤；又如生天花的人治癒後，官能復原，但顏面上已麻疤點點。有的在表面上病似治癒，但其病毒仍多少的潛伏着，到了相當時期，還要發生變化。例如生梅毒的人在第一或第二期症候治癒後，經過若干年月，仍舊發生第三期象皮病。

人體的生理現象，除上述（一）正常狀態及（二）病態以外，還有（三）健強狀態，共三種狀態。怎樣算是健強狀態？它的現象是不難加以確定，但其範圍就漫無限制，因爲身體的健強可因保攝及煅練情形的不同而程度互有差別。凡人體各臟器的官能，比較正常狀態爲發展，比較能够耐勞與持久，或負重力比較大的，都可說是健強。例如有年齡及體重相同的二個人，一則能舉重百斤，一則能舉重二百斤，則後者卽較前者爲健強。總之健康的人，他對於外界種種刺激的抵抗力必較強盛。正常狀態的人，可因修養及煅練而達到健康；而病態的人也可以逐漸養成正常，轉到健強。反之，本屬煅練達到健強的人，也可因修養的失當，由健強轉於正常，或竟陷於病態。所以我們每天除因身體生理上的需要，攝取各種營養料，使身體有相當的供給以外，還需要有相當的運動，以促新陳代謝機能的增進，以達到身體的健強狀態。

二　太極拳運動怎樣使身體各部分健康

運動可以健身，因爲運動可以加強生活機能；但運動怎樣可以加強生活機能？太極拳是一種理想的運動，因爲太極拳是全身平衡的運動；但太極拳怎樣使全身得到平衡的運動？以上我們已經一一的說到了「知其然」，以下我們還要研究它們的「所以然」。爲使學習者在練拳時多了解一些人體的生理知識起見，現將太極拳運動與身體健康的關係，根據沙古山編著「國術與健康」內的國術與人體各器官的健康，分開下列各節來分析與討論：

(一)太極拳與骨骼的健康

(1)骨骼是人體的支架

骨骼爲人體的支架，因其固有的堅硬特性，一以維持身體的形態，二以衛護體內的重要臟器。復能忍耐體重的壓力，以保持身體於不墜。總計人體內的骨骼，有大小二百餘枚，各以關節相聯；就位置的不同，可分爲四部：頭骨，頸骨，軀幹骨及四肢骨。

(一)頭骨各相縫合而形成頭顱，顏面五官器附託於其內。並且環抱成腔，以包容腦髓。以下爲(二)頸骨。

(三)軀幹骨構成一個腔廓，最上部爲胸腔，內藏心及肺；中部爲腹腔，內藏腸、胃、肝、胰及腎；最下部爲骨盤，內係生殖器的所在。

(四)四肢骨分上肢及下肢兩部，上肢爲完成工役的幹部，下肢係體重寄託的支點與行動的主體。

(2)何謂「銅筋鐵骨」

所謂骨骼的健康，包括骨質的堅實性及關節的活動性而言。練拳的人希望練成「銅筋鐵骨」，銅筋爲指富於彈力性的肌肉，鐵骨爲指堅實的骨骼。骨的堅實度，視其所含鑛物質，即磷酸鈣及碳酸鈉的多少爲衡。鑛物質含量豐富的，其質較爲堅硬；反之則較為軟弱。骨質內除含有鑛物質外，更含有膠質。這種膠質則為形成骨質的柔軟與彈力性的主要成分。因為徒多鑛物質，骨雖堅硬而容易被折斷；所以須有膠質使堅硬的骨富有彈力性。剛柔相濟，才可避免有被脆折的危險。老年人的骨質因為多鑛物質而少膠質，所以容易跌傷而折斷；幼年人則否。通常骨質中，鑛物質約占三分之二，膠質占三分之一。運動或練拳的結果，可以使骨骼中的鑛物質——碳酸鈣多量的沉着，骨質得以漸趨堅硬；同時因新陳代謝機能的亢進，可以增益膠質，使其彈力性也與之纖長，成為堅韌之質。而支架身體之力增強，以奠身軀健康的基礎。

（3）關節的生理作用

至於身體位置變換的時候，則必須依賴於骨與骨間相聯的關節的活動。換言之，即骨體的活動，是由於關節的活動以造成。其堅硬挺直的骨體，僅隨關節的活動而變其位置。運動或練拳可使關節的活動趨於敏捷化，及可增進關節的正常發展。平日我們常看見走江湖的賣技者及某些技擊家，強使脊柱作強度的後彎，使後頭部後仰至足跟部，以炫人目而「糊口」或「惑衆」，實是不合理的舉動。因為這樣的做了，使脊柱方面的韌帶過度弛緩，或將引起脊椎的脫臼，或致脊髓受傷。所以在增進關節健康的時候，應注意全體關節平衡的操練。一方面應視關節之種類的不同，作合理的運用；一方面應避免偏重於某一部分的過度的運用。未成年人的骨質尙未完全硬化，若作偏於一側的運用，每易養成習慣性的畸形。如脊柱彎曲症。攝取營養食物時，多選些富於磷酸鈣與炭酸鈣成份的食品，對於骨骼更多利益。

(4)太極拳怎樣使骨骼健強

太極拳練時要「虛靈頂勁」，頭容正直；「含胸拔背」，胸部就自然的狀態內涵，背脊就自然的狀態拔起；「立身中正，支撑八面」，身體就自然的姿勢中正而平衡，不偏不倚，可以保持人體骨骼之自然的支架。「沉肩垂肘」，使骨骼的關節就自然的狀態略帶彎曲。動作時要輕靈圓活，柔軟舒展，綿綿不斷，對於骨骼的生長及關節的轉動，一任自然，沒有絲毫外力的壓制。它使全身骨骼及關節得到平等的操練，並不側重於任何一部分，它沒有骨骼折斷的危險，也沒有關節扭轉的弊害。「一虛一實」，它使四肢得到輪換休息的機會。因爲全身運動的結果，促進新陳代謝的作用，使骨質中的膠質增加，增強骨骼的彈力性。它的運動不劇烈，骨骼及關節不致會超正常的磨損；反之，卻因礦物質的多量的沉着，使骨骼更趨堅韌。

（二）太極拳與肌肉的健康

（1）人體肌肉的生理作用

骨骼的作用，除支架人體及衛護臟器外，由於關節的活動，也能作種種的運動。但這種運動非由骨與關節本能而生，實由於所附着骨上的肌肉的伸縮作用而形成。骨與關節，不過供作運動的一種工具而已。此外如清新空氣與營養品的攝取，外來危害的避免，也有賴於肌肉的伸縮作用而達到。

全身的肌肉，爲數約四百餘條。各肌多呈紡緶狀之束。每束之面，爲有由結締組織而成的肌膜包被着。肌的本體，係由許多的肌纖維所組成。每一纖維，又爲小束肌細胞所集合。凡較長而厚的肌肉，其結締組織多半長出肌外，而呈白色的帶狀，這是腱。若肌爲扁平形的，其結締組織即形成一種寬薄的膜，這是腱膜。肌肉便是由這種腱及腱膜而附着於骨骼或其他器官的上面。每肌有肌頭、肌尾及肌腹三部。肌之所以能使骨骼運動者，係因肌的頭尾分別附着兩骨關節的上下部。所以肌縮可使關節屈曲，肌伸可使關節開展。全身的肌肉若就部位而分，有（一）頭部各肌，（二）軀幹各肌及（三）四肢各肌等三部。若就性質而分，有（一）橫紋肌及（二）平滑肌二種。

橫紋肌卽隨意肌，平滑肌卽不隨意肌。前者的伸縮作用可由意志加以操縱；如手足的運動及口眼的張閉。後者是不能由意志而調度其動作，如心臟的搏動及腸的蠕動。隨意肌多附着於骨骼上，所以也叫做骨骼肌。此外還有半隨意肌者，如肺臟的呼吸作用，它一部分係由胸廓方面隨意肌的協助，另一部分則不必待意志的支配而伸縮。所以我們可隨着意志的驅使而作迫促的呼吸，也能於不知不覺中而自然的營其正常的呼吸。

身體各種狀態及姿勢，一方面端賴諸肌肉間的互相牽制，一方面更因肌肉的本身力量（伸力與縮力）與牽制作用，以維持各種位置變動時的平衡。運動時，或由於腦神經的主使，或由於外來的刺激，使肌肉發生收縮。因此肌肉的兩端接近，肌肉的纖維自然加闊而短縮。因肌肉的短縮而牽動其所附着的骨骼，於是骨骼以關節的活動而活動。這時候卽發生身體姿態的變動。但一方之肌收縮，他方之肌弛緩，收縮後又弛緩，弛緩後卽收縮，這種肌肉的頡頏作用，常在努力於身體平衡的維持，以保持身體的正常狀態。

（2）肌肉疲勞的眞面目

肌肉的發達與否，是與身體的強弱有較親切的關係。攝取足量的營養食料，固可以使肌肉的發育旺盛；但若肌肉並無相當吸收的能力，則也不能達到發育旺盛的目的。要促進肌肉的吸收力，非增進肌肉的新陳代謝機能不可。運動是可以增進新陳代謝的機能，所以運動可以健身。此中情形，且舉例來加以說明。例如當我們將一臂平舉，經過若干時間，必覺酸楚而急思放下以休息之；待休息片刻後，以前的酸楚盡釋。這種酸楚的發生，一因由地心吸力所引起的臂本身的重力，一因平舉該臂的肌肉收縮經久而疲勞。肌肉疲勞之所以發生，(一)因肌肉中蓄積物質的消費，(二)因所積成的分解產物即疲勞物質之量的過剩。肌肉在運動時，它的肌細胞中即發生炭酸、遊離磷酸及酸性磷酸鉀等分解產物，正如人體其他各組織一樣，不時的不斷的有分解產物產生。當手縮回復原位後，一面既可以緩解肌肉的收縮力，一面因休息的結果，由於新來純潔的血液，能夠洗除這種疲勞物質，並供給氧氣，所以不久而疲勞之感頓釋。

不過這種肌肉疲勞的發生，要看肌肉本質的強弱，而發生的時間各不一致。有經過幾分鐘即發生疲勞，有經過十幾分鐘或幾十分鐘才發生疲勞的。如生肺病的人，最容易發生肌肉的疲勞。平常人雖步行十多里路而不感覺疲勞，而生肺病的人雖行及一二里，即感覺十分疲勞，非立刻休息一下不可。肌質愈強，愈能耐勞；肌質弱者，稍稍運動即生疲勞。有恆的操練，可以使發生疲勞的時間改遲，而逐漸的養成耐勞的習慣性。當我們在操練蹲下運動的時候，初練時雖僅作若干次的動作，未有不感覺到兩膀發生酸楚；但練之有恆，則蹲下的次數雖增，時間加長，而酸楚的來臨，卽日見其減少。這原理，一因下肢肌運動恆久的結果，新陳代謝機能增進，無形中使肌肉的本質增強；二因經久刺激的結果，養成相當的習慣性；卽對於因肌肉運動而產生的分解產物的刺激，成爲一種優越的忍耐性。這與吸用鴉片煙成癮的人，可耐大量鴉片之中毒而不致發生中毒症候者，同一情形。

（3）肌肉的強弱在質不在量

稍稍過度的勞動而發生肌肉的疲勞，這不一定是有害的舉動。因爲疲勞之後，加以相當的休息便可復原；同時因此可促進肌肉的生長，故有「健全的疲勞」之稱。但十分過度的勞動，那就會妨害肌肉的生理。有時致發生肌肉的疼痛，有時因營養減少而廢料增多，無法加以增補。所以運動應操之有度，按步就班，循序漸進，才可有所成就。並且肌肉的強弱，在質不在量。因爲肌肉是由於多根纖維的結而成束，必有堅實的纖維才能結成堅實的肌質。例如用百根棉線搓成一條繩子，在外表上看來，雖然它比拇指還要粗大，但它的堅實度，卻不若用一二十根紘線所搓成粗不及指的繩子。這很明顯的是因爲棉線本身遠不如紘線的堅實。所以肌肉的強弱，它的根蒂在結束成肌之纖維的本質，而不在肌肉之量的肥瘦。肌肉之量的增盛自然更可增強肌肉的能力。

平日我們常看見許多肥胖的人，外表上好像肌肉都十分發達，但他們大都「力不足以縛鷄」，並且很容易生病，患中風及心臟突然破裂症死亡的，更屢見不鮮。而許多肌肉平常的人，反能「力舉千鈞」，並且身體很康健。此中的「奧妙」，以上已說過肌肉的能力在質不在量。況且所謂肥胖的人，他們的「肥胖」未必盡由於肌肉之量的豐盛，卻是由於多量皮下脂肪的沉積，有以致之。凡脂肪過多的人，體質必笨滯，稍事活動或行程稍遠，便呼吸迫促，氣喘不已，他們雖然「養尊處優」，使身體「肥碩無朋」，但其體質不能因此而堅實。更有許多肥胖的人，因酗酒貪杯，日久而一方面患慢性酒精中毒，漸致發生血管硬化症；一方面因脂肪的沉着量甚多，而消耗量甚微，漸致發生脂肪過剩。這種過剩的脂肪組織，每易向心肌方面侵入，逐漸的使心肌發生脂肪變性。既經脂肪變性的心肌，便很容易爲稍劇烈的運動或精神衝動的影響，而發生破裂症。因爲精神衝動及劇烈運動時，每引起某局部的充血；若充血度甚高時，那血管已經硬變的血管壁，便易受充盈的漲力所突破。若突破的血管在腦部，則形成中風症（腦充血病）。若在心肌之已脂肪變性的，則心臟之壁起破裂症。所以這種肥胖的人反不能像平常人一樣的能够抵抗外力的侵襲。「力不足以縛雞」，更不足怪。至於那些經過勞動及煅練的人，外表上也肥胖，舉重力則甚大，這因爲他們是肌性的肥胖，富於彈力性，不比脂肪性的肥碩，卻缺乏正常的彈力性。

（4）肌肉運動與體溫

肌肉運動的結果，在生理上還有一種非常重要的作用。因爲人是溫血的動物，縱令其環境氣候不一，而身上的體溫，必須保持其適宜的攝氏三十七度。當肌肉運動的時候，體溫因而增高，血管擴大，血流增速，體內的氧化作用增進，脂肪與葡萄糖經燃燒後而成爲二氧化碳及水，同時也產生如乳酸等類的廢料，然後由靜脈管或淋巴管輸到心肺臟而刷新之。這時候，肌肉間非但產生熱，也產生一種摩擦電。熱及電的產生，正好像機器的原動力，它推進了人體機器作繼續不停的工作。在熱度過高的時候，熱被散放着；在熱度不足的時候，熱被吸收着。肌肉盡了它最大的使命。它保持着身體的適宜的溫度。

(5)太極拳怎樣使肌肉健強

太極拳煅練肌肉的方法，是避免過度的肌肉緊張。在運動時它將肌肉就可能的範圍內舒鬆，體內的一切作用，如吸呼、循環、代謝、排泄等都可順利的進行着，不致有壓制某一部分的現象。動作柔軟緩慢，使肌肉不受過度充血的興奮而過度的緊張，並且使肌肉的伸縮作用不太劇烈。一虛一實，使身體各部肌肉輪換着運動及休息。用意識來支配着肌肉的收縮，同時在心緒安靜的狀態下，留意着外來肌肉上的刺激，使順應靈活。它使肌肉因運動結果而產生的熱，逐漸的增加着；也逐漸的散放着，不致有過與不及的弊害。所以新陳代謝作用可能在完滿的狀態下進行着，肌肉在有規律的步調中吸取營養料並排去廢物。它溫和的及自然的煅練着肌肉的纖維組織，增強其堅實度；它也調節着肌肉中的脂肪成分，不致廢生大量過剩的現象。練太極拳有成就的人，他們的肌肉豐滿、柔軟、沉重及富彈力性。所謂「棉裏藏針」，柔軟如絲棉，剛強如鐵針。柔中有剛，剛柔可以相濟。若全身的肌肉健全，生活機能強盛，身體自然健康。

(三)太極拳與呼吸器的健康

(1)人體呼吸的二種型式

呼吸器是由鼻、喉頭、氣管、氣管枝、肺、胸肌、橫膈膜及其他附屬的血管神經所構成。肺的呼吸運動因爲比較明顯，所以人各知之；但人體皮膚上的毛孔，也有呼吸作用，不過爲量甚微，卻被我們所忽略了。呼吸器的重大使命，在營肺內與空間氣體的交換。它將肺內氣體驅之使出者爲「呼」；它攝取空間的氣體以入肺內者爲「吸」。人體呼吸運動的型式有二種：(一)凡由橫膈膜運動所形成的呼吸，叫做腹呼吸；(二)凡由胸肌運動而營的呼吸，叫做胸呼吸。一般上這兩種呼吸方法，我們常同時兼而行之。(一)橫膈膜(肌肉的一種)位在胸腔底部，平時作穹狀隆凸。當它收縮時，稍變爲平坦形，因此胸腔的容積隨之而增大，這是吸息動作發生時的現象。待橫膈膜回復到平時狀態時，胸腔的容積隨之而減少，這是呼息動作發生時的現象。(二)胸腔內的肋骨與椎骨中間，有舉肋肌；各肋骨間又有內外肋間肌。當舉肋肌與外肋間肌收縮時，肋骨的前端上舉，胸腔的容積即向前方與側方增大，這是吸息動作發生的時候。待上兩肌弛緩，則內肋間收縮，胸腔的容積即隨之而減少，這是呼息動作發生的時候。

(2)呼吸運動的生理作用

呼吸運動在健康的人有一定的次數；而與年齡的長幼成反比例。(女子較男子的呼吸次數爲多）。卽年齡愈幼，呼吸次數愈多。大致初生兒每一分鐘爲四十次，一歲兒爲三十次，六歲兒爲二十五次，十二歲兒爲二十次，成人平均爲其脈搏的四分之一，約十八次。但此等次數能因精神情感的興奮及運動而增益。靜肅及熟睡時，呼吸次數減少。不過呼吸運動本爲體內一種不隨意的動作。其控制的中樞在腦後下的延髓中。凡體內與呼吸有關的各器官，都受着它的節制。當血中炭酸含量過多時，卽能刺激這主宰呼吸的延髓內的中樞，而引起呼吸運動的操作。如我們在行幾次深呼吸後，卽血液內氧氣較爲充分時，可以暫時忍住呼吸。但經過幾秒分鐘，氧氣已經消耗到某種程度，立卽會刺激延髓中的呼吸中樞，而促起吸氣的動作。鎭靜及熟睡時氧氣的消費量較微，所以呼吸自然的緩慢。精神興奮及肌肉運動時，視其程度的輕劇，與所消費的氧氣成正比例。卽精神興奮及運動愈劇，氧氣的消耗量愈多，因而呼吸運動也隨着而迫促。老僧入定，呼吸可到極微。呼吸運動雖由延髓中的呼吸中樞主宰，但仍可由我們的意志而加以左右。所謂「調息」，便是用意志節制呼吸，使它緩慢、自然、並有規律。

因肌肉運動而使呼吸迫促，這可由平日的操練而使養成相當耐勞的習慣性。練拳功夫的涵養，這也就是判別高下的一種方法。初練的人，有稍事操練卽呼吸迫促的，但所謂能手者，雖作長時間或劇烈的操練，仍可保持心平氣和的狀態。

呼吸運動的作用，是補充身體內的氧氣。當空氣從鼻腔經喉頭、氣管而吸入的過程中，待其到達氣管枝末端的肺泡時，卽與纏絡在肺泡外面之毛細管中的靜脈血，中間隔有薄膜，相互的營滲透的交流作用。血液中的炭酸因此移轉到空氣中，而空氣中的氧氣卽竄入血液中以補充已竄出的炭酸。其原來經由遍身而回歸於心臟的靜脈血，經過此種交換作用，一變而爲純潔鮮紅的動脈血。然後流出心臟，便又開始重復的大循環而流灌到全身各部，帶着營養料供給於各組織。呼吸作用一方面是供給滋養的氧氣，他方面是排出老廢的炭酸。就測驗所得，吸氣中氧氣約含百分之二十一，炭酸爲萬分之四；而呼氣中氧氣僅含百分之十五，炭酸爲萬分之四百三十八。身體中之新陳代謝的機能，必需賴有氧氣的供給；而體溫之所以能常維持不變，也端賴血液中氧氣含量之常得平衡以調節之之故。所以人生不能頃刻斷絕呼吸，而呼吸停止，實爲死亡的主要徵象之一。

(8)何謂「肺活量」

當我們舉行深呼息與深吸息時，所出入於肺臟的空氣量，可據以測量肺臟最大及最小容積量的相差，這就是「肺活量」。不過肺活量並非指肺臟內全體氣量而言，因爲當我們雖行極深的呼息，也不能將肺臟內部的氣量，完全排盡；必殘留若干量氣體於肺內，以免肺臟呈萎縮狀態。這種殘餘的氣體叫做殘氣。約占肺活量的九分之四，普通呼吸時則僅為七分之一而已。肺活量有測量器可以測量，大抵肺活量的增加，可表示呼吸器健康的增加。

（4）太極拳怎樣使呼吸器健康

太極拳最注意於呼吸器的煆練。甚至有人說全套太極拳架子只是呼吸的輔助運動。當準備開始操練的時候，應先使呼吸運動趨於自然的鎮靜狀態。動作以後，「以心行氣，以氣運身」，「以心行氣，務令沉着；以氣運身，務令順遂」並且「氣遍身軀不少滯」，「意氣須換得靈，乃有圓活之妙」，「行氣如九曲珠，無微不到」，太極拳使肺臟的呼吸運動，跟隨着動作的轉換或開合，或左張右弛，成右張左弛，或全張之後，繼之以全弛，或全弛之後，繼之以全張，而得營充分的呼吸調節。由於這種調節的結果，體內新陳代謝機能因此自然的亢進，而操練的時日較久，可以養成耐勞的習慣性。凡生肺病的人因禁忌劇烈的運動，但又切需新鮮空氣的供給，所以最適宜操練太極拳。

（5）所謂「逆式呼吸法」

也有人認爲人體呼吸的方法，除胸式呼吸及腹式呼吸以外，還有逆式呼吸法。（林鏡平太極拳在生理學上的研究）。此法爲腹式呼吸的一種，不過當吸氣時，橫膈膜向上方移動，當呼氣時，橫膈膜向下方力壓，恰是腹式呼吸法的逆型，故名逆式呼吸法。它有三種優點：一可以使肺尖強健。根據解剖學，人肺尖的氣管枝都是向上方分歧而行，恰與吸氣時的氣流方向相反。所以用普通的呼吸方法，空氣不易吸入肺尖。肺臟廢而不用，則日漸萎縮，容易生病。（肺結核菌的寄生）。若應用逆式呼吸法，則吸氣時橫膈膜向上方移動，空氣向上逆行，因此可以進入肺尖。二可以使意志集中。因爲要實行逆式呼吸法，須集中心意以行之，則精神貫注，不致散漫。這樣對心理的衛生，便很重要。太極拳的呼吸法便是實行這種逆式的呼吸法。因爲太極拳練時要「氣沉丹田」，丹田便是指腹部臍下處，它要集中心意，使腹部肌肉去其緊張，然後橫膈膜可以自由的上下運動。在呼氣時，努力將橫膈膜下壓。壓力直達腹腔的深處（丹田），更所以促進腹部內臟的血行及其機能。「腹內鬆淨氣騰然」，呼吸作用得以順利的進行着，則自然的一氣遍身軀不少滯」。至所謂「氣貼背，斂入脊骨」，卽在吸氣時橫膈膜向上方移動，空氣上行，直達肺尖，有似氣貼背，斂入脊骨，直貫頂部。……總而言之，太極拳的呼吸方法是注重橫膈膜的運動，吸氣之極，橫膈膜下降，卽爲呼氣之始；呼氣之極，橫膈膜上昇，卽轉爲吸氣之始。變轉開合，陰陽虛實，隨呼吸而爲轉換，則此「氣」自能「周流無礙，圓滑無方」。

(四)太極拳與循環器的健康

(1)人體循環器的生理作用

屬於循環器者，爲(一)心臟、(二)動脈、(三)靜脈及(四)毛細血管等。

心臟爲圓錐形而中空之囊，其體之大小，恰如各人自己的拳頭。位於胸骨之後與橫膈膜之上。其底向上而偏右，其尖向下而偏左。心臟內分四腔，各腔相界處，以瓣膜之啓閉而交通。其在左方上首之腔爲左心房，心臟之下近心臟之腔爲左心室；其在右方心底部之腔爲右心房，其下爲右心室。心臟的工作，好像消防用的唧筒，血管如吸水及輸水的管子。由心臟的收縮與擴張，及其瓣膜的啓閉作用，使全身的循環得以往返流行而不絕。這種心臟搏動（卽平日所謂心跳），有一定的規律，成年男子約每分鐘自六十次到七十次，女子則七十次到八十次。人當起立時，其心搏較坐臥時爲速。運動及情感衝動時，心搏加速。年長人的心搏比年幼的爲速。心臟搏動時發生一種聲息，這叫做心聲。第一聲爲心臟的收縮聲，第二聲爲心臟的擴張聲。第一聲較第二聲爲響朗，第二聲較第一聲爲短銳。平日醫生當診察的時候，常根據人體的脈搏及心聲，以測驗心臟機能的正常與否。

動脈爲離心性之輸血的管子，靜脈爲向心性輸血的管子，毛細血管爲將動脈管的血，介流進入於靜脈管。身體各部，除毛髮、爪甲、表皮及眼之角膜以外，莫不分佈有毛細血管。其壁極薄，因此可使血液與全體各組織易於完成交流作用。即由血液中將滋養分供給組織，而由組織接受廢料。血液爲人體中最重要的液體，約占體重十二分之一。其分配的狀況，約四分之一在肌肉內，四分之一在肝內，四分之一在心臟及血管，還有四分之一在其他各器官內。但當身體某一部分工作緊張時，如食後的消化器部，思慮時的腦部，則血液的來注量較多，同時他部則暫時的減少。這種支配上的變動，不能超過一定的程度；否則血液較少部即成貧血的症候，而陷於病變甚或壞死。同時那血量較多的地方，因充血而致發生炎症。尤其在幾種重要的器官，病變更容易發生，如腦貧血或腦充血等等。

血液是由血漿與血球組成。血漿爲黃色稀薄如水的鹽液，而血球爲小圓形細胞，有赤血球及白血球二種。赤白血球浮游於血漿中間，赤血球能營養血液，白血球則能聯合淋巴球而撲食血液中的病原菌。血漿中因含有纖維素，所以能够自然的凝固。當血管壁受傷而破裂成創口的時候，常可因血液的凝固而堵塞之，以達到自然止血的目的。

血液因心臟的收縮與擴張而環行於全身。它循行於全身的途徑，有大小循環的二種方法。大循環者，爲左心室中的動脈血，因左心室的收縮，而壓送到大動脈中，再分流到全身，直至末梢部，改由靜脈而運回到右心房的血行循環方法。小循環者，爲由右心室的收縮，將自右心房回流而來的血液，壓入肺動脈內，經肺胞的氣體交換作用後，仍變爲動脈血而流送到左心房的血行循環方法。

靜脈的血色爲帶暗赤，因靜脈血自胃腸受取營養分（由毛細管壁吸收），以及由體內各組織中接受新陳代謝的老廢物，氧化不足，故呈暗赤色。待它輸送到大靜脈中，入右心房而右心室而肺動脈的時候，由肺臟的呼息作用，將老廢物的一部（即碳酸氣）排出於體外；同時由肺臟的吸息作用，吸入空氣中的氧氣，而營成所謂氣流交換作用，於是暗赤色的靜脈血一變而爲鮮紅的動脈血了。再流輸入左心房而左心室，更通入大動脈以運行於全身。隨着所到之處，供給養分及氧氣於各組織。各組織即賴此以維持其康健。

（2）充血與貧血的現象

人當精神受特殊衝動的時候，每每顏面失色而呈蒼白或現潮紅，心搏則突然加快。這是心肌的收縮與伸張，因受異常的刺激而作失常的反應所致。由於上述心臟的生理作用，因左心室的收縮可驅血液入動脈管內，以輸送全身；因右心房的擴張可將全身的血液，由靜脈管而收回。前項精神衝動時，如使右心房的擴張率強而速，則身體表部血管內的血量，因猝然的有多量被吸回到心臟，所以顏面的色澤，頓呈蒼白。原來我們皮色的蒼白與潮紅，是由末梢血管內含血量的多少而現色。若毛細血管中血量較少時（貧血），則呈蒼白色；反之，若毛細血管內血量增多時（充血），則呈潮紅色。所以含羞則頰部潮紅，失驚則顏面蒼白，其主因端由於毛細管內血量的多少的關係。又血管本身富有彈力性，當其擴張的時候，也微有吸引血液來注的力量。所以當體表遇受打擊時，因血管之受刺激，血管的擴張神經受其鼓動，血管即形擴張，而呈充血狀態乃現潮紅。若打擊的力量十分重大，皮下動脈性血管被其破裂，所已來注的血液流出管外，不能回流；則此處即呈持續性的潮紅。直到此項血液被組織吸收後爲止。若被破裂的血管爲靜脈，則因其血色暗赤，所以皮表呈現烏青的外觀。不過此項破裂的血管，若在重要臟器處，每易引起意外的危機。例如腦部的血管充血或貧血到一定程度時，神識卽呈昏迷的狀態。若腦血管破裂，則變成中風之症。輕者因溢出管外的血液的壓迫，而患該處局部的麻痺；重者則有生命的危險。因爲若呼吸中樞之延髓的血管破裂，每因壓迫呼吸中樞而致呼吸停止，陷於絕命。又如緊握腋窩動脈，可使上肢陷於麻痺；強壓股動脈，可使下肢麻痺等。

（3）太極拳怎樣使循環器健康

循環與呼吸，有極親密的關聯。如行深呼吸時，心臟的動作卽隨着增快，血流也加速。在作劇烈的運動以後，一方旣使呼吸次數加多，同時也使心搏加速；而心搏加速，卽使供給於各組織的營養分，增加其供應量。組織能多得營養分的供給量，則自屬有利於身體的健康與發育。不過增強心搏之道，不可操之過度；否則心臟受過度的鼓舞，隨之而營過度的搏動，必將發生心肌的疲勞，日久將陷心臟於衰弱。太極拳的動作柔和而遍及全身，它無劇烈與過度之弊。它使全身的血液，就心臟之自然的收縮與擴張，分佈於各組織間，不致發生局部的貧血或充血的現象。細薄的毛細血管非但可以沒有遇到破裂的危險，而無形中可以增強它的吸收機能。練拳時要「周身輕靈，尤須貫串」，並且保持「神舒體靜」，使精神安逸，態度舒適，不致有失常的情緒刺激加於心肌，而令有所變態。在「綿綿不斷」的煅練中，也可以養成心肌耐勞的習慣性。患心臟病的人，不能作劇烈的運動，恐因此使病症加重；但適宜於操練太極拳，以謀回復心肌的健康狀態。

（4）外家拳「拚氣」的弊害

「外家拳」所以不適宜於人人練習，因爲它有反使呼吸器及循環器衰弱的人，不能忍受劇烈的操練而致受傷的。並且有練所謂「拚氣」的，有人叫它做「努責」（努力掙扎之意），（林鏡平太極拳在生理學上的研究，見蔡編太極拳圖解），其法爲將大小胸肌及上肢肌肉都強度的收縮着，聲門閉鎖。這是利少害多的舉動。因爲當拚氣的時候，胸腔內的空氣沒有出路，發生高壓，心臟因之強度收縮，血液大量的流出胸腔之外，心臟因血量減少，而呈貧血的狀態。此時靜脈血受胸內高壓的影響，不能回復心臟，而呈鬱血的狀態。因之顏面現青紫色，脈絡怒漲，肺內空氣不能交換，血內炭酸氣無從排除。到終了時，聲門開放，被壓於肺內的空氣，自鼻向外大衝以呼氣。同時停留胸廓外的靜脈血，以大壓力還流入心臟，心臟因此過度擴張，最容易發生急性擴張症。如果一個心臟本來衰弱的人，怎樣能忍受得了這種不合理的「煅練」。又西洋化運動中的劇烈賽跑，每見競賽者中途昏倒，甚至因此死亡的，則殊非運動的本意。

（五）太極拳與消化器的健康

（１）人體需要營養

人體生命的維持，由於體內各組織不斷的接受營養素而運化之。這種營養素係源於飲食物的攝取；然任何營養素，不能直接的作用於組織，必先經過體內的種種運化。然後才可被吸收而供營養之用。換言之，即飲食物必先由消化器攝入體內，經過相當的消化作用，先使其變成糊狀液，更擷其精華，去其渣滓，才成爲有效的營養素。於是由腸壁的毛細管以交流作用而吸入於血液之中。復賴循環作用而分別的配給各組織，其渣滓則排出於體外。上項營養素配給於各組織之後，經相當的運化時間，即失其效用；而急需新營養素以補償之。所以我們又不得不再度的作食物的攝取。這種交替循序的進行着，人體才得維持生活。

人體主要的營養素，爲（一）水、（二）蛋白質、（三）脂肪、（四）碳水化合物、（五）無機鹽類及(六)各種維他命。凡稱營養品者，必須含有上述營養素的一種或多種。我們應攝取適用的飲食物，使身體的營養不致匱乏；並且應有合理的運動，使消化的機構得到健康。營養素在體內有兩種最大的功效：(一)造成組織的細胞。例如蛋白質爲細胞的主要成分，鹽類爲造成骨骼的必要物質，鐵質爲造成赤血球所必不可少的。(二)產生組織的活力。例如碳水化合物中的澱粉與糖，合而變爲葡萄糖，可充燃料之用。此在細胞內消耗時能產生活力，使身體保持着適當的體溫及正常的生活機能。

(2)人體消化器的機能

消化器自始至終爲一管狀的器官。起自口腔，經咽頭、食道、胃、小腸、大腸等而終於肛門。中途包括分泌消化液的各種腺體，如膽、肝、脾、胰等。全管長約二丈左右。當我們飲食時，食物入口，由齒切割與咀嚼，變爲細碎的塊粒。同時用唾液相混和(液化作用)，然後由咽頭肌的收縮作用，將已經液化的食物嚥入食道，(此因軟口蓋的作用，以免食物誤入鼻腔；又因會厭，以免食物竄入喉頭氣管內)，由食道而入於胃。食物在胃中因受胃壁肌層活動的壓迫，被胃液所滲潤，逐漸的變爲液狀的食糜。再經過幽門，入於十二指腸，於是由腸液、胰腺液及膽汁等共同的消化作用，形成所謂營養素。然後由小腸中的絨毛儘量的行其吸收工作，使進入於血管及淋巴毛細管，然後供送到各部組織。

（3）運動與新陳代謝作用

食物因消化作用而變爲營養素，更由吸收作用以利組織的活動及滋養，這是身體內的建設作用。同時將有害及無用的廢物，由濾過及排泄作用而摒棄之，這是身體內的破壞作用。合這兩種作用的協力工作，就是所謂新陳代謝作用。人體賴此作用以維持生命的存續。運動所以健身，因爲運動可使新陳代謝作用增進。新陳代謝作用起源於食物的攝取，食物能够營養身體的各組織，必須有健康的消化作用，然後才能被吸收。否則雖有豐富的營養素的食物，也只是一種浪費。運動可以促進消化機能的亢進，卽運動可以幫助食物在消化器內的消化作用。食物經過消化而變成營養素的過程中，能發生若干量的熱力。這種熱力就是新陳代謝作用的推動力。運動卻是這種熱力的消耗者，它的結果，一方面是增強消化力或增強食慾，他方面是促進體內各器官努力於熱力產生的機能。日久非但可以增強消化器的健康，而體內因習慣性的養成，常有充分量之力的潛伏。

（4）太極拳怎樣使消化器健康

太極拳運動對於熱力的消耗與積儲是有調節的作用。它不過度的消耗熱力，因爲它是柔和與有節湊的運動；它有積儲熱力的功效，因爲它使食物的消化與吸收機能加強。它操練的時候，要腰部舒鬆靈活，變轉虛實以腰爲主宰，這可使腹腔內臟的消化器官，得到運動；胃壁及肝胰膽等的分泌液增進，助強食物的消化。同時促進小腸及大腸的蠕動，使吸收力亢進而排泄力也增強。它可避免積食不消化及便秘等消化器的疾病。所以患腸胃衰弱病的人，可操練太極拳而逐漸的有治療的功效。

（六）太極拳與泌尿生殖器的健康

（1）人體的排尿與出汗

泌尿器爲身體內的排泄器官。屬於此者，爲腎臟、輸尿管、膀胱及尿道等。皮膚除司體表的維護外，也具有排泄的機能。排泄器之生理上的機能，爲將體內的廢物驅出於體外。當血液循環於全身時，所有收容的老廢物如蛋白質所變的尿素、尿酸、尿色素及無用的鹽類水分等，由腎動脈輸入腎臟。在腎臟中經過滲濾作用後，混合而成尿，再經輸尿管而集貯於膀胱。最後由尿道以排泄於體外。人體的排尿量，依液體的攝取量與出汗的多少而不同。若攝取多量的液體，尿量自多；但若出汗多，則尿量減少。因爲汗也係含有新陳代謝而來之廢物的液體，其中雖含固體的廢物不多，但當腎臟不能工作時，也足以分任其一部分的工作。此外皮膚並有調節體溫的作用。

（2）太極拳可以使腎臟健康

凡患腎臟機能衰弱的人，因其腎臟不能發揮排泄廢物的作用，最易生腎臟炎、膀胱炎及尿毒症等，不過若能使加多發汗，則可以減輕體內過剩的廢料。所以腎臟病人應有相當的運動，以促汗量的增多。因爲肌體運動的時候，能夠產生熱量，汗腺跟着體內水汽蒸發作用，而將廢料放散到體外去。病人不適宜於劇烈的操練，太極拳運動可以在和平的狀態下，逐漸的增進體內的熱量，使新陳代謝作用逐漸的亢進，它使腎臟的機能自然的加強，而不是勉強的推動。出汗以後，只感覺到一種輕鬆舒適，而不是疲勞。並且全體開展，一任自然，不致有因肌肉的緊張而妨礙着腎臟等排泄器官之正常的工作。

（3）男女性的生殖器官

生殖器爲繁衍種族的器官，男女性各有不同。男性生殖器的重要部分，爲睪丸、副睪丸、精囊、輸精管、前列腺及陰莖等。就中精囊、輸精管的一部及前列腺位在骨盤以內，其餘則生在身體外部。女性生殖器都居骨盤之內，有卵巢，輸卵管、子宮、陰道及外陰部等。女性生殖器在生理上有一種特別之定期性的現象，卽所謂月經。約每隔一個月左右發生一次。起因於子宮黏膜的破裂而有相當量的血流出。月經來時，卽跟着排出卵子，這所以達到女子受孕的機會，而負起繁衍種族的責任。

（4）太極拳可使性生活趨於合理

中國傳統上練拳以「戒色」爲首要，所謂「遠離女色」；甚至有練所謂「童子功」者，終身不開「色戒」，這未免有些太過分了。在人體生理上，每個青年到達靑春發動期，在男子則睪丸成熟而分泌精蟲，女子則卵巢成熟而產生卵子；到了相當的時候，自應有相當的排泄的機會。「色」的慾望，正如同「食」的慾望，一樣的平常。「食」既不可以過多致有害於消化器的健康，不「食」對於身體也同樣的有害；「色」自也不可以過濫致有害於生殖器的健康，禁「色」對於身體自也不合理。所以「色」不應「禁」，只宜「節」。有相當的節制，對於身體是有益的一件事。因爲適度的性生活，可使精神活潑，可使生殖機能趨於正常。否則禁慾的結果，每患抑鬱症，或反而引起手淫等舉動，造成摧殘生殖器的健康。所以醫學上對於男子每月遺精一二次，並不認爲一定是病態。運動有促使生殖機能亢進，但運動也能使生殖腺的分泌趨於合理。太極拳是用意不用力，用意識來領導四肢的動作及內臟的活動，使體內的分泌力增強，同時注重腰部的操練，使位於腰內部之生殖器的活動增進。它可以治療遺精、陰萎、早洩及性冷淡等生殖器的疾病，同時它可以幫助性生活的節制。因爲練太極拳必須身心並修，心要清淨安逸，精神要貫注專一，不容易引動慾念。無形中可控制了性生活的放濫。女子在月經來潮的先後幾日內，不宜從事於劇烈性的運動，但可以練習太極拳而不致有所妨害。男子在性交之後，須待睪丸內分泌狀況趨於常態後，才可作劇烈的操練，（至少須間隔二十四小時以後，遺精病者同），但在舒鬆柔和及自然的狀態下來練太極拳架子，不致會發生甚麼弊害的。

（七）太極拳與神經系的健康

（1）神經系是人體各種動作的發源地

神經系爲主宰人體的各項動作，並爲意志發動的淵源。肌肉雖有其固有的收縮伸展性，但若無神經爲之主宰，便不能有所作爲。心臟的搏動，肺臟的呼吸，胃腸的蠕動，在在都賴神經的策動。神經不但有策動身體各部使其營相當的工作，並且有節制各項動作而調整之的能力。否則心搏無序，呼吸失和，胃腸也不能神其消化之功。此外人體爲適應自然的及社會的環境，必有各種智慧及意志的活動，又都起於腦神經的作用。

神經系爲由大小腦、延髓、脊髓及神經枝並交感神經所組成。依作用的不同，又分腦脊髓神經系及交感神經系，各系又可分爲中樞、傳達及末梢三部。

腦在顱骨內，脊髓在脊椎骨內，延髓在腦的後下方。延髓爲連接腦與脊髓的媒介。此外合許多散佈在各感官的神經枝，而組成腦脊髓神經系。腦脊髓神經的作用，爲接受由感官傳來的衝動而認識之，連絡之，整理之，然後發出衝動到達肌肉，使之收縮或停止收縮。由腦發出的衝動所引起的動作有兩種：一爲隨意的，一爲不隨意的。凡可以用意志來控制的動作，稱爲隨意的，它是起於大腦皮質的作用。隨意動作，若常行之，可變成自動。自動的動作則不由意志控制。並常有在動作執行以後才發生意識的。例如初學打字，手指的一舉一動，都須留心控制。在練習馴熟以後，其動作便無須意識的指使。我們日常的動作，大部分起初都是屬於有意識的，但行之既久，很多便變爲無意識的。行走時兩足的運動，咀嚼時兩顎的運動，打字時手指的運動等，都是這一類的例子。至於不隨意動作，是沒有意識的反應，即不爲意志所發動的行爲。如咳嗽、呵欠、作嘔、打噴、霎眼等一類的反動，都是不隨意的。在生理學上，這叫做反射。反射動作爲腦幹及脊髓的作用，無須大腦皮質的參加。例如手觸熱鍋，連忙縮回，固從未經考慮而行之。這樣急遽的反應，才能避免灼傷的危險。總之，由感官傳來的衝動，既可到脊髓或腦幹而喚起反射，也可再傳上至大腦半球，以引起對環境的認識，及引起肌肉作隨意的運動。

交感神經系或稱自主神經系，爲由許多與神經幹相連的神經節及使神經節與各器官相連的神經所組織而成。交感神經的中樞器即爲神經節，排列在椎骨的兩側，而於尾閭骨的前面相連合。其纖維的一部分與脊髓神經相交通，其他纖維則漸分漸細，聯合爲神經叢，分佈於全身血管及諸內臟（如心、肺、胃、腸、腎等），以司理內臟及血管等之不隨意運動。凡由腦神經系統所發出的衝動，須先經過交感神經節，然後才能達到臟腑，因此臟腑的動作，無一可以隨意指使。例如腸胃的蠕動，心臟的搏動，液腺的分泌，血管的舒縮等等，都是出於我們意志所能直接控制之外。其動作大半由於體內的興奮而起，與隨意肌之可以隨意指使及能對外來刺激起反應者不同。例如思食則流涎，恐懼憂慮則阻涎的分泌，情思及慾感則起乳腺的分泌。其對於血管之擴張與收縮等運動的控制，如受驚恐則顏面蒼白（顏面血管收縮的結果），喜樂羞愧則面色潮江（顏面血管擴張而充血的結果）。又如以極冷之物施接皮膚，因血管呈收縮現象而蒼白，若以熱物接觸皮膚，則呈相反的狀態而皮色潮紅。又當某一器官工作之時，該部的血管卽擴張，以供給其所需要的血量；工作既畢，由血管壁本身神經之力而回復原狀。例如消化食物時，須有多量的血，肌肉運動時亦然。所以在飽食之後不宜作劇烈的運動，因爲肌肉將奪去消化器官所需額外的血量，致易使消化力因此變爲遲緩，或甚至減退。

（2）所謂「點穴」的方法

由上所述，人體的動作既由神經系爲主宰；而肢體各部更由各該管神經各別的主其動作。所以武術中的技擊方法，便有欲制人的某部肢體失其動作官能，只須將該部的神經加的處治，如使其麻痺或離斷卽可。這就是所謂「點穴」方法的原理。如動眼神經爲眼球活動的主體，若使動眼神經麻痺，則其人立卽呈現目定狀態。又如呼吸中樞在延髓，若設將其人之延髓中的呼吸中樞處加以危害，則其人立卽呼吸停止。又如小腦爲維持人體之平衡的，設將小腦部加以襲擊，則其人必立卽眩暈而身體失去平衡，以至於躄倒。又如若將腋窩神經加以侵害，則上肢立卽失去運動官能。將危害加諸股神經，則下

肢立即失去運動官能。若將腰髓加以侵害，則骨盤以下部分可完全無能為力。又神經大

部分都作血管而行，當某神經受侵害時，其同部分的血管也難免同遭其難，甚有血行停

止或中斷的。這時一方面既將肢體之運動主宰的神經受制，而失去運動官能；另一方面

因血流障礙，而組織感受營養缺乏（神經也需血液營養），自致陷於百病叢生，頓失其

本能。

（3）太極拳怎樣使神經系健康

若我們希望自己的動作活潑，感覺靈敏，思慮周密，必須要煅練神經系的機能。有

功夫的太極拳家，有能對飛彈及其他暗器來襲時，未必盡待目力所及即能作泰然的閃

避。這原來是因為聽到暗器飛舞的聲息，或感到空氣激盪的壓力，（彈子及兵器在空氣

中活動，使空氣激盪而發聲，或直線的飛來時，可增加四圍空氣之直線形的壓力），由

於交感神經系之靈敏的感覺，於間不容髮的一瞬間，驅使肢體作有效的躲避，以免於

難。一般普通的注重體力的運動，似乎很少有直接的關於神經系的煅練。有許多運動家

及拳家，身體十分強健，但腦力遲滯，最怕從事於用腦的工作，這一方面固因習慣性使

然，另一方面實因缺乏腦神經的煅練所致。同時有許多「讀書人」，卻因「兀兀窮年，

埋首窗下」，腦神經十分發達，甚至用之過度，而缺乏體力的運動，以致身體衰弱萎縮而陷於各種病態。太極拳之所以是理想的運動，因爲它是全身平衡的運動。它操練體力，它也操練腦力。練拳的時候，意識所到之處，行動隨之。有許多動作雖不能做到完滿，但要憑想像力來加以想像。這都是用腦的工作，得使腦神經有合理的操練。又太極拳的動作，靈活柔和，要練到感覺靈敏，所謂「一羽不能加，蠅蟲不能落」，一羽之加及蠅蟲之落，立即有所感覺而反應。與人推手時，要練到能夠「懂勁」及「聽勁」，對人家之力的「來縱去脈」都能知覺，然後才可以制人。凡用腦的工作者，可以練太極拳而得到體力的平衡，腦力更能增強。體力的勞動者，可以練太極拳而得到全身平衡的健康。

腦神經愈用可愈靈敏，但用之過度，最易陷於病態。當身體某一部分工作時，該部的血量即因而增多，所以當用腦工作過久時，腦部的血管必應運而擴張，即血量之來注者增多，這樣若此項血管擴張過久，則血管壁因長時間的伸張，必致疲勞，甚或陷於一時性的痲痺。因此平日我們用腦稍久，必須轉移其注意力於他部，使該部擴張的血管壁得以恢復原狀，而獲得休養的機會。讀書或思索的工作，若經過相當時間以後，必須有相當的休息，或作適度的運動。否則非但工作的效率減退，並且對身體也是有妨害的。太極拳運動的時候，雖經時稍久，仍不感覺腦力的疲倦，這是因爲運動時的血液遍流全身，並不局部的貫注，血管只是適度的擴張又收縮，所以能够持久。

第四節　太極拳運動與心理的衛生

一　身體健康是心理健康的基礎

章著心理衛生概論中說：「有許多心理疾病是由於液腺失常而起；倘若能早一些認識，加以治療，後來便不致變成精神病」。希臘古哲的名言說：「健全的精神寓於健全的身體之中」。心理健康和身體健康是分不開的。身體不健康常使人生前進奮鬪的熱力減退，常使人生適應環境的能力降低。煩悶憂鬱的反應常根源於擾亂精神的身體苦惱。四肢殘廢的人容易生自卑感，性機能衰弱的人容易生性的怕懼或冷淡感，生胃病或肺病的人脾氣容易暴發，心臟衰弱的人容易生恐怖心理，這都是因身體上的疾病而引起心理上缺陷的例子。反之，身體健康的人對於局部的身體缺陷或已知的個人弱點，總令能以積極的客觀的態度去應付，不致發生嚴重的自卑感，更不致加深因卑遜態度所生不良適應的程度。不過，心理上的疾病也在在足以陷身體於不健康。例如脾氣暴躁容易發怒的人，常是胃病的患者；性情抑鬱煩悶的人，常是肺病的患者；……。總之，心理健康的人十九都是身體健康的人。

二　人的行為適應

「人生的生活史，就是一部適應史」。人飢了覓食，喝了找飲；太熱了，就移到涼的地方去，太涼了，就遷到煖的地方來。這是人類最簡單與原始的行為適應。在心理學上來說，人的行為起於動機，動機由外界刺激與內心情緒緊張而發。如何滿足動機而發生各種反應，（動機有得到滿足的，也有因阻塞而不克獲得滿足的），以求達到減除緊張，這就是叫做行為的適應。如以「飢餓」動機而言，引起活動的刺激是胃飢收縮的感覺，這種胃飢收縮演成內臟肌肉持久的或循環的緊張狀態，就造成情緒，於是發生了覓食的行為。人之適應行為的機能是先天賦有的，人人相同；但適應行為的方法是後天學得的，人人不同。適應行為可造成固定的習慣，以後若遇同樣的情形，便會依照習慣而做去。人之適應行為是妥善的，我們說這是正常的或健康的；反之，適應行為是不良的，我們說這是反常的或不健康的。平日我們所看見許多人「怪僻」，「隱遁」，「懦怯」，「妄想」，「晝夢」，「因循」，「自卑」，「怕懼」，「恐怖」，「憂鬱」，「煩悶」，「歇斯底里亞」等等，都是因不能滿足某種動機，（人除應付機體需要之食飲衣住的經濟活動，是根源於生存的動機以外，還有源於情緒緊張的各種動機，如佔強、求舉、趨同及性愛等），而發生各種不良的行爲適應。心理衛生是以「獲得適當的適應行爲是保持精神健康的要點」爲原則，而設法排除各種不良的適應行爲。

現在試舉例來說明以上情形。有些人在社會上因爲某種動機不能達到滿足，如「滿腹經綸」，原希望一舉成名，在職業上有優越的地位或在事業上有相當的成就，卻誰知結果都告失敗；如「風流倜儻」，原希望佳人配才子，在婚姻上有完滿的結果，卻誰知弄得失戀或怨耦一對……他們失敗以後，不去作積極的適應行爲，如用客觀態度去分析其失敗的原因，如何糾正自己本身的弱點，如何克服環境的阻礙，或如何合理的轉移其活動的方向等等，他們卻只憑情緒的直接反應，雖然這種反應的方法是他們固有的習慣，於是流於種種不良的適應行爲，如上舉的各種現象。在某種情形之下，有許多人借酒澆愁，或吞雲吐霧，或甚至自殺。酒醉以後，則哭泣沮喪，或高歌興奮，或打人罵人，或毀物投器，不一而足。酒以解愁，這愁字在心理學上可看爲抑制的意思；現在利用酒把心中鬱悶的抑制作用給予解放。自然這種解放抑制並不能解決令人抑制的眞實困難原因。反之，醉酒更能低落個人判斷、辨別及控制行爲的能力，這種能力的低落更增多人之不適應的趨向。病態的醉酒會釀成更永久的心理病症，如幻覺過多，知覺錯誤，記憶力喪失及其他心智退化現象等。至於以鴉片等痲醉毒品來解悶，在痲醉性存留時固可以感覺一時的一種愉快的夢幻心境；但藥力一經退消，就生嚴重的煩躁苦悶的狀態，心智集中力完全散失了，其結果是十分惡劣的。他們貪酒嗜煙，固然因爲他們本有許多不樂意的情況，他們不願想到與碰見，這正好令人用做一種躲避的處所與防禦的機構，使他們從適應困難中得到救濟。這種心理上原因很關重要。所以有些人戒酒戒毒後，還因情緒的需要多次的犯戒。這就因爲除了糾正習慣，在身體上加以治療以外，還須用心理衛生的原則去轉移阻礙，始能完全奏效。

普通所謂瘋狂病或精神病，便是心理上的神經病的嚴重化，也就是不良適應到了嚴重的地步。凡多愁善感，喜怒無常，優柔寡斷，猜忌疑慮……，這許多心理上的病態，我們通常都稱爲神經衰弱病。其實，還有一種以病痛適應的方式來解除情緒緊張的行爲，這叫做歇斯底里亞。這種人因動機的不能滿足，即每當困難發生的時候，就常用病痛的方式來作解決的方法。同時在病痛中來獲得愉快的經驗，因此更減少了正面解決困難的勇氣。據分析，患歇斯底里亞病症的人，可以看出他的人格有三種特點：(一)在動機上是自我中心主義的；(二)比別人容易受暗示的影響；(三)缺乏行爲的統一性。這種人完全是自我中心式的應付困難，只知有己不知有人；只圖自私目的的實現，不顧他人的欲望及需要。這大概是因爲幼年過受父母溺愛，缺乏獨立解決問題的能力所致。並且從幼年起陷入溺愛陷穽之中，把求譽動機過分重視，所以外界一切暗示容易令他感動，他得不用理智就判斷一切。加上幼年訓練不善，父母喜怒無常，某種行爲有時獲獎，有時受罰，以致使行爲失了統一性。所以這種不良適應是從小就養成的。（馮順伯編著心理衛生與修養）

三　適應行爲中的補償作用

人的適應行爲中有一種叫做補償作用。補償就是儘量注重某一種特性的防禦機構，用來減少因個人缺點所引起的緊張。補償習慣達到適應的目的約有兩途：(一)補償是一種代替出路，用來減少那些直接受挫折的情緒緊張；(二)補償是用來忽視缺陷，避免那些可怕的批評——自我批評與他人批評。例如在學校中愚拙年長的學生，因在學業上不能超羣出衆，常在體力勇武上表現，以謀補償。相反的也有以智代體的補償，體格的卑遜狀態，以智力的優美成就去代替。又如父母常藉子女的前途以求補償。凡父母已經獲得卑遜態度，常爲他們的子女照自己失望的途徑上從事計劃，並計劃更大的成效。一位母親在婚姻上失望，常想爲她的女兒在想像上求得一個乘龍快婿以爲補償。有人說道學家的面孔，是一種隱晦不易察知的心理防禦，也可說是反對罪惡的補償作用。沉溺於酒色賭博的人，因他所受過去的教育早認這類行爲是罪惡，也就承認這種嗜好是自己的弱點或卑遜，而結果反公然的反對這種罪惡，以收補償之效。一位道德狂的宗教家，咒詛一切性行爲是罪惡，甚至把捲髮抹粉跳舞等等行爲咒詛成罪惡。這種熱狂的反對性行爲的態度，可說是補償作用。這位道德家在私生活方面，提倡獨身主義，而在燕居與羣居時候，反常的性思想總會不斷的侵入。他自己認爲這種思想的發動就是他自己的意志的弱點，也就是個人卑遜的記號。於是公開的反對性的罪惡，從這兒增加了抑制的力量而獲得了補償作用。許多人矯枉過正的態度都是受補償機構所推動。最熱狂的改革家所反對的罪惡，就是他內心最受誘惑的所在。

四　太極拳的心理衛生

太極拳運動是用意不用力，並且必須意無所思，情無所動，姿態要自然，心境要平和，這無不是達到心理衛生所應有的條件。普通說太極拳可以「暢活精神」，「陶養性情」，「轉移脾氣」，便是指心理衛生而言。以下分三點來加以說明：

(一)集中心智的注意力，並加以訓練：太極拳練拳或推手時，因爲要用意不用力，所以必須集中注意力來指揮全身的動作以及呼吸，使頭腦中沒有絲毫的雜念存在，一心一意的來貫注在運動中。非但要靜，並且要淨化，這可以訓練我們的注意力集中，並腦力及心境的安靜狀態。所謂太極拳可以啓發智慧，就是這個意思。凡心理不健康的人，頭腦中最多胡思亂想或疑神疑鬼，心境上充滿憂鬱煩悶或抑制苦痛，平日推之不開，捨之不掉，使精神陷於困頓不堪。但太極拳必須要「神志淸明」，以動作來配合意識，它不是硬壓制，它是因勢利導，練拳時使自然的丟棄了這種心理上的重擔。

(二)保持鎮靜的態度，以理智克服情緒：太極拳練時要鎮靜及以靜制動，它可以養成一種鎮靜沉着的態度。對於處事待人，可以養成一種客觀的理智的解決問題的習慣，受觀察的事實所指導，不受欲望所左右。他不如心理不健康的人(卽不良行爲適應的人)，對事對人常以失調的情緒的行爲反應，不以理智的行爲應付。因爲情緒是不常定，易爲過度的敏感所造成，所以用情緒來反應，常生不良適應的結果。逐漸擺脫情緒反應的束縛，解除自我中心的主觀的支配，這就是一種心理衛生。

（三）增強自信心，克服自卑感：不良行爲適應的人，常是缺乏自信心，認爲自己比別人卑遜，於是退避，失望，懦怯……，對於問題的發生便設法躲避而不敢正視。有人更認爲自己的身體衰弱，決不能有所成就，於是消沉、頹唐而鬱鬱無生活的樂趣。或甚至染有各種不良的嗜好。太極拳可以使身體健康，並且有技擊的功效；內容淺顯也極深奧，學之得法，下一分功得一分果，它使學習的人增強自信力，克服自卑感。因此太極拳更可以增加意志的堅定，膽量的雄偉，以及決斷力、辨別力、忍耐力（耐勞及忍痛），使心理達到健康狀態。

第五節　太極拳是老小及病人都適宜的運動

以上我們已說過太極拳是理想的運動，因爲太極拳是全身平衡的運動，內外兼修，身心交益，並且趣味濃厚。現在根據以上各節的分析，我們更說太極拳是男女，老小，及病人都適宜的運動。因爲太極拳是順手自然，柔和舒鬆，緩慢平順，所以不論是七八十歲的老翁翁老婆婆，或是五六歲以上的小弟弟小妹妹，以及生各種慢性病患的不幸者，都可以來學習太極拳而達到他們所希望的目的。

普通一個經常練拳的人，他的生活是有規律的。因爲他每天必須有一定的時間來練拳。生活有規律，可以增加身體的健康及心理的衛生。因爲身體的機能及心理的狀態，不適宜於一時的過分懶散及一時的過分緊張，這樣容易引起疾病。還有練拳以空氣新鮮的空曠場地爲宜，有許多人足不出戶，終年不見天日，但因爲要練拳，可得到機會去接觸大自然。還有練拳以同伴集中一處，趣味較濃，並且互相啄磨，互相競爭，進步較速。太極拳練推手時必須二人能够合作，這樣互通聲氣，因練拳的關係可以培養許多沒有「勢利」的友誼，這恐怕必是許多人所意想不到的。年老人與年少人在一處練拳，互相可以學到許多的經驗與天眞。以上種種都是因練拳而間接得到的利益。

太極拳練之有素，它可以使內臟及筋骨壯健，四肢及身軀輕鬆；它可以陶養性情及轉移脾氣，使練拳的人富有藝術家的風度；最後它可以使心理上有一種舒適愉快的境界，這則必須要親身經歷的人，才可體驗到。

第三章 太極拳之技擊的理論

第一節 太極拳技擊的本質

一 太極拳技擊的三種特點

中國的拳術向來着重技擊。少林拳幾乎每擧手投足都是打人的，所以怪不得一般人看見人家在練拳，便以爲此人在學打人的技術。但是太極拳卻以養生健身爲主，技擊只是第二個目的。太極拳可以養生健身而延年益壽，它還可以護身擊敵而制勝各種拳術。普通的運動雖然可以健身，但是沒有技擊的效果。太極拳是運動的一種，它也是一種最堅強的技擊方法。太極拳技擊的本質，有下列三種特點：

(一)太極拳技擊以自衛爲主：人不攻我，我不攻人。

(二)太極拳技擊以機智爲主：不以拙力勝人。

(三)太極拳技擊以柔韌爲主：以天下之至柔而馳騁天下之至堅。

二 太極拳的不易致用

太極拳健身的功效，若練習得法，便可於最短期間內見之。但太極拳技擊的功夫，非有相當時期的煆練，難望有所成就。這話並不是故意有所強調，只因爲太極拳是「以柔克剛」，「以靜制動」，「以智勝拙」，「以氣養勁」，剛、動、拙，每個人天生有之，後天學之，比較容易多了。譬如每個人生來便有拙力，不過程度的大小不同而已。太極拳卻是要去此拙力，在柔中養成堅韌如純鋼的勁。因爲這種拙力只是「生鐵」，最易折斷。又每個人生來便知道「動」，但那有深意的「靜」卻不是人人所能够的。太極拳好像是將一座磚頭木頭所築成的房子，拆掉了，換上一座鋼骨水泥的房子。所以需要經過一番大建設，必須有相當的時間才可做到。自然不比僅僅將舊房子的外形加以修葺粉飾的那樣容易了。普通學少林拳的人，三月個的練習功夫，便可一拳打倒好幾個「文弱的書生」；五月個的煆練功夫，也可以打倒一個有一年功夫的太極拳學習者。此中的道理，便是如此。初學太極拳的人，對於此點須特加留意，請不要以爲太極拳沒有用。原來這也就是太極拳的一個特點。所謂「大器晚成」，太極拳的技擊功夫，就是這樣。來日「水到渠成」，也就是其他拳術所不能及的。

還有一點，太極拳技擊的運用，是變化無窮。它跟着功夫的進展，是一步一步的變爲複雜。在應敵的時候，出奇制勝，無非是一霎眼間的事。據說太極拳前輩楊健侯先生在神武營做教練時，年已七十餘，一日自外歸來，有莽漢持棍，出其不意，自後擊之，楊先生忽轉身以手接棍，稍送之，莽漢已跌出丈餘外。又楊先生能停燕子於手掌心，燕子不能飛去。因爲他能聽其兩爪之勁，隨之下鬆，燕子兩足不得力不得勢，故不能飛去。不過初練的人，對於有許多地方不免要發生懷疑，其實也可以說，只是不了解。往後自然會逐漸的了解了，加以重視，最後自己也能够運用自如。本章只能够提出幾點太極拳技擊的原則，加以說明。至於隨機應用，此中巧妙，唯有在學習者的深思熟慮。好在太極拳除單獨練的盤架子以外，還有雙人練的推手、大攦及散手等等，這都是練習技擊的最好方法。

第二節　鎮靜以及安定重心（以靜制動，以退爲進）

一　鎮靜的重要性

應敵或推手的時候，第一須保持心理上的鎮靜狀態；並且使自己的身體安定在相當的重心上。平日我們在處理事務或應付人事的時候，一個沒有經驗的人常會慌張及張惶，以至無從措手。本來他有十分的能力是很可以處理或應付的，但是在慌張中他竟發揮不出他的能力。他十分的能力此時只剩了一二分，結果他是不勝任了，他措手不及，他失敗了。他失敗的原因，是他不能夠保持心理上的鎮靜狀態，於是不能運用他的腦力，使他說話的能力也減退了。使他陷於不安的狀態，則他如何能夠處理一件比較繁重或復雜的事務或人事，何況這樣的事，又是他所沒有經歷過的。太極拳功夫有修養的人，他遇事鎮靜，這固然是平日練拳的功效，但推手時他煅練着必須能夠鎮靜，才可應敵。所以談技擊，第一步就是要鎮靜。並且太極拳是要在動中求靜，靜止時的靜比較容易，行動中的靜便比較難上一層。在行動的當中要能夠鎮靜，並且以靜來控制着動，使自己的動是有意識的及有意義的動。能達到這種地步，在心理上已制勝了敵人。自然這種心理上的鎮靜狀態，必需要身體上重心的安定爲基礎。我們要能夠自然的呼吸，身體是在舒鬆的狀態下，重心安定在最穩固的地方。此外心理上的自信心，也是幫助鎮靜的要素之一。

二 怎樣安定重心

何謂重心？人類是住在地球的表面，在地表上的人類及一切物體是都受着地心的吸力作用。生在樹上的蘋果，成熟後不向天上升卻向地下落，便是因爲地心的吸力作用。人體除躺臥及睡眠外，時無時不從事於維持坐立的身體姿勢，以反抗地心的吸力。我們的頭比脚重，然而我們之所以不倒仆或頭向下觸地者，就是因爲人體有許多肌肉舉繼續收縮，骨骼做着支架，用以維持這正常的姿勢。人體各部分所受地心吸力之重力的方向，既向地心，不過因人體與地球的體積相比，數量甚小，並且和地心的距離比較甚大，所以各部分所受的重力，可視爲許多的平行力。所謂重心者，便是這許多平行力的中心，也卽是地球對於人體各部分引力的合力作用點。所以重心可假想爲人體全部重量聚集的一點。若施行一種向上的單力在人體上，或用線將人體懸起，如能使作用線通過人體的重心時，則所施的力，必能支持人體全體的重量，以成平衡。人體上的重心便在腹部，所以安定重心，便是使人體的腹部安定。太極拳上要「氣沉丹田」及「鬆腰」，丹田便指腹部，腰部能鬆，則重心雖定於一點，而四肢運動仍無妨礙。如何使腹部堅實及安定，便是達到重心安定的第一著。運動時因爲必須發生全身的轉動，或甚至前進及後退，所以太極拳推手時應將步子放成川字形，兩足尖向前，一虛一實，將重心放在中間，而絕不可超過兩足的範圍，以避免失去平衡。因爲重心的鉛直線如果落在底面以外，將無法可以維持穩定。太極拳應敵時，在自身方面說，要保持鎮靜，要安定重心，但在對敵方說，制勝之道便是要使對方破壞了他的鎮靜，（呼吸急促即氣浮是最先的表示），與要使對方失去了他的重心，然後加以打擊，以靜制動，以退爲進，便無往而不利。

三　物體的三種平衡狀態

設由物體的重心作一鉛直線（垂直球面的線，叫鉛直線，不叫垂直線）凡能通過支點或底面的範圍內時，我們稱該物體爲平衡。地球表面的物體，統共有三種平衡狀態。凡重心的位置較底，底面積較大的物體，例如安放時的圓錐體或平放時的書本，若稍加推動後仍能回復它原來位置的，稱爲(一)穩定平衡。凡物體稍加推動後，由重心引下的鉛直線極易超出底面，而不能回復它原來位置而使它重心的位置降至最低處的，稱爲(二)不穩平衡，例如圓錐體以頂點平衡於桌面或鉛筆豎立在桌面時的狀態。凡物體稍加推動，它重心並不升降，隨處而平衡的，例如圓錐體以旁面爲底面或球體的平衡，稱爲(三)隨遇平衡。以上三種平衡狀態中，自以穩定平衡時之物體的穩度爲最大，隨遇平衡時次之，不穩平衡時爲最小。太極拳上的安定重心，便是保持人體穩定平衡的狀態。在推手時更能做到隨遇平衡的狀態。不過這不是將身體臥倒了（身體臥倒時爲隨遇平衡），卻是運用有虛實的兩腿與舒鬆的腰部，身軀雖在運動着，重心並不升降，使身體永續的保持着平衡。如何使對方失去重心，卽如何使對方身體重心點的鉛直線落於底面以外，也卽如何使對方身體站立不穩，這是我們攻擊的目標。當對方失去重心的一剎那間，這是我們攻擊的時候。反之，如何使自己的重心安定，這是守的必需條件，也便是攻的先決條件。至於如可以做到自己安定而對方不安定，除了自己的「立身中正」，「變轉虛實」，「氣沉丹田」，「舒鬆柔軟」，「用意不用力」，「腰如車軸」等條件以外，便應在臨敵時善於利用對方之力的方向及性質，加以運用而牽制之。其詳細情形容在次節敍述之。

第三節　以逸待勞及力與借力（以柔克剛，以小勝大）

一　怎樣叫做「不丟頂」

與敵人交手以後或在推手開始以後，便是力的運用時期。如何以柔克剛及以小勝大，這是太極拳之作戰的策略。太極拳解上說：「察四兩撥千斤之句，顯非力勝」。太極拳是不以力勝人，而以機智奪人。推手歌訣上說：「掤攦擠按須認眞，上下相隨人難進；任他巨力來打我，牽動四兩撥千斤。引進落空合卽出，拈連黏隨不丟頂」。太極拳是不以剛硬制人，而以柔軟勝人。與其如此，才能够以逸待勞，並且以小勝大。在應敵或推手時，因爲要化力及借力，必須先要「知彼」，要能了解對方之力的性質與方向；太極拳上這就是所謂「懂勁」「聽勁」。然後加以控制，或引入落空，或合之打出。太極拳上對於對方的動作，要憑着全身的聽勁，也就是感覺去注意，而不只是靠着視覺來跟隨。不問對方的動作是軟的或是硬的，凡是覺得向我方進行的，要抱定不用拙力去抵抗，這是「不頂」。不頂的目的，在使對方的力量失其效用。（以柔克剛）。人家推過來，我用力「頂」過去，那是想用力量去克制對方。必須我方的力量確比對方爲強，方有取勝的希望。否則豈非自討苦吃。反之，如果對方的動作是向他自己方面退回去，或是向別方面變動的時候，那末我方的動作一定要隨着對方動作的速度，自自然然地跟上去，這是「不丟」。不丟就是不離。不離就是追，追得上，就能乘機或乘勢打出去。（以小勝大）。在對方失去重心的一刹那間，以四兩的力去撥動千斤，（借力），這並不是誇大，而是一定的道理。

二　怎樣能夠「不丟頂」

不過要做到「不丟不頂」及「粘連黏隨」，必須自己的動作能夠柔韌輕靈，才可以「聽」對方的動作，才不致使自己的注意力為剛硬所朦蔽。「任他巨力來打我」，我卻能利用他方「力」的性質是剛硬或柔軟，「力」的分量是大或小，「力」的方向是進或退及正或偏，加以運用，加以控制。使他方的力由大化小，由有化無，由正化偏，由直化角，由合化分，及由分化合，以達到我們攻擊的理想。太極拳論上說：「仰之則彌高，俯之則彌深；進之則愈長，退之則愈促」。此言二人推手時，「彼仰則覺我彌高，如捫天而難攀；彼俯則覺我彌深，如臨淵而恐陷。彼進則覺我愈長而不可及；彼退則覺我愈偪而不可逃。皆言我之能黏隨不丟，使彼不得力也」。（陳微明太極拳術）又論上說：「一羽不能加，蠅蟲不能落，人不知我，我獨知人。英雄所向無敵，蓋由此而及也」。陳氏註云：「羽不能加，蠅不能落，形容不頂之意。技之精者，方能如此。蓋其感覺靈敏，已到極處；稍觸即知。能工夫至此，舉動輕靈，自然人不知我，我獨知人」。又論上說：「人剛我柔謂之走，我順人背謂之黏」。陳氏註云：「人剛我剛，則兩相抵抗；人剛我柔，則不相妨礙。不妨礙則走化矣。既走化，彼之力失其中，則背矣。我之勢得其中，則順矣。以順黏背，則彼雖有力而不得力矣」。又論上說：「左重則左虛，右重則右杳」，陳氏註云；「此二句，即解釋忽隱忽現之意。與彼黏手，覺左邊重，則吾之左邊與彼相黏處，即變為虛。右邊亦然。杳者，不可捉摸之意。與彼相黏，隨其意而化之，不可稍有抵抗，使之處處落空而無可如何」。總之應敵時要「知己知彼」，「運化巧妙」，則制敵並不難。

三　力的運化及借力

當對方沿着正面方向用百斤力來打我，我將他先化成偏的方向，在對方漸失重心的時候，我牽動四兩力加入他方的百斤力，使他隨着偏向跌出，這是利用合力的作用。又我方故意加力於對方，以探聽對方的反動力或抵抗力，然後就其反動力的情形，加以控制，即在對方退去或頂上之力的方向加以追擊或脫空，這是利用反力的作用。又當我們站立在運動的車內，車將停止時，人體必前仆。靜止的車如初開動時，人體必向後倒。這原是物體運動的慣性或惰性。即凡物體不受外力時，常有保持其靜止或運動的傾向（牛頓第一運動定律）。但太極拳應敵時，要保持靜中有動及動中有靜。動靜的變化能够操之於無意識狀態之中，則可無前仆後倒或左傾右斜的現象。並且由靜到動及由動到靜，可不需格外的努力。然後「動急則急應，動緩則緩隨」，才可「因敵變化示神奇」。這種情形，我們更可作一種試驗，以明此中奧妙。例如將書本豎立於桌面的紙上，若用手驟然拉紙，紙雖受力而移動，但書本因保持其靜止而向後倒。若將紙片慢拉，使力的作用也傳到書本，則紙片和書本同時運動。又若將紙片驟然停止，書本必因保持其運動而向前倒下。由此可知這書本若能「動中有靜，靜中有動」，即可無前後倒下的危險。

太極拳解上說：「發勁須沉着鬆淨，專注一方」，指發勁時注意力應集中；又拳論上說：「其根在脚，發於腿，主宰於腰，形於手指；由脚而腿而腰，總須完整一氣」，指練拳時呼吸應完整。但是，這幾句話的意思也可以說明應敵時力的打出應集中在一點。則力量因集中而巨大。並且根據力學上的原理，若二物體碰撞時，作用的時間愈短，則衝力愈大；反之則變小。例如我們由高處跳下，如以足趾着地，則着地的時間延長，可免衝力的震動。又茶杯落在石上，因很大的衝力立即破碎；若落在地毯上面，就因作用力的時間較長，不易破碎。平日包裝瓷器或玻璃器時，常用稻草紙屑等類塡入，以減少碰撞時因衝力而損壞。太極拳解上說：「發勁如放箭」，出力快，對方所受衝力也大。如果能打擊對方之中正方向，則力無分散，可增加其分量。不過在力打出的時候，自然自已仍要保持舒鬆狀態，即多留伸縮的餘地。否則對方的反作用常致自已無法支持重心的安定。正如放礮時礮彈由礮口射出，同時礮身必後退。因爲凡力對於一切的作用，必伴生大小相等方向相反的反作用（牛頓第三運動定律）。此外有時也可利用槓桿原理，在三種槓桿情形下（一種爲支點在重、力點中間，如秤、天平、剪刀等；第二種爲重點在支、力點中間，如劄草刀、獨輪車等；第三種爲力點在重、支點中間，如風琴的踏板、寫字等），以第二種情形因爲主力臂（力與支點距離）常大於阻力臂（重與支點距離），其機械利益常大於一。在推手時，當對方失去重心，我方前進一步，用力將對方打出，便是這種情形。用力最省，效果頗大。

以上將推手或應敵時力的運用，加以力學上的根據與解釋。至於詳細情形，因爲變化無端，不勝盡述。希望學者隨機應變，熟能生巧，即覺受用不盡了。本節旨在說明太極拳以借力爲重，所謂「妙處全憑能借力，無窮變化洵非誇」。因借力才可省力，因省力才可持久，而力出才能無限量。「以柔克剛」，「以小勝大」，原來正是最省力的事。「以逸待勞」，便是這樣的意思。

第四節　圓運動的妙處（以順避害，以輕避重）

太極拳的圓運動

太極拳的特點之一，就是它的動作都成圓形的。由無量數的大小圈圈聯貫而組成一套太極拳法；推手時也就在練習這無量數的大小圈圈。它要四肢的動作走圓形的曲線，它更要整個身體的運動是無量數的圈圈。大圈之內有小圈，小圈之內有更小圈，以至無量數更小的圈圈。大圈之外有更大圈，更大圈之外更有更大圈，以至與天地的大圈合而爲一。這無量數的大小圈圈，中央有圓心，兩旁有虛實，圓周也同樣的適合於數學上圓的原理，是由無數的多邊形擴充而成。譚夢賢先生曾這樣說：「初學盤架子者，劃圈宜圓。兩圓須成切線；兩圓相交，須通過圓心。蓋求其整齊也。架子盤熟，工夫稍進，則學推手，或曰搭手，又曰靠手。推手者，敵我二人，以一手或兩手靠搭，用拈連黏隨四字工夫，劃陰陽兩圈。其法有二：(一)甲劃圓圈，乙隨之而走；或乙劃圓圈，甲隨之而走。(二)甲乙兩人，各劃半圓圈，合成一整圓圈。然無論一整圓圈或兩半圓圈，均於此圓圈上，研究掤攌擠按四字要訣。惟應注意者，甲乙兩人，各有一重心。甲乙兩人靠手時，又於靠手之交叉點，自成一重心。此三重心點，由甲乙兩人互相爭奪，得重心者勝，失重心者敗，此一定之理也」。（太極拳要義譚序）黃元秀先生也說：「聽化拿發四字工夫，甚難甚難。雖畢生研究，亦無止境。其總訣在一元圈。其化也發也避也攻也，無不以圓圈爲之。所謂太極者在此，所謂妙用者亦在此。以余個人之揣擬，初練習推手者，於掤攦擠按中，先以兩人合作五個大圓圈，來試演之，名爲基本方法。（一）平面圓圈，（二）直立圓圈，（三）斜形圓圈，（四）前後圓圈，（五）自轉圓圈，先將此法習演純熟，以後可以變化各種圓圈而妙用之。……初試圓圈大而笨，繼則小而活，再則其圈不在外而在內，有圈之意，無圈之形，一刹那間，而妙用發矣。到此地步，可以意會，不可以言，莫知其妙，而妙自在。非有長久克苦工夫，不能到也」。（同書）圓運動適宜於身體生理上的發展，圓運動更有技擊上之巧妙的作用。

二　圓運動的妙用及走化勁

在人體生理上，由於上章的分析，我們已知道運動無非是肌肉的收縮及伸張，因而引動骨骼耕着關節而跟着轉動。肌肉、骨骼及關節都是有彈力性的。凡彈力性的物體，面積愈大則彈力亦大。太極拳的動作是走圓形的曲線，兩點之間以直線爲最短，所以圓運動是適合於生理上的需要，並且圓運動是適合於關節之自然的彎曲狀態。柔軟及連綿的圓運動可以使身體各部分獲得均勻的活動。並且也曾有人舉例說我們搧扇子是走的直線，故風小；電風扇轉環形，故風大。又如舊式船也是走直線的，勞力而慢；輪船機器是轉環形的，快而省力。飛機的機器也轉環形的。至於圓運動在技擊上的妙處，就在「以順避害」及「以輕避重」。所謂「拈連粘隨」及「聽化拿發」，都是在無量數的大小圈圈中加以巧妙的運用。太極拳的一舉手一投足，自開始到末了，都不能離開圓圈。不但舉手投足不能離開圓圈，四肢百骸不動則已，一動則就都不能離開圓圈。在每一個圓圈中，有一虛一實。圓圈是無量數的，也就有無量數的虛實。即一指之微，有圓圈有虛實。從頂至踵，循環着無量數的圓圈及虛實。變換不盡，即運用無窮。在應敵時，太極拳的招架便是攻擊，攻擊也便是招架。因爲處處都是圓圈與虛實，就在每一個圓圈及虛實中，分一半是招架，一半是攻擊。一半是走以化敵，一半是粘以制敵。工夫越深的人，圓圈越小。有時還沒有看見他轉動，已極盡招架與攻擊的能事。以下分「走」及「粘」二方面來說明圓運動的妙處。（人剛我柔，謂之走；我順人背，謂之粘。語見太極拳解）

太極拳上普通有所謂剛柔勁之分。其實凡一種勁，若有抵抗性的，不論其勁之大小，都可謂之剛勁。反之，若有一種勁，能隨敵勁以爲伸縮而不含抵抗性的，都可謂之柔勁。柔勁以伸縮性爲最重要；若無此性，則一遇敵勁，便無復活的希望，只是一種死勁。剛勁以強爲勝，遇強則折，勢所必然。太極拳是以柔克剛，敵方用剛勁打來，我方則逆來順受，決不與之抵抗。就敵方力來的大小及方向，加以走化。走化的方法，就是利用大小的圓圈。圓圈沒有角，轉動起來自以圓活見長。當我們在招架的時候，敵方正中方向來的力，便爲我方的圓圈轉向斜方。力的分量也就跟着滑脫了大部分。除非對方的動作也是圓圈，否則所有對方來的走直線的力，與我方的圓周所構成的角都只是斜角。在力學上我們知道斜角的力是不能集中。力因分散而減退，其力的減退與斜角大小成正比。所以走化起來也省力得很。並且人體有自然的彈性，練拳久了，便覺兩手柔軟沉重而富彈性，也就是太極拳上所謂「掤勁」。順其勢而行之，自有無限的功效。

走化了敵方的力，然後便須對之加以牽制。在敵方失去重心的一霎那間，我方發勁攻擊之，這是太極拳的必勝戰略。如何牽制敵方，這就要粘隨。跟着對方的動作，加以粘隨，使無攻擊的對象。粘隨的方法也就是利用圓圈。變轉虛實，用無限的圓圈將對方套進了我方的圓圈。使對方的手脚如被蛛蜘的羅網所纏縛，有力也無所出。欲跳脫也有所不能，而我方則兩臂往復，搓弄如玩圓球，神氣閒逸，態度自然。以輕避重，以順避逆。對方即有千鈞的力也不能勝我。所以太極拳的勁，無始無終，連綿完整，循環轉動，妙處無窮。不過須要練習得法，運用才能輕靈。平日練拳或推手時，所謂尾閭中正，以腰爲主宰，便因動作若從尾閭發端，腰爲車軸，方足以身軀來運動四肢。不是以四肢來牽動身軀。尾閭有圓圈，則各部的圓圈能黏能走。若尾閭不起作用，也就是四肢沒有了根本。這是不能不注意的。

第五節　「聽化拿發」之勁的運用

一　什麼是太極拳的勁

「聽、化、拿、發」，這是太極拳技擊的四個步驟。太極拳不以拙力勝人，卻以煅練出來的「勁」來制敵。「勁」與「力」不同。因爲「勁」是以彈性爲主。凡能够聽對方之力的，是聽勁；凡能够化對方之力的，是化勁；凡能捉拿對方之力的，是拿勁；凡能發擊對方之力的，是發勁。除了這四種「勁」以外，太極拳上還有所謂「掤、攌、擠、按、採、挒、肘、靠、」各勁。太極拳上所謂勁，並不如他家拳上的所謂力。因爲力是打人的；但是勁不一定是打人的。練拳的結果，自然的產生了一種功夫，這是勁。在推手時，初練的人常覺對方的兩支手臂十分沉重有力，並且直逼我身，支架不住；即或支架一時，也不能支架持久。往後功夫深了，自然的產生了一種「掤勁」，便能安然擋之而不吃力。又如未練太極拳的人，你一拳打過去，他便用力抵抗過來，力大的人自然可以得勝。但練太極拳有功夫的人，他便能同時刻的，不加抵抗的鬆了，走了，化了。這是柔勁，或叫化勁，走勁。至於這四個字在技擊上的意義，就是說明我們要「發」，須先「拿」；要「化」，須先「聽」。因爲能聽才能化；否則只是亂化，反容易陷自己於不利的地位。因爲能拿才能夠發；否則只是亂發，用力勝人，並不是太極拳的打法。在捉到了對方失勢的時候，加以「專注一方」的發擊，要快，要直，便可使對方「跌出丈餘以外」了。

二　太極拳之勁的運用

「聽、化、拿、發」，也可說是太極拳打人的四步曲。聽勁由懂勁而來。根據太極拳解上說：「由着熟而漸悟懂勁，由懂勁而階及神明，然非用力之久，不能豁然貫通焉。」着熟者，習拳以練體，推手以應用，用功既久，自然懂勁。什麼叫「懂勁」？「若欲避此病（偏沉則隨雙重則滯之病，即不分虛實），須知陰陽（虛實），黏即是走，走即是黏。陰不離陽，陽不離陰。陰陽相濟，方爲懂勁」。「懂勁後愈練愈精，默識揣摩，漸至從心所欲」。（同上）勁應怎樣運用？「運勁如百鍊鋼，何堅不摧」。太極拳在應敵時，無非是各種勁的運用。運勁如抽絲，不但柔軟連綿，並且「極柔軟然後極堅剛」。這樣才能走化。在敵方失去重心的時候，我方則「蓄勁如張弓，發勁如放箭」，則敵方無不隨勢而傾倒。又曰：「彼不動，巳不動；彼微動，巳先動。似鬆非鬆，將展未展，勁斷意不斷」。（推手歌訣）應敵時，彼不動則我也不動，以靜待之，以勁聽之。彼若微動，其動必有一個方向，我意在彼之先，隨其方向而先動，則彼必跌出。似鬆非鬆，將展未展，所以聽對方之勁，蓄勢待機。機到則放，放時勁似斷而意仍不斷。勁之巧妙的運用，當在學者的功夫。

第六節　太極拳技擊上的幾個瑣細問題

太極拳之技擊的理論，以上已提出幾個原則加以申述。這是掛一漏萬之舉，自然難得完滿。不過上列各項若能熟思而實行之，已可因應咸宜，受用不盡。平日練推手時多加注意，舉一可以反三。現在更將太極拳技擊上易爲人所引爲疑問的幾點，稍加解釋，以免誤會。

（一）普通各種拳術的技擊，都以「快」字爲先。以「快」來掙取時間。太極拳平日練時卻以「慢」爲主，技擊時甚至說「以慢制快」。這是甚麼道理？技擊時要「快」的條件，這是不能否認的。普通所謂以手快勝手慢，這卻不一定正確。因爲手快必須要快得得法，打得得法；否則亂打亂快，也是沒有效果的。徒快何用？太極拳練時要用意不用力，不比其他的拳術，只是外形四肢的舉動。太極拳是要做到內部也跟着運動，內外相合。所以動作緩慢可以達到修養的目的。但也不是一味的緩慢。快慢本來是很難有一定的標準的。功夫練到深處，「動急則急應，動緩則緩隨」，大圈圈變爲小圈圈而無圈，霎眼間已變化萬千。技擊時「以慢制快」，因爲太極拳不以力勝，而以機智勝。不以擊人卻以自衛爲目的。所以應敵時「彼不動，已不動；彼微動，已先動」。守我之靜以待彼動，蓄我之智以待彼力。彼力來我可借之。以我之從容，待彼之急躁。彼之快速於我何用？我自可以慢制之。並且太極拳上有所謂粘勁。彼方以他派拳法打我，手腳極快。但我方同時進身粘之，彼即無法可以得勢。因爲他派拳都以離開見長，離開過遠則不能上我身。凡手足能相及處，彼近我身，我即可粘之。粘之以後，則聽彼之勁，便可制之擊之。彼之快速於我何用？

（二一）普通練太極拳的人，多身體平順，態度雍容。若與其他拳家或運動家相居一處，彼則身體魁梧，肌肉發達，力更巨大。如果二人比手之時，究竟誰勝負？陳微明先生對這個問題的解答是：「二人比手亦猶用兵，多算勝，無算者雖勇必敗。比手則意多者勝，無意者敗。蓋彼用之力，我知之甚悉；我用之意，虛實無定。奇正相生。一意方進，二意又發，二意方過，三意又發。老子所謂一生二，二生三，三生萬物，變化無窮。喜用力者，必爲力所拘，不能隨時隨處變化。用意者，屈伸自由，縱橫莫測，機至發動，如電光之閃，炸彈之發。彼雖跌出，尚不知所以然。此意之勝於力無疑也」。（太極拳答問）

（二二）太極拳推手時功夫的深淺，怎樣觀察得之？陳先生的解答是：「自表面觀之，二人比手，自有勝負。若精密論斷：譬如一人體格雄厚有力，一人體格單弱無力。若此二人比手，雄厚者不能將單弱者打出，則此單弱者之功夫必甚深，應當許爲較優也。蓋

就原人而論，自是強勝於弱；強不勝弱，則強者之功夫，不及弱者明矣。」（同上）

（四）太極拳上的「散手」，在技擊上有何價值？陳先生的意見是這樣：「太極拳七十餘式，均是散手。既有散手，何必又習推手之法。蓋太極拳散手之變化，均由推手聽勁而來。能聽勁則散手方能用之而適當。若不黏住敵人，不知聽勁，則用散手，亦猶外家拳之格打，未必着着適當也。太極拳論云：『由着熟而漸悟懂勁（着卽是散手），由懂勁而階及神明』。可見着熟是第一層功夫，懂勁是第二層功夫。着熟不難，懂勁最難。譬如敵人打一拳來，若不先粘住，則不能聽人之勁；不能聽人之勁，則不能或左或右，或高或低，或進或退，而施用散手。既粘住之後，若敵人手往上起，則亦粘之而起；卽可以左手擊其胸部。若敵人手往下落，則粘之下落；以左手擊其面部。若敵人手往前進，勁偏於左，則隨之向左化去其力；卽可分手，以左手粘之，騰出右手擊其頭部。勁偏於右，則隨之向右化去其力，以左手擊其頭部或肩部。若敵人抽拳，則趁勢向前放勁。此略舉其大概也。總之太極拳之散手，與他種拳之散手不同。太極拳之散手，是由粘住聽勁而出。他種拳之散手，是離開而各施其手脚，遠則彼此不相及，近身則互相抱扭，則有力者勝焉。許君禹生所作太極拳勢圖解，每式之後，均附以應用，甚爲詳細。

余曾叩之楊澄甫先生，云『太極拳術，若將散手用法加入，則更備矣。』先生曰：『太極拳散手，隨機應變，無一定法。若會聽勁，則開一知百。若不會聽勁，雖知多法亦用不好。』故余所著之書，未將散手加入也。孫武子曰：『知已知彼，後人發先人至』。太極拳聽勁，全是知彼功夫，能粘住敵人，彼不動，我不動，彼微動，我先動。彼不會聽勁，一動即跌出矣。若太極拳聽勁功夫尚不能到，不能粘住敵人，則不必與人動手可也。」（同上）

（五）還有一點，學習太極拳推手的人須加注意的，在此順便談及，即在推手時應按法練習「聽、化、拿、發」及「粘連粘隨不丟頂」，用腰來轉動身軀及四肢，全神貫注，呼吸自然，全體舒鬆，連綿貫串，初練時不宜找勁太早（找勁者，彼此不照規矩，隨意攻擊化解），太早則喜用力。用力成爲習慣，不能得精巧之意，來日成就必不高。

第四章　太極拳之煆練的方法

第一節　太極拳的內容

一　太極拳有各種拳式

平日我們看見人家所練習或表演的太極拳式，每不相同，人各相異。尤其是所謂幾個「名家」的拳式，便大相逕庭。同是北平楊家派的太極拳，吳鑑泉先生的拳式便與楊澄甫先生的大異其趣。據說還有河南陳家派及河北郝家派，而孫祿堂先生的太極拳式又自成一家。初學者常弄得莫名其妙，無所適從。但拳式儘可不同，功夫可有上下，其拳理便不能相差太遠，也可說其拳理則一。太極拳是用意不用力，它的動作是圓形的，且有虛實。一舉動，週身俱要輕靈。一動無有不動，一靜無有不靜。運勁如抽絲，綿綿不斷。極柔軟然後極堅剛，能呼吸然後能靈活。這是太極拳的特色。凡與此種種特色相背的，便不能算是太極拳了。

二　練太極拳的步驟

要太極拳學得好，應注重基本的修養。要學到會「鬆」，會「柔」，會「悟」。怎樣是鬆、柔、悟，及怎能鬆、柔、悟，留待以下詳細研究。太極拳的內容，換言之，我們練太極拳的步驟，約包括下列各方面：

(一)盤架子　這是最基本的功夫，指盤蓮各種太極拳式。初學的人，便先學各種拳式，注意各種姿勢，逐漸的進步，使拳式練得純熟了，姿勢練得正確了，漸致功夫進步，初步的懂得了太極拳的動作及用意。這無形中可增進身體的康健及精神的飽滿。若是生病的人，這無形中可醫治疾病。太極拳之拳式的架子，有大、中、小及高、中、低的分別，前者是根據架子的開展程度而分，後者是根據架子的蹲下程度而別。這已是功夫的深淺問題，不是初學的人都可做到的。也有所謂四平架子，即眼平、手平、腿平、及膽平。太極拳之拳式的架子，以練的方式而分，又有左式練及右式練二種。這無非使拳式練習得極其純熟，一舉手一投足，漸至失其所覺。盤架子的功夫從初學到以後，是無限量的。其進步的程度及其進境的程度，都要看學習者的用心程度如何而不同。

(二)推手　盤架子是一個人單獨練的；推手必要二個人練習。推手是經架子的應用，它的動作雖僅掤、攦、擠、按四式，但其變化無窮。（擠按坐前腿，掤攦坐後腿，足尖向前）。技擊的原理，可由推手中靜悟出來。它可以使各種拳式得以應用。因為二個人相伴練習，所以趣味濃厚。推手時用一隻手的，叫做單推手；二隻同時並用的，叫做雙推手。雙推手又分原地推手及活步推手二種（活步可以兼練腰步）。「大攦」是練習採、挒、肘、靠四式，也可叫做活步推手的一種。不過活步推手是直線的行動，即此進彼退彼進此退的變動着；大攦則是練四斜角的行動方法。

（三）散手　這是進一步的功夫，將盤架子中的各種拳式隨意應用到二個人的技擊的研究。它必須要拳式極純熟後，才可隨意伸屈及隨心所欲的盤運各種拳式，守或攻，化或發，演來趣味最多。

（四）器械　利用太極拳拳理以使用各種器械，如劍、刀、槍、棍等。現代我國太極劍的名家較多，功夫都很好。倘若不談功夫，各種太極劍、刀、槍、棍等，都是最好運動的一種。演來也都很美觀。就以劍法而說吧，若練到「劍到勁到」，「劍隨風舞」，那便不是普通的成就了。練器械比練徒手的功夫要更深一層。我這話當然不是指那僅僅學會幾種劍式而已的。我學了幾年的太極劍，到現在仍是太不成樣子的。

太極拳的內容略如上述，以下談它的煅練方法。

〔附錄〕

倘有所謂「太極長拳」的名稱，大概因太極拳的拳法綿綿不斷，如「長江大河，滔滔不絕」，所以在太極拳的名稱中更加一形容的「長」字。不過根據楊家所授太極長拳的拳式，與太極拳的拳式稍有不同，但相差也極有限。是否就此用一「長」字，加以區別。以下附錄太極拳式及太極劍式的名稱及次序，以備參考：

（一）太極拳式名稱及次序

太極起式　　攬雀尾（掤攦擠按）
單鞭　　提手上勢
白鶴展翅　　左摟膝抝步
手揮琵琶　　左右摟膝抝步
手揮琵琶　　左摟膝抝步
進步搬攔錘　　如封似閉
十字手（以上合爲第一節）　　抱虎歸山

攬雀尾（掤攦擠按）
肘底看錘
斜飛式
白鶴展翅
海底針
撇身錘（轉身搬攔捶）
攬雀尾（掤攦擠按）
左右揺手
高探馬
轉身蹬脚
進步栽錘（左摟膝栽捶）
上步搬攔錘（進步搬攔捶）
左右披身伏虎式（左右打虎勢）
雙風貫耳

斜單鞭
左右倒攆猴
提手工勢
左摟膝拗步
扇通臂
上步搬攔錘（進步搬攔捶）
單鞭
單鞭
左右分脚
左右摟膝拗步
翻身白蛇吐信（轉身搬攔捶）
蹬脚（右蹬脚）
回身蹬脚（右蹬脚）
左蹬脚

轉身蹬脚
上步搬攔錘（進步搬攔捶）
如封似閉
十字手（以上合爲第二節）
抱虎歸山
攬雀尾（掤攦擠按）
斜單鞭
左右野馬分鬃
上步攬雀尾（掤攦擠按）
單鞭
左右玉女穿梭
上步攬雀尾（掤攦擠按）
單鞭
擺手
單鞭
斜身下勢
左右金鷄獨立
左右倒攆猴
斜飛式
提手上勢
白鶴展翅
左摟膝拗步
海底針
扇通臂
撇身錘（轉身撇身捶）
上步搬攔錘（進步搬攔捶）
攬雀尾（掤攦擠按）
單鞭

雲手
單鞭
高探馬穿掌
十字腿（轉身右蹬腳）
摟膝指襠錘（進步指襠捶）
上勢攬雀尾（掤攦擠按）
單鞭
斜身下勢
上步七星
退步跨虎
轉身擺蓮
彎弓射虎
上步搬攔錘（進步搬攔捶）
如封似閉
十字手
合太極（以上合爲第三節，完）

（二）太極劍式名稱及次序

太極劍起勢
三環套月
魁星勢
燕子抄水
左右邊攔掃
小魁星
燕去入巢
靈貓捕鼠
蜻蜓點水
黃蜂入洞

鳳凰雙展翅
小魁星
釣魚勢
懷中抱月
烏龍擺尾
獅子搖頭
野馬跳澗
上步指南針
順水推舟
天馬行空
左右車輪劍
海底撈月
夜叉探海
射燕式

左旋風
右旋風
左右龍行勢
宿鳥投林
風捲荷葉
虎抱頭
翻身勒馬
迎風拂塵
流星趕月
挑簾式
大鵬單展翅
懷中抱月
犀牛望月
白猿獻果

鳳凰雙展翅　　左右跨攔
射雁式　　白猿獻果
左右落花　　玉女穿梭
白虎搖尾　　虎抱頭
鯉魚跳龍門　　烏龍絞柱
仙人指路　　風掃梅花
虎抱頭　　指南針
抱劍歸原（完）

第二節　太極拳的基本修養

要學會打太極拳並不難。一個月內可學會各種拳式。三五分鐘內可練習一套。但要學得好，學有心得，練有功夫，卻不能不注意學習或煆練的技巧或方法。持之以時間，功夫便能日有所成，而身體便跟着壯強起來。黃元秀先生在武術偶談中說：「所謂增功夫者，卽學者之氣日漸增長，不致氣喘身搖。手足日漸輕靈，腰腿日漸柔順，手掌足底日漸增厚，頭部與兩太陽穴日漸充滿，精神充足，思慮周到，發聲洪亮，耐飢耐寒，能鎮定，能任勞，飲食充分，睡眠酣適等等，可以證到」。此外體重增加，肺活量增大，都可以用量器加以測量。至於太極拳煆練的方法，第一步，先要注意基本的修養。使身體狀態做到「鬆」及「柔」，使心理狀態做到「悟」。則學習者在開始的時候，便可踏上了光明的大道。但是怎樣是鬆、柔、悟及怎能鬆、柔、悟，以下將分開來加以研究。雖然這三種修養是隨功夫的深淺而程度不同，但不注意的學者，便會將它疏忽，因此就誤了應有的進步。

一 「鬆」

這是學習太極拳應有修養的第一步。鬆，就是鬆弛，鬆開，鬆淨。鬆，就是將身體上各器官之一切的緊張狀態，讓它自然的鬆弛。一切弛懈，一切寬鬆。不但只是「身」的鬆開，「心」上無思無慮，一無牽掛，所謂鬆到極端只是一個「淨」。平日我們說：「多動勞身，多慮勞神」。疲勞的原因是身體各器官緊張過度的結果。當四肢運動的時候，必須四肢肌肉的緊張，一方面拉動骨骼，演成運動的狀態；一方面壓出細胞內的力，使趨向於目的物。而肌肉的過度或繼續過久的緊張，會使組織失去伸縮的彈性。在肌肉失去伸縮的彈性以後，組織就鬆懈了而不能再緊張起來拉動骨骼；同時細胞内存儲着的力，因爲壓迫過久，幾乎完全消失了。因此起了一種要求補充的現象。這兩種現象的集合，便造成疲勞。至於軀幹的肌肉，因爲要維持軀幹的安定，也免不了緊張。此外，如寫字時口肌肉的顫動與緊張，安坐時肩、背、兩腿的緊張，這則是種種無意識的緊張，不應有的緊張。如何避免過度的及不應有的緊張，即可減少身體的疲勞。所以鬆開也就是疲勞的預防方法，及解決疲勞的休息方法。當練太極拳的時候，鬆可以避免疲勞，鬆可以使身體各器官獲得應有的解放。鬆就是「滿身輕利」，就是「週身輕靈」。同時鬆可以使呼吸自然，不急不迫，所謂「氣以直養而無害」，氣就是指呼吸。靜止的時候保持滿體鬆弛的狀態，這是「鬆」。而運動的時候保持滿身輕靈的狀態，沒有不應有的緊張，這也是「鬆」。鬆是態度舒適，是「自在」（佛家語）。任其自然存在。身體内外，聽依地心吸力，向下垂注，一無絲毫勉強的支撐。身體内的各細胞都得到解放及「自在」。鬆是「無極」，「陰陽未判」，「虛實未分」，「混沌一氣」，「返歸嬰孩」（道家語）。排除一切後天的曲蔽而回復到無思無慮之孩提時代的滿體寬鬆的狀態。當我們正面或者半側面站立的時候，使全身的部位完全適合於力學上的支點的定則。沒有覺着一處不落位。各處關節，保持天然的稍微的彎曲。然後自上而下的從頭部到頸部，到肩部、胸部、兩手、腹部、臀部、大腿、兩脛、依次察覺下去，看有否不自然不適意的緊張部分。又覺呼吸是否自然而不受阻礙。留意把呼吸安定下去。然後，一切弛懈，一切開鬆。使整個身體順着自然的地心吸力，往下垂注，完全是無意而自然的垂注。骨如骨架子，筋肉安放在骨架子上。耳反聽，目內視。呼吸如粗而有聲，只須除去口、鼻、頸、胸各部的緊張。氣道變寬，氣息自然的就輕。全身的血流，循環上下，似乎可以覺得靜靜的在流着。這就是鬆，這就是身心無上的休息。

二 「柔」

這是第二步的修養。能鬆，尤須能柔。因爲在運動的時候，運動部分的肌肉自然的緊張。鬆可以避免不應有的緊張，柔是使運動部分的肌肉不致過度的緊張。一舉手一投足，前進或後退，左轉或右轉，柔是使動作都柔軟自然及柔韌輕靈。「運勁如抽絲，綿綿不斷」，是說行動如抽絲，必須慢中帶柔，綿綿貫串。並且「一舉動，週身輕靈」，「無使有凸凹處，無使有斷續處」。練推手時應該能做到「不丟頂」，要能「聽」、「化」，這先應自己的動作能做到「柔」。柔到「一羽不能加，蠅蟲不能落」，「極柔軟然後極堅剛」。柔是使軀體了無一寸着力之處，舉動輕靈柔軟。凡屈伸仰俯周旋之態，一如落雲行太空，毫無阻隔，毫無停滯。既無停頓處，更無稜角處。沒有忽急忽緩，也沒有粗聲暴氣。滿身鬆馳是靜止時的最好休息，舉動柔軟是運動時的最好休息。

三 「悟」

這是第三步的修養。學習太極拳應該多用思想。它的動作是「用意不用力」，它的懂勁是「默識揣摩，漸至從心所欲」，練拳時「勢勢存心揆用意」，「變轉虛實須留意」，這都是悟。它注重身體的運動，更注意心理的煅練。它要形意合一，形到意也到。手足所到之處，意識也隨之而到。一切的動作，都是由意識來支配。所謂「若言體用何爲準，意氣君來骨肉臣」。總之，「悟」包括二種意思：(一)學習太極拳應該要悟。不但多練習，還須多思想；不但多練習各種拳法，還須多思想它的理論。才會進步迅速。(二)練太極拳應該要悟。要用意不用力。要「以心行氣」，以「心爲令，氣爲旗，腰爲纛」。它不僅使肌肉及內臟有適當的運動，更注重意識中樞的煅練。使能收集中及統制的作用。內外相通，形意合一。在靜「悟」中，發揮太極拳的全部潛力，也就是勁。

第三節　太極拳的正確姿勢

練拳首應注重正確的姿勢。甚麽是太極拳的正確姿勢？太極拳是順手自然。人身之自然的姿勢，便是太極拳的正確姿勢。只因人自孩提以後，因爲生活環境的影響，跟着年紀的漸長，人身的自然姿勢便逐漸的失去了。駝背、曲頸、圓肩、彎脊、狹胸、鼓腹、扭腿，不一而足。甚至使身體正常的發育，發生障礙。所以一個健康的人，他的「坐、立、行、止」應有正常的姿勢。我們要把身體弄好，須先注意正確的姿勢。現在列舉太極拳的正確姿勢如下：

（一）虛靈頂勁：頭容正直，神貫於頂。

（二）含胸拔背：胸略內涵，背脊拔起。

（三）沉肩垂肘：兩肩鬆開，兩肘下垂。

（四）尾閭中正：尾閭要收，不俯不仰。

（五）腰胯鬆開：腰胯能鬆，下盤穩固。

（六）實腹虛胸：上鬆下實，氣沉丹田。

（七）立身中正：不偏不倚，支撑八面。

練習各種拳式的時候，雖然地位不同，姿勢各異。但從開始「太極起勢」到最後「合太極」爲止，總不能離開了以上的幾種基本姿勢。「太極起勢」是太極拳預備的姿勢。站定時頭頸部應正直（如頭部被用繩索吊起懸掛着），內含頂勁。兩眼向前平視。胸微內涵，背脊拔起。兩肩下沉，兩肘微垂。兩手垂下，指尖向前，掌心向下。尾閭中正，腰胯鬆開，兩足距離與兩肩相齊。在這時，凝神息慮，心靜意舒，順任自然站立的姿勢，守我之靜，以待出勢。「合太極」是太極拳終了的姿勢。仍舊回復到原來的位置。此時應該始終一貫，不可稍有散失。滿身自有一種輕鬆及舒適的感覺，而心境上也必清淨。

太極拳的姿勢，總之要平正及安穩，要順任自然，要帶些含蓄。有些姿勢如果在形式上一時不能做到，但要有這種樣子的想像作用。並且各種姿勢非但在練拳時應注意，必須能應用到日常的起居上。這樣日子久了，習慣成爲自然。

第四節　太極拳的正確動作

太極拳的姿勢要「鬆」，動作要「柔」，用意要「悟」。「一動無有不動，一靜無有不靜」，「靜如山岳，動若江河」，「虛實宜分清楚，一處自有一處虛實，處處總此一虛實。週身節節貫串，無令絲毫間斷」。在盤練太極拳架子時，「太極起勢」爲靜止狀態，一出手一出腿，便一動無有不動，動中求靜，連綿貫串，變轉虛實，上下相隨，內外相合，輕靈圓活，柔軟舒展，「邁步如貓行，運勁如抽絲」，「形如搏鳥之鶻，神如捕鼠之貓」，氣遍身軀，務令順遂，如長江大河，滔滔不絕，到「合太極」而仍歸於靜止。太極拳的動作約有下列幾種原則：

(一)動中求靜　心要能夠靜。動中求靜，以靜御動，雖動猶靜。靜才不致散亂，靜才能專一，靜才能用意，靜中才能悟。太極拳的動作要做到動中能靜。

(二)分清虛實　怎樣是虛？怎樣是實？如全身都坐在右腿，則右腿爲實（右腿肌肉緊張），左腿爲虛（左腿肌肉鬆弛）。全身都坐在左腿，則左腿爲實，右腿爲虛。虛實能分，而後轉動輕靈。太極拳的動作，不僅兩腿應分清虛實，全身處處都應虛實分明。

(三)圓的運動　太極拳的動作都成圓形的。圓雖有大小不一，但巧妙便在這些無量數的圈圈當中。它不但要四肢作圓的運動，並且身軀處處都成無量數的圈圈。

（四）上下相隨　太極拳論中說：「其根在脚，發於腿，主宰於腰，形於手指；由脚而腿而腰，總須完整一氣」。太極拳的動作，是手動腰動足動，眼神也隨之轉動。是足到手到腰到，眼也到。這樣上下相隨，全身貫串，如百節蜈蚣，一處行動，百節靈活，才可有圓活之妙。

（五）內外相合　太極拳所練在「神」（精神），所以說：「神為主帥，身為驅使。」精神能提得起，自然舉動輕靈。架子不外虛實開合。所謂開者，不但手足開，心意也與之共開；所謂合者，不但手足合，心意也與之共合。能內外共成一氣，形意合一，則力不分散，得心可以應手。

（六）連綿貫串　練太極拳不能斷斷續續，必須完整一氣。行動要柔，也要勻；行動要慢，但須貫串。用意不用力，自始至終，綿綿不斷。周而復始，循環無窮。正如抽絲一樣，要動作快慢均勻及連綿繼續才可。

（七）用意不用力　練太極拳時，全身鬆開，動作柔軟，不用分毫的拙力。由意識來領導行動。一任自然，運動週身。因為用力則身體陷於殭勁。轉動便不靈活。氣容易浮起，呼吸即遭受壓迫了。

初練太極拳的人應求架子舒展，動作愈慢愈好。適宜於學習高架子及大架子。但仍須看學者身體的情形，就四肢可能的範圍內，以定步子的大小，蹲下的高低以及圓圈的大小。總以求舒適及開展爲標準。往後功夫進步，應該練習小架子、低架子以及四平架子，使伸屈開合更能自由。所謂「先求開展，後求緊湊，乃可臻於縝密矣」。爲拳架子的純熟起見，除左式練習外，也可學習右式練。卽本來由左足左手先出的，現在改由右足右手先出；本來拳式由右向左逐漸進行的，現在改由左向右進行。總使熟能生巧，漸致隨手隨足的變換，無不都是太極拳式。太極拳初練時要慢，由三分鐘、五分鐘、十分鐘、二十分鐘、三十分鐘，到一點鐘以上。就一般的情形而說，初練時要慢卻不容易，跟着功夫的進步，才會逐漸的能够慢了，需要的時間長了，持久了。但往後也應練「快」，本來練一套拳須一個鐘頭的，現在卻能在三五分鐘內練完。不過這「快」不是「了草」，一切動作姿勢用意等都仍須能够一一到家的。（可能由大圈而歸於小圈，由小圈而歸於無圈，所謂「放之則彌六合，卷之則退藏於密」）。以後「動急則急應，動緩則緩隨」，急緩快慢，使都能應付隨如。太極拳功夫到此時又進上一層了。

第五節　太極拳的呼吸及「用意」「用勁」

一　太極拳的呼吸

練拳或推手時，應該「氣沉丹田」。氣就是指呼吸。「氣宜鼓盪」，「氣遍身軀不少滯」，「腹內鬆淨氣騰然」，「以心行氣，務令沉着，乃能收斂入骨；以氣運身，務令順遂，乃能便利從心」，「意氣須換得靈，乃有圓活之妙」，「行氣如九曲珠，無微不到」，「氣斂入骨，神舒體靜」，「氣如車輪，腰如車軸」，「心爲令，氣爲旗，腰爲纛」。……丹田所在是指腹部臍下處。寬胸實腹，使呼吸能達到橫膈膜，便是「沉」。太極拳的呼吸是行自然的腹呼吸。它的深呼吸是要在全身舒鬆柔軟的運動中自然的進行着。決不勉強的「調息」。用意識來注視着腹部臍下處，使「氣」能够沉入「丹田」。腹部是身體的重心所在。定着重心，便可使全身泰然。同時減輕胸部肌肉的緊張，使呼吸作用能够到達肺尖。吐故納新，氣遍身軀，自有輕鬆之感。所以練太極拳時姿勢要中正，動作要柔慢匀，用意不用力，虛心實腹，呼吸便自然的變爲深長平和。所謂「氣」者，就自然的下沉。

二　太極拳的「用意」「用勁」

練太極拳時不可用「力」，這力是指身體上的拙力，即肌肉緊張時所產生的力。太極拳上的「用意」，可解釋作腦的想像作用。例如意欲行氣，即作行氣的想像；如意欲沉重，即作沉重的想像；如意欲沉氣，即作氣沉丹田的想像。推之一切方法，凡有所欲者，即作如是的想像。久而久之，由習慣成自然，則一切的想像力便能支配生理的作用。這便是「用意」。

這樣的煅練用意，極力避免用力，逐漸的便能產生「勁」。勁是由煅練中得來，它是無力中的力。力拙而勁活，力硬性而勁彈性。力如鐵棒而勁如鋼練。鐵棒雖重但易舉，鋼練不能整條舉起。練架子時可以蓄勁，練推手時可以用勁。勁依其性質、人體部位及應用上的不同，可分析做許多的種類。如柔勁、剛勁、接勁、粘勁、化勁、提勁、放勁、借勁、截勁、捲勁、掌勁、腕勁、肩勁、沉勁、開勁、擱勁、採勁等等。勁是在功夫中產生，並非勉強可以獲得。因爲功夫的深淺無限量，所以「勁的究竟」便很難說。

練拳到手臂棉軟而沉重，在推手時我們一搭手便可感覺到，這人的拳功已非普通。推手、大攦、散手等是拳式的應用，也是專爲練勁而設的。太極拳的技擊，便是勁的運化而已。黃元秀先生以爲「兩人一交手，卽須研究手、眼、身、法、步五項，並練掌拳肘合腕及肩腰胯膝脚各勁，以及掤攦擠按採挒肘靠，前進後退左顧右盼中定十三勢，方始爲推手之目的或推手之本事。」（太極拳要義）現將推手方法中的「聽、化、拿、發」四勁，分述之於下。至於太極拳之技擊的理論，已詳本書第三章中。所謂「仔細留心向推求」，「功夫無息法自修」，要在學習者的能「悟」。

(一)聽勁　在推手時，以我的手腕身軀與對方接觸，刹那間知覺對方動作的變化或用力的方向長短，叫做「聽」。這是要憑敏捷的感覺。所以在推手時出手及身軀要鬆、柔、沉、靜、穩，否則便不能「聽」。同時必須做到「粘連黏隨不丟頂」，使我的手與身軀要粘連着對方，不脫離，不頂躐。所謂「人不知我，我獨知人」，「動之則分，靜之則合；無過不及，隨曲就伸」，「動急則急應，動緩則緩隨」……都是聽勁的功夫。

(二)化勁　當對方向我方攻擊時，我聽到了，卽加以避開，叫做「化」。自然不明聽勁，卽無從化起。能聽才能知敵，能知才能化敵。所謂「舍已從人」，「左重則左虛，右重則右虛」，「近之則愈長，退之則愈促」，「不偏不倚，忽隱忽現」……都是化勁的功夫。

（三）拿勁　「人剛我柔謂之走，我順人背謂之粘」，這意思說我與人接着時，人以剛硬來撲，我以柔軟走之，這是化勁。借其勁，使人陷於背勢，而我處順勢，仍不與人脫離而粘住。若向其背處稍一發勁，則人必如摧枯拉朽一樣的撲跌出去，能得此機會，叫做「拿」。所謂「引進落空合即出」，「收即是放，放即是收，斷而復連」……都是拿勁的功夫。

（四）發勁　在拿定對方的虛弱點後，即攻擊之，叫做「發」。所謂「發勁須沉着鬆淨，專注一方」，「力由脊發」，「其根在脚，發於腿，主宰於腰，形於手指；由脚而腿而腰，總須完整一氣」，「曲中求直，蓄而後發」，「蓄勁如開弓，發勁如放箭」，「牽動四兩撥千斤」，「運勁如百練鋼，無堅不摧」……都是發勁的功夫。

〔附錄〕

推手法之原理的說明

十三勢根據五行八卦之理而成，由練架子之十三勢，而發生推手之十三勢。所謂五行，又分爲「內」「外」二種：

（一）形於外者爲進、退、顧、盼、定。

（二）形於內者爲拈、連、黏、隨、不丟頂。至於八卦亦分「內」「外」二種：

一　形於「外」者爲四正、四隅，卽東南西北四正方及四隅角是也。

二　蘊於「內」者爲掤、攦、擠、按、採、挒、肘、靠。

但形於「外」者爲「勢」，蘊於「內」者爲「勁」。用勁之時，其根在脚，發於腿，主宰於腰，而形於手指。故太極拳練架子時，蓋所以練勁；練推手時，蓋所以求懂勁也。

（1）「拈」　如兩物互交，拈之使起。在太極拳術語，謂之拈勁。然非直接拈起之謂，實間接拈起之謂。而含有「勁」「意」雙兼之兩義。譬如敵我兩人推手或交手時，敵人體質強壯，氣力充實，馬步穩固，則勢難向敵人掀動，或移其重心，則用拈勁，卽能使敵人自動失其重心。其法先用「意」探之，使敵人氣騰，精神向上注，則敵體上重而脚輕，其根自斷。此卽敵人之自動力所致。我則順其勢撤手，以丟頂之勁，引敵懸空，是謂拈勁。

（2）「連」　貫串之謂。手法毋中斷毋脫離。接續連綿，無停無止，無休無息，是謂連勁。

（3）「黏」　即粘貼之謂。彼進我退，彼退我進。彼浮我隨，彼沉我鬆。丟之不開，投之不脫。如粘似貼，是謂黏勁。

（4）「隨」　隨者從也。緩急相隨，進退相依。不即不離，不後不先。捨已從人，量敵而進。是謂隨勁。

（5）「不丟頂」　丟者離開也。頂者抵抗也。即不脫離，不攙先，不落後之謂也。

（6）「掤」勁義何解，如水負舟行。先實丹田氣，次緊頂頭懸。周身彈簧力，開合一定間。任爾千斤力，飄浮亦不難。

（7）「攦」勁義何解，引導使之前。順其來勢力，引之使長延。輕靈不丟頂，力盡自然空。重心自維持，莫被他人乘。

（8）「擠」勁義何解，用時有兩方。直接單純意，迎合一動中。間接反應力，如球撞壁還。又如錢投鼓，躍躍聲鏗然。

（9）「按」勁義何解，運用如水行。柔中已寓剛，急流勢難當。遇高則澎滿，逢窪向下潛。波浪有起伏，有孔必竄入。

（10）「採」勁義何解，如權之引衡。任爾力巨細，權後知重輕。轉移只四兩，千斤亦可秤。若問理何在，槓桿作用存。

（11）「挒」勁義何解，旋轉如飛輪。投物於其上，脫然擲尋丈。急流成漩渦，捲浪若螺文。落葉墜其上，倏爾便沉淪。

（12）「肘」勁義何解，方法計五行。陰陽分上下，虛實宜辨清。連環勢莫當，開花捶更兇。六勁融通後，用途始無窮。

（13）「靠」勁義何解，其法分肩背。斜飛勢用肩，肩中還有背。一旦機可乘，轟然如倒碓。仔細維重心，失中徒無功。

（本篇錄自太極拳要義中，註云潭孟賢著。文中對太極拳的所謂十三勢，套着五行八卦之說，似亦言之成理，自圓其說。所解釋各「勁」之處，可供參考之用）。

第六節　煅練時應注意的事項

太極拳是隨時隨地都可以練習的，它不需要巨大的空曠場地，或極極侈奢的高貴設備。精神困頓或意志消沉的時候，打一套太極拳，可以使精神振作，意志奮發。偶或感冒了，打一套太極拳，滿身是汗，病也就消失了。知好的朋友來了，相互的來「推手」一下，在融洽眞誠的情況中，練習拳術的遊戲，並體味其中的意境，也是人生樂事之一。如果在一個音樂悠揚的氣氛中，不論單獨練拳、練劍、或雙人原地推手、活步推手，或散手、對劍等，都無不可以按着音樂的節拍，作着柔軟、輕靈及優美的姿態、步伐及手法。音樂能够率領人的意志，使動作跟着變換轉動。並且音樂可以休養精神，振作精神。音樂與太極拳的合作或配合，如同隨軍的軍樂及跳舞的「爵士」一樣，這確是一種很好的設想。

練拳的環境條件好，自然進步容易，事半功倍。下一分的努力可得一分的功夫。否則在不適宜的條件下練習，不但對身體沒有利益，反會大生妨礙。這就是我所說煅練時應注意的事項。現在分條舉之如下：

(一)練拳的時間，最好在早起之後。能够每日早晚（睡前）各練一次更好。每一次以練到出汗爲度。或一刻鐘或半小時或一小時以上，可各就身體情形而定。時間不可太短，但也不可過長。若一日之中，興之所致，多練習幾套，也決無不可。但練拳要有恆心，不可一曝十寒。

(二)練拳的場地，最好在室外通風之處。空氣新鮮，光線充足，景色幽美的所在，自然更好。方向應向南或向東，但以不逆風爲準。充滿灰塵或煙火的地方，不適宜於練拳。若在室內，應該開窗通風。

(三)練拳時的衣服，要寬鬆。不可使有壓迫身體的某一部分，以致妨礙血流及呼吸。同時要使身體四肢能够轉動靈活，避免穿着沉重拖滯的大掛長袍或緊窄束縛的西裝革履。

(四)練拳時要心平氣和，凝神息慮。不可胡思亂想，不可操切躁急。態度要閒適安祥，舉止要柔軟沉着。不可敷衍，也不可了草。姿勢及動作要做到準確，用意用勁要多思想多領悟。要了解原理，也要練習基本修養。

(五)飽食、過飢、酒醉、房事之後、大病之後，都不可勉強練拳。練後因汗脫衣，或遽飲冷汁，或即坐臥睡眠，或即行飲食，都大不可。練習的時間過久，以致吃力過甚，有傷身體，殊屬不可。

(六)太極拳最主要的標準是「自然」，所以一切都應任其自然，不可有絲毫的勉強存於其間。裝腔作勢，過與不及，都是不合理的。學者記取「自然」二字，便可應用無窮。

第五章 結論

第一節 太極拳在哲學上的地位

一 太極拳引起身心的「革命」

學習太極拳的人，因爲每日操練架子並且研究拳理，日子久了，身體上及心理上都起了相當的變化。那就是身心日漸健康。生病的則無形中失去病態，正常的則無形中得到健康，健康的則無形中增加健康。本來意志消沉的人則無形中變爲積極樂觀，本來脾氣暴躁的人則無形中變爲和平安詳。太極拳已使人對於自己的身體獲得了一次由量的漸變到質的突變的大「革命」。一切都「解放」了，「自由」了，「平等」了。在「和平統一」的狀態下，也「民主」了。在這裏，應用了以上這幾個政治上的名詞，自然我將身體內的細胞比做國家中的人民，其他身體內的各器官及系統比做國家中的各種大小機構，又心理上的轉變比做思想上的轉變，身體內的各處及各種病象比做國家內的各處及各種亂象。在我們這個國家中，這幾個名詞是何等的重要及寶貴，但現在所缺乏的也就是它們。不過要獲得它們，是否仍可採用太極拳之健身及技擊的理論，這是一個不大不小的問題。現在正要開始討論太極拳在哲學上的地位。

有些人練太極拳久了，對於太極拳的修養很深，因此平日在社會上對人處事的態度，也都「太極拳化」。他們對人很和氣，也含蓄，並且以順避逆。對事很沉着，也曲折，並且以柔克剛。甚至影響到他們對整個人生的看法，以及對自然界的認識等等。如果一個很嚴正的太極拳家，這是很可能的事。不過太極拳是否可能建立成一種哲學上的「學說」，這似乎很少人曾注意到。雖然太極拳只是一種運動的方法，正不必這樣的「小題大做」、但是事實上，太極拳對於一個人的影響，確是如此。並且有的人認爲太極拳家是唯心論的，這問題可就不小了。非加以研究明白一下不可。

二　太極拳與老莊哲學

太極拳創自道人張三丰。道家奉「黄、老」爲祖師。中國的儒道釋三家中，以道家最「玄」。在歷史上道家曾有過幾次苗頭，如漢時以「老」治天下，魏晉時「老莊」風行於士大夫間，宋明的理學家中也不少老莊思想的成份(宋明理學爲儒道釋三家的混成)，到現在，仍可以看見各地的「道觀」在奉祀着。至於那些「神仙」「長生」「丹藥」種種，似乎已屬道家的流派。正統的道家，則以老莊爲主。老子的思想，以爲天地間有「道」，道爲萬物之所以成，道常無爲而無不爲。他便這樣的由宇宙的認識做出發點。所以他的人生哲學及社會哲學，主張「人法天」，「柔弱勝剛強」，「專氣致柔，能嬰兒乎」，「爲無爲，而無不治」。（見老子道德經）。莊子則「萬物出乎無有」，「安時而處順，哀樂不能人」，「物各有其自然，不待人爲；順其自然而爲，則非我爲」。（見莊子南華經）。所以孔子對老子的影象，在問禮後回來對他的學生說：「鳥，吾知其能飛；魚，吾知其能游；獸，吾知其能走。走者可以爲網，游者可以爲綸，飛者可以爲矰；至於龍，吾不能知其乘風雲而上天。吾今日見老子，其猶龍邪！」所以漢時太史公司馬遷這樣批評說：「老子所貴道，虛無因應，變化於無爲。……莊子要亦歸之自然。」（以上均見史記老莊申韓列傳）。這種道家對於宇宙、人生及社會的論說，卻正與太極拳的養生及技擊理論相符合，所以有人說「太極合老」。（陳微明太極合老說，見太極拳術）並且道家素來考究養生之術，莊子有養生主達生篇等專論養生之道，所以也有人說太極拳是道家的養生術。練太極拳的人容易趨於老莊的思想，（任自然，清靜，無爲，無不爲），這似乎是很自然的。至於是否是唯心論的問題，這已有人說老子是主張物質是世界上最根本的存在，存在決定意識。「天地不仁，以萬物爲芻狗」•並且老子說「自然」是「周行而不殆」，「動而愈出」，這是認識事物的聯繫與變化。「反者道之助」，「有無相生，難易相成」，這是從事物的對立統一中來了解變化的原理。（艾思奇編哲學選輯）這種種卻證明老子正是自然發生的辯證法唯物論者。平日練太極拳時所謂「用意不用力」，「以心行氣」，「心爲令」，「先在心，後在身」……這只是指生理上及心理上的動作與用意，固不能與哲學上的唯心或唯物，相提而並論。何況這也不過是物質的作用而已。

三　太極拳取名含義的考證

太極拳之取名「太極」，除了太極拳的動作都是圓形的，並且有虛實（陰陽）以外，是否還含有其他的深意？據陳微明先生的意見，他在太極拳答問中說：「問取名太極，究係何意？答太極本一圓形，爲陰陽渾合之一體。太極拳處處求圓滿，分陰陽虛實，故以爲名。然此尙是形容其外之體用也。不知人身中間有一穴，爲立命之處，名爲大中極。大者，太也。此穴卽人身之太極中點。立爐安鼎，坎離交媾，卽在此處。太極拳運轉先天之炁，凝神入氣穴，不久則丹生焉。故太極拳能通小周天之氣，較之但枯坐者更爲速焉」。這是一說。此外我們翻查古書，易繫辭上有：「易有太極，是生兩儀；兩儀生四象，四象生八卦。八卦定吉凶，吉凶定大業。」宋理學家周敦頤氏所作太極圖說，更有很系統的說明：

「無極而太極。太極動而生陽，動極而靜；靜而生陰，靜極復動。一動一靜，互爲其根。分陰分陽，兩儀立焉。陽變陰合，而生水火金木土。五氣順布，四時行焉。五行一陰陽也；陰陽一太極也；太極本無極也。五行之生也，各一其性。無極之眞，二五之精，妙合而凝。乾道成男，坤道成女。一氣交感，化生萬物。萬物生生，而變化無窮焉。惟人也，得其秀而最靈。形既生矣，神發知矣。五性感動，而善惡分，萬事出矣。聖人定之以中正仁義，而主靜，立人極焉。故聖人與天地合其德，日月合其明，四時合其序，鬼神合其吉凶。君子修之吉，小人悖之凶。故曰：『立天之道，曰陰與陽；立地之道，曰柔與剛；立人之道，曰仁與義』。又曰：『原始反終，故知死生之說』。大哉易也，斯其至矣……。」

太極圖有說出於道家陳搏，厯傳以及於周子。此文上半說宇宙的本原，下半說道德的本原，原爲宋理學本體論的精粹。馮友蘭氏在中國哲學小史上說：「周濂溪蓋取道士所用以修鍊之圖，而與之以新解釋，新意義。此圖說爲宋明道學家中有系統著作之一。宋明道學家講宇宙發生論者，多就此推衍。」後來朱熹以爲「無極而太極」，「無極」卽是無形，太極卽是有理。朱將太極又比做他自己所說天地間的「至理」。太極拳論中有：「未有天地以前，太空無窮之中，渾然一氣，乃爲無極。無極而太極。太極者，天地之根荄，萬物之原始也」。拳解中有：「太極者，無極而生，動靜之機，陰陽之母也。動之則分，靜之則合。……」（見本書第一章附錄）由於以上的引證，所以有人以爲太極拳之取名「太極」，可以解釋做以下幾種含義：（一）表示太極拳者對宇宙的認識，是「無極而太極。太極者，天地之根荄也」。人得太極之秀而最靈。（二）「宇宙便是吾心，吾心卽是宇宙」，「天下事事物物，只是一理無有二理」（陸九淵語），人身正如一個小宇宙，其動靜變化與宇宙的同「理」。（三）養生之術，應參悟天地的化生之理。太極拳的煅練，便應與之相合。靜止未動作時，爲無極狀態（卽全身舒鬆狀態）；一動則無有不動，處處分虛實陰陽，這是太極狀態（卽腹實胸寬狀態）。無極而太極，而動靜，而陰陽，而五行，而八卦，而……，都須貫串，氣宜鼓盪，神宜內斂，行氣如九曲珠，無微不到，運勁如百練鋼，何堅不摧，往復須有摺疊，進退須有轉換，極柔軟然後極堅剛，氣以直養而無害，勁以曲蓄而有餘，氣如車輪，腰如車軸，乃能渾然圓活。如長江大河，滔滔不絕，這正如天地的無窮變化，化化生生，周行而不殆，萬物因此發榮而滋長了。這也是一說。

四　太極拳是道家養生方法的一種

宋明理學家之所以「妙」，因爲他們講「心」，「心」是最難捉摸的。道家之所以「玄」，因爲他們講「無」，最多天地間及人體上的虛設。例如道家煉「丹」，是否眞有丹鼎及丹爐，以火（有所謂命門火）或精靈來加以修煉或烹煉。有人說，這無非只是指人體上的「丹田」，有三種：一居頭頂以藏神，一居中脘（橫膈膜）以蓄氣，三居臍下以藏精。「精足不思淫，氣足不呻吟，神足不惛沉」。又「眼珠光澤，舌底津津者，其精必盈；發音洪亮，言語淸明者，其氣必盛；眼皮紅滿，指甲赤潤者，其血充行」。所以練丹之士，希望精氣神三足，長生不老，返老還童，最後成爲「神仙」。神仙則飄渺無爲而爲所不爲，行止不定而無所不行不止，動靜不分而無所不動不靜，終究與天地合而爲一。

說到道家，以上已說過老莊爲正統。其實老莊所談的還屬於純粹的哲學部分。及至漢時，張道陵出，始與宗教聯繫起來，組織而成所謂道教。於是加以濃厚的神祕色彩與迷信的成份，內容由理論而轉向實踐，講究修煉和種種道術。這方面最早的兩部書是漢時魏伯陽的周易參同契與張紫陽的悟眞篇。書裏面所說的都是如何修煉成仙得道的話，玄虛難解。據說這兩位後來都成爲仙人。到魏晉時，因風氣所及，便被一般的士大夫作爲研究的對象。老莊之學也突然「吃香」起來。自後抱扑子葛洪的抱扑子內外篇出，於是神仙之說更盛行一時。因爲他書中所說的更盡是修身、養生及成仙的話。所謂「神仙」，即取莊子書中的話：「藐姑射之山，有神人居焉。肌膚若冰雪，綽約若處子，不食五穀，吸風飲露。乘雲氣，御飛龍，而遊乎四海之外。」再加以發展而成的一種長生不死，不必吃飯，而能够騰雲駕霧的「人」物了（或應稱「神」物）。當時道家各種求長生不老的方法，也就層出不窮。左道旁門的有各種「採補」、「服用」等等，花樣很多，據說有三千六百門之多。正宗的方法就是煉丹（金丹大道），不過也有種種方式此中有一種叫做「清淨孤修」。凡修煉達到相當程度的人，都要跑到那些人跡罕到的深山古寺中，去過絕對清淨的生活。因爲修道的人，最忌的是人世間之肉的享受與現世的種種誘惑。爲了拒絕這種種的誘惑，只得向深山逃避。他們靜坐、調息、「面壁」，做種種的苦功。這種煉法，和太極拳一派相通。所以有人說，太極拳是道家養生方法的一種。因爲這有三點理由：第一，認爲太極拳和其他拳術，大異其趣。它着重心理修養，所謂「悟」，所謂「氣沉丹田」，完全是煉丹家的話。它由靜到動，由柔軟而堅剛，都是和煉丹家一個派頭。第二，張三丰自己就是一個武當山的丹士。他的拳術是研究達摩祖師的內功而悟出來的一種功夫。第三，那時的丹士深居高山大澤之中，時有被猛獸及土人傷害的可能，因此才被發明出一種原理相同的自衛的拳術來。並且靜坐着做功夫，久了必須有一種運動，可以舒展血流。

五　太極拳不能算一種哲學

以上的話，拉雜的雖說了一大篇，末了，我總認爲太極拳只是心身並修，全身平衡而理想的運動的一種。它只是一種「術」，技術，技巧或方法。我們不能將它牽強附會到哲學上來。太極拳固然可以影響到我們平日生活上的對人處事，但對哲學的研究，這是要憑着理性的。根據生活經驗及理論研究，我們自己可以建立一種健全的人生觀及世界觀，甚至方法論。太極拳只是怎樣使身體健康的一種方法。它固然可以影響到我們生活的態度；但不可改變我們的思想。有之，則因練拳的結果，使我們的身心健康了，於是由消極而積極、由悲觀而樂觀，對生活增加了無限的勇氣而已。老莊的思想，道家的學說，及種種，固然有其發生的時代背景及其本身的優點，但不是生在現代的我們所應該有的。同時我們也不必因爲太極拳的取名「太極」，就加以玄而又玄的想入非非。因爲這樣反致誤了我們運動的本意。所以我的結論是，太極拳不能在哲學上獨立的成爲一種學說。它是不能算一種哲學的。

第二節　太極拳是一種藝術

一　太極拳家是一個藝術家

與其認爲太極拳有哲學上的意味，不如確確實實的認爲太極拳是一種藝術。一種健身修心的藝術，或者一種藝術化的運動。太極拳是理想的運動的一種，這在本書的第二章中已可獲得科學上的根據。它是身心兼修的最好的一種方法、技術或藝術。一個太極拳家，也就是一個藝術家。藝術家是「美」的探討者，他要有素養，要有煆練，要忠於他的生活，也卽要忠於他的藝術。他有他藝術上的使命，他並不只是爲了藝術而藝術。

這一切，太極拳家都是具備的。

太極拳的學習者，他為了要使他的身心健康，他練習太極拳的拳式，他研究太極拳的拳理。在開始時，他只是學會了。跟着時間的進展，他熟識了。他要練習正確的姿勢及動作，他要使他的拳式非但準確，並且美滿，慢慢的他純熟了。他的姿勢是這樣的柔美，他的身體是這樣的健美，他的態度是這樣的幽美。他使人看了與他同化。他有他自己心理上的愉快狀態，他有他自己身體上的健全成就。他是一個藝術家。他有藝術家的風度，他有藝術家的素養。

二　太極拳是藝術的二種含義

練太極拳也好像練字一樣。在開始時，你學會了各種筆法，你要練寫字的姿勢及手勢，並且要練基本的修養。以後逐漸的熟練了，你能夠懂得了「美」，你能夠變化，你能夠應用各種筆法，你的字才會美化，使人家看了也覺得美。往後你純熟了，能夠「神而明之」——你才能成為一個有藝術修養的書法家，一個藝術家。

太極拳是一種藝術，這包括有二層意義：(一)太極拳是「術」，它是健身的「術」(二)太極拳是「藝」，它練之有素，是一種武中有文的「藝」，與文中有武的「藝」。

它有美的要素在內。所以在太極拳的下面再加一個「術」字，成爲「太極拳術」是很洽當的。

太極拳練時，雖然外形上不過步法的轉換，手法的盤旋，腰爲主宰，伸屈仰俯，牽動往來。步則一虛一實，手則大小圓圈。但在內心中，呼吸自然，凝神息慮，專心一意，內外相合，形意一致。在靜淨的狀態下，一舉手一投足，週身輕靈貫串，柔軟舒鬆，不即不離，綿綿不絕。如行雲落於太空之中，悠悠然，飄飄然。在千變萬化的運用中，盤練着各種拳式。演來天衣無縫，全整一氣，看着的人無不爲之神往意往，同歸合一。而練拳者內心的輕鬆舒適，意境幽幽，與天地合而爲一，眞是有說不出的愉快之感。這還不能稱爲一種藝術嗎？練太極拳到這種地步，還有什麽疾病存在？

第二節　太極拳的進化說

一　武術技擊之史的演化

若依據人類文化的發展史來說，拳術技擊的起源，必遠在太古之時。並且必因生活環境的需要而自然發生的。不過沒有如同現在的一樣，有全整的一套，並且名目繁多，更有拳譜。離開現在約幾千年前，在漁獵畜牧的時代，人類的給養無非直接的取自自然界中，所謂「茹毛飲血，以獸皮禦寒」等等的生活狀況。所以當時的人必須要身手矯健，才可征服奇禽怪獸。所用的器具，由石器而青銅而鐵器的，並且須要能够善於運用它們，以幫助身手所不及的地方。凡深入山林，險涉崎嶇，每遇兇猛的禽獸，須與之作生死的搏鬬。並在不同部落相遇的時候，爲了利害的關係，相互搏鬬，殘殺對方，是常有的事。所以技擊在當時確實非常重要，它是生活上所必需的。到了進入農工業的時代，初步的國家形式形成了。而國與國間又免不了爭鬬的事。到此時雖已能製造各種鐵質的刀、槍、劍、戟以及弓矢等，但必須要熟練其使用的技術。於是便有能手者出，爲適合當時的需要，逐漸的歸納了各種徒步的或器械的技擊方法，或法於禽獸的動作，或稍稍加以創造，使能有系統化，可以便於傳授，使達到煅練身體及技擊禦敵的目的。聯合許多的個人，因此便構成一支衛國干城的武力。這關係於一國的存亡興替，所以都十分注意。往後逐漸的進步，能手輩出，各種技擊的名稱及方法，不論徒手的或器械的，都漸進複雜而整齊。中國的這樣時期十分長久，一直要到西洋化的槍礮傳入以後才逐漸的衰落。因爲它護身禦敵的作用已漸失去，代之而起的爲以健身的功效爲主。有許多人慨歎現在技擊家的數量大大的減少，一代不如一代，而質更低落，原來，這是時代的轉變，並不是古今人的不同。古時除「文狀元」外，還有「武狀元」，國家對技擊武藝的重視，正如同現代國家對軍事的重視是一樣的。在讀西洋史的時候，上古希臘時代的斯巴達重視體育，實行軍國民教育，有所謂「亞令比克運動會」，也無非是軍事的目的。現代有某些國家，一年中定期的舉行着軍事操練，正與之相同。它與現代的運動會，已有了質的轉變。歐洲中古時的騎士或武士，竟形成一種階級，耀武揚威，曾紅極一時。到十字軍東征的時候，更拔扈得勢。當時的騎士或武士，都要能够善騎，善劍，善技擊。直到槍礮發明，尤其在工業革命以後，風氣大變。社會制度已起了很大的變化。近代的資本主義已開始發展，代之而起的是各種健身的運動方法。關於國與國之間的利害戰爭，以及人與人之間的利害鬬爭，已趨向智力的運用。據說文明人認爲肉搏太殘酷，故已使用各種新式的文明的槍礮、炸彈、毒氣以及火箭、原子彈等，頃刻間毀滅起來，對方的人數是不勝計算的。現在所重要的，是怎樣使身體健康，由健康的身體來發明各種武器，卻不在本身的武藝是怎樣的高明。就以劍術來說吧，不論東西洋，學習它的人，已不把它當做護身的甚至衛國的（軍事的）工具，學習的目的是在使身體有一種合理的運動。因爲運動是可以健身的。再就以着重雙人對打的西洋拳、日本柔術、中國摔角，其打人衛身的目的已逐漸淡薄，也無非使身體多一種趣味性的運動而已。

總括武術技擊之進化的史蹟，不論是徒手的拳術，或是器械的刀劍槍術等，並且不論是東西洋之地理上的區別，我們可以得到下列二點結論：

(一)技擊的演進是跟着人類文化的進化而進化的。由簡單而複雜，由簡單而全備，由徒手而器械，由原始的而科學的，由用蠻力的而用意識的。

(二)技擊的目的，最初是對自然界的征服，後來是對同類的征服。由生活上生存的必需，進而爲團體上生存的必需。由護身禦敵衛國之軍事性的目的，進而爲以健身的目的爲主。

二　太極拳的始創者

太極拳在中國究竟起於什麽時候，及創於什麽人，本書第一章中已談到，覺得考證很難。除了有說唐代已有許宣平夫子李能太極拳外，當以宋末的張三丰最爲可靠。至於談武術而拳理同於太極拳的，在中國確實不多。凌善清編形意五行拳圖說中說：「中國自古所傳的武技，大都偏重於刺擊，到六朝時有天竺僧達摩，從西域而來，傳授達摩拳，達摩劍及形意拳等。意在於攝生，而刺擊次之。梁普通中，達摩渡江赴魏，卓錫於嵩山的少林寺，面壁九年而化去。寺僧有得其一體者，復與中國固有的武技，會而錯綜之。超逾騰趠，以之勝人。於是始有所謂少林拳者名於世。奉達摩爲少林派的始祖。而其拳法離達摩所傳之意，已日愈遠。北宋時有張三丰者，隱武當山爲黃冠，究心達摩之術者若干年，得其玄奧，乃盡棄少林的成法，而一以練氣爲主。有從之者，卽授以形意拳以爲練習的初步。成效既著，學者遂起，世人遂名之曰『內家』，而稱少林爲『外家』。」（除了形意拳以外，還有八卦拳也與太極拳的拳理相近）。由於這種說法，所以有人以爲太極拳的創始，係因當時技擊之術盛行，但都趨尙猛烈迅速，屏息鼓氣，以及堅緊肌肉，於是發生一種反感或反動。所以人主猛烈，彼則柔和；人主迅速，彼則平順。主張養氣以避屏氣之害，舒展筋骨而不尙堅硬，並且參合陰陽原理，而成虛實與妙。雖其柔也，而不脆弱；雖其慢也，而不呆滯。寓剛於柔，寓快於慢。由柔得剛，則剛柔咸宜；由慢得快，則快慢如意。如此可以養生，也可以制敵。太極拳原理之合於健身的生理與心理，以及技擊的力學，確是它的一種特點，而爲其他武術所不能及的。

三　太極拳之進化說的二個問題

本節所提出的太極拳的進化說，就是想打算解決以下的二個問題：(一)不論太極拳是否是張三丰氏所首創，開始時必定極簡單。即動作簡單，內容簡單，拳理簡單，應用簡單。具體的說，最初時拳式決不會如現在的複雜，現在的太極拳式共有一百餘式，雖然中間有許多是雷同的，當初恐怕只有十幾式或幾十式。現在的太極拳是綿綿貫串，當初的恐怕式式分開。現在太極拳有盤架子、推手、活步、大攦、散手以及各種太極劍、刀、槍、棒等，當時的恐沒有這樣的全備。至於現在的拳理方面更非當時的太極拳前輩所能想像得到的。中間經過數百年或千餘年的遞變，由許多人之心血的累積，才能有如今日的「各備一格」。這是第一個問題。(二)太極拳演進到成爲今日的範圍及內容，是否可算至善至美，是否還有應該改良的地方。前曾有人根據太極拳的原理，而創設所謂「太極操」的運動。以爲太極拳的拳式太繁複了，理論太深奧了，非普通人所能在短時期內學得會，學得成。於是將太極拳簡易化了而成「太極操」。並且又有所謂「太極棒」及「太概球」的發明。若將「太極操」作爲太極拳的入門，也未始不是一種通俗化的辦法。若將「太極操」來代替普通學校中的四肢體操，也未始不是一種進步及表示對「太極拳」的提倡。不過這種種是不能算對太極拳的本身，有任何貢獻。對於這第二個問題，當須集體的研究，才會有所成就的。

〔附錄〕

國術叢刊中有將中國的武術，分成以下各種：

一 拳術：

(一)拳脚

(1)南派（柔和） 導源於引導術，以武當爲宗，支派有太極、八卦、形意等。

(2)北派（剛猛） 屬於角觝及手搏等之流衍，以少林爲宗，支派有彈腿、查拳、八番、長拳、迷蹤、短打、地躂、八極、批掛及少林等。

(二)摔角（或稱躓跤術。明有摔角大師陳元贇，曾以此術東渡授日本人，日人稱之曰柔術）。

二 器械：

劍、槍、刀、棍、戟、鏟、叉、耙、鞭、鐗、鎚、斧、鉤、鐮、抓、拐、弓箭、藤牌。（曾稱器械十八種。每種之中更各有不同的名目，如刀有單、雙、大、朴、斬馬等之分）。

（中國技擊之術，確實燦然大備，若再加點穴術等種種在內，眞是「萬寶全書」。惜乎向來神而祕之，玄而玄之，並且門戶之見極重。直到科學昌明的今日，還是一團烏煙瘴氣！）

第四節　學習太極拳要做到「知行合一」

一　中國的三種知行學說

把「知」「行」分爲兩件事，而且認爲「知」在先「行」在後，及「知之匪艱，行之維難」，這是中國歷來一般人易陷的錯誤。明代王陽明氏的「知行合一」說，即專爲矯正這種錯誤而發。國父孫中山先生在革命的時候，眼見當時革命同人「奮勉之氣不勝畏難之心」（孫文學說第一章），於是又提倡「行易知難」的學說，以救其弊。學習太極拳，我以爲要做到「知行合一」。

二　王陰明的知行合一說

甚麽叫做「知行合一」說？根據梁啓超氏的分析（梁任公全集王陽明的知行合一

說），以爲有三點意思：

（一）「未有知而不行者。知而不行，只是未知。」（傳集錄徐愛記）

（二）「知是行的主意，行是知的工夫；知是行之始，行是知之成。」（同上）

（三）「知行原是兩個字說一個工夫；知之眞切篤實處便是行，行之明覺精察處便是知」。（文集答友人問）

徐愛問陽明：「今人儘有知得父當孝，兄當悌者，卻不能孝，不能悌，便是知與行分明兩件事。」陽明答道：「如稱某人知孝，某人知悌，必是其人已曾行孝行悌，方可稱他知孝知悌。不成只是曉得說些孝悌的話，便可稱爲知孝知悌？」（傳習錄徐愛記）梁氏舉例加以解釋說：「譬如現在靑年們個個都自以爲知道愛國，卻是所行所爲，往往與愛國相反。常人以爲他是知而不行，陽明以爲他簡直未知罷了。若是眞知道愛國，滋味和愛他的戀人一樣，絕對不會有表裏不如一的。所以得着『知而不行，只是未知』的結論。」

關於第二點，梁氏以爲含有二種意思：一只要你決心實行，則智識雖缺少些也不足爲病。因爲實行起來，便逼着你不能不設法去求智識。智識也便跟着來了。這是「知是行之始」。二除了實行外，再沒有第二條路得着智識。因爲智識不是憑空可得的，只有實地經驗，行過一步，得着一點，再行一步，又得一點。一步不行，便一點不得。這是「行是知之成」。所以如果你想知道西湖風景如何，讀盡幾十種西湖游覽志便知道嗎？不；聽人講西湖的故事便知道嗎？不。閉目冥想西湖便知道嗎？不不。你要眞知道，除非親自游歷一回。

關於第三點，陽明說：「行之明覺精察處便是知，知之眞切篤實處便是行。若行而不能精察明覺，便是冥行，便是『學而不思則罔』，所以必須說個知。知而不能眞切篤實，便是妄想，便是『思而不學則殆』，所以必須說個行。原來只是一個工夫」。（答友人問）所以知行應該合一而並進，才可無弊。

三　學習太極拳何以要「知行合一」

學習太極拳要做到「知行合一」，知了就行，行了就知。要在知中去行，更要在行中去知。知道了它的理論，更要切實的實行。與其紙上談兵，不如身體力行。愈行愈能够知，愈知愈能够行。初學太極拳的人，照樣畫葫蘆，他是行中求知。逐漸的他知了行了，在知行合一的進展中，他的身體與功夫便跟着健康了前進了。舉例來說，練拳時行勤要「柔、勻、慢」，初學的人跟着照樣的做了，當然程度是十分初步的。逐漸的他懂得了怎樣是「柔、勻、慢」，怎樣能够「柔、勻、慢」，及爲甚麼要「柔、勻、慢」，然後他便根據他所知道的去做了。在做的當中，他又知道了別的許多東西。然後他便又根據他所知道的去做了。這樣的做了懂了，懂了做了，他的功夫使無限量的前進了。凡屬一種技術，知了而不去做，這種知是懸空的，是不眞切的，就是「未知」。學習太極拳的人，若不去身體力行，不多多的在行中去做功夫，那對身體還有甚麼好處？知了而去實行，實行以後才可確定你所知的是否眞確。若希望功夫有成，只能在知行合一中去求之。

「知行合一」說，如果若用現代哲學上的新名詞來說，就是理論與實踐的合一。理論可以領導實踐，但理論須在實踐中獲得充實。理論是從實踐中產生，實踐因理論而更得準確。未有準確的理論而不得實踐的。理論是實踐的開始，實踐是理論的完成。理論與實踐是應該合一的。他們的發展，則是辯證法的。

本書在結束時，特爲介紹「知行合一」說給讀者。學習太極拳要做到「知行合一」，希望學習的人能够根據以上的分析及說明，舉一反三的加以運用。太極拳的理論（知）

固然重要，但必須要身體力行（行）。所謂「拳不離手，曲不離口」，練拳是要練出來的，不只是說說而已。

（完）

附錄

本書主要的參考資料及有關太極拳術的書籍：

- 太極拳使用法　楊澄甫著
- 太極拳術　陳微明著（致柔拳社）
- 太極答問　陳微明著（致柔拳社）
- 太極劍　陳微明著（致柔拳社）
- 太極拳譜　武匯川著
- 太極正宗　吳志宗著（大東）
- 太極拳圖解　蔡翼中著
- 太極劍圖說　金倚天著（中西）
- 太極拳要義　黃元秀著（文信）
- 吳鑑泉氏的太極拳　陳振民 馬岳樑著（健康雜誌社）

太極拳講義　吳公藻著
太極拳淺說　徐致一著（太極拳研究社）
科學化的國術　吳圖南著（商務）
國術概論　吳圖南著（商務）
科學的內功拳　章乃器著（開明）
太極操　褚民誼著（大東）
國術叢刊　浙江省黨執委會編印
國術統一月刊及叢書各册　姜俠魂編
國術與健康　沙古山著（中華）
運動生理學　蔡　翹著（商務）
運動生理　程瀚章著（商務）
心理衞生與修養　馮順伯著（商務）
心理衞生概論　章頤年著（商務）
以下各書僅知其名，未拜讀。

太極拳　許禹生著

太極拳　吳圖南著

太極拳練法的十二個基本要則　卞人傑著

太極拳與內家拳　唐豪著

王宗岳太極拳經陰符鎗譜　唐豪著

陳氏世傳太極拳　陳子明著

太極拳術　李壽籛著

太極拳刀劍桿散手合編　陳炎林著

太極拳

吴圖南　著

上海國華書局　民國十九年八月版

圖南先生

自衛奮鬥

強種救國

張之江

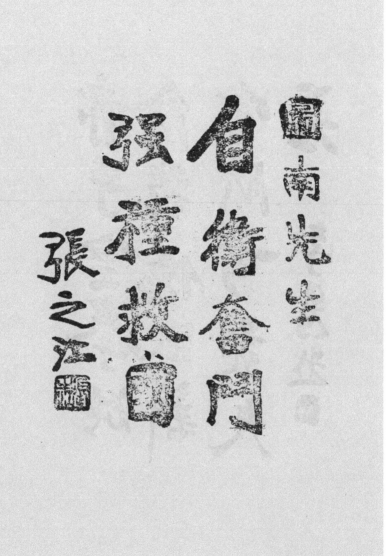

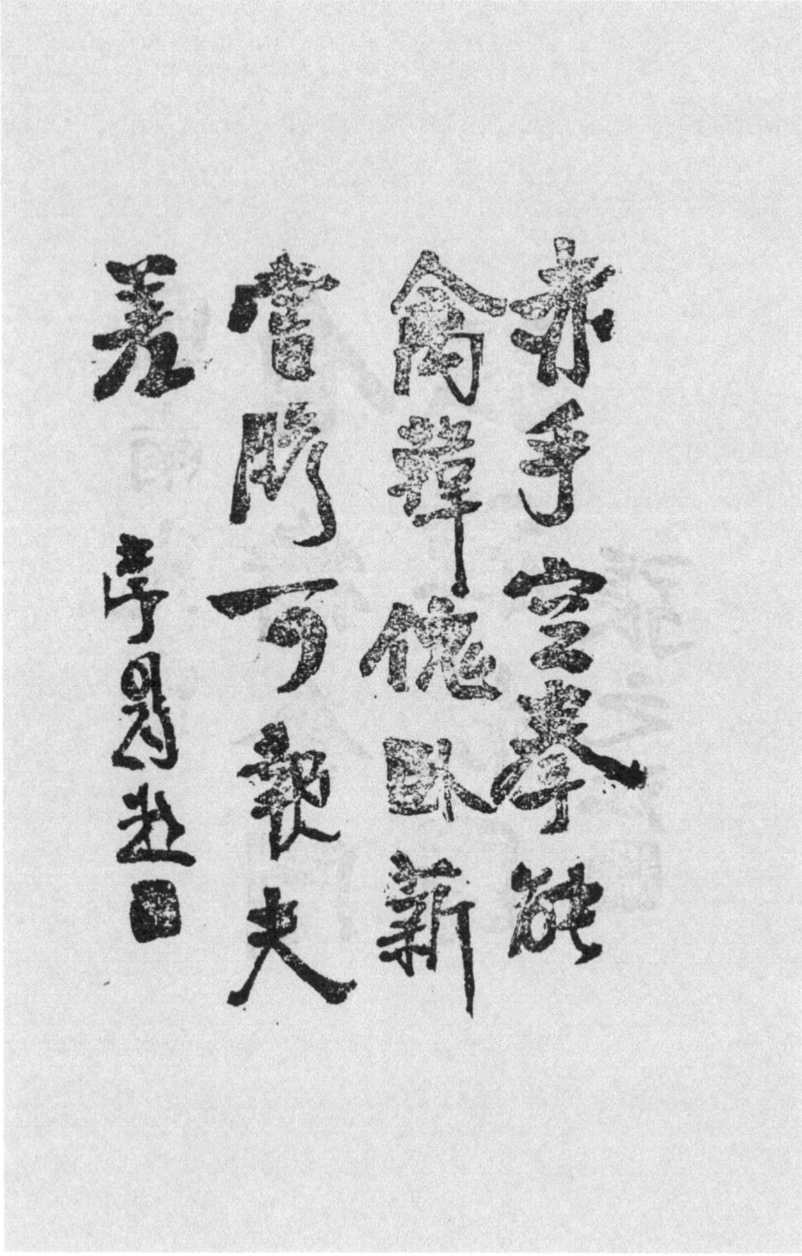
赤手空拳破

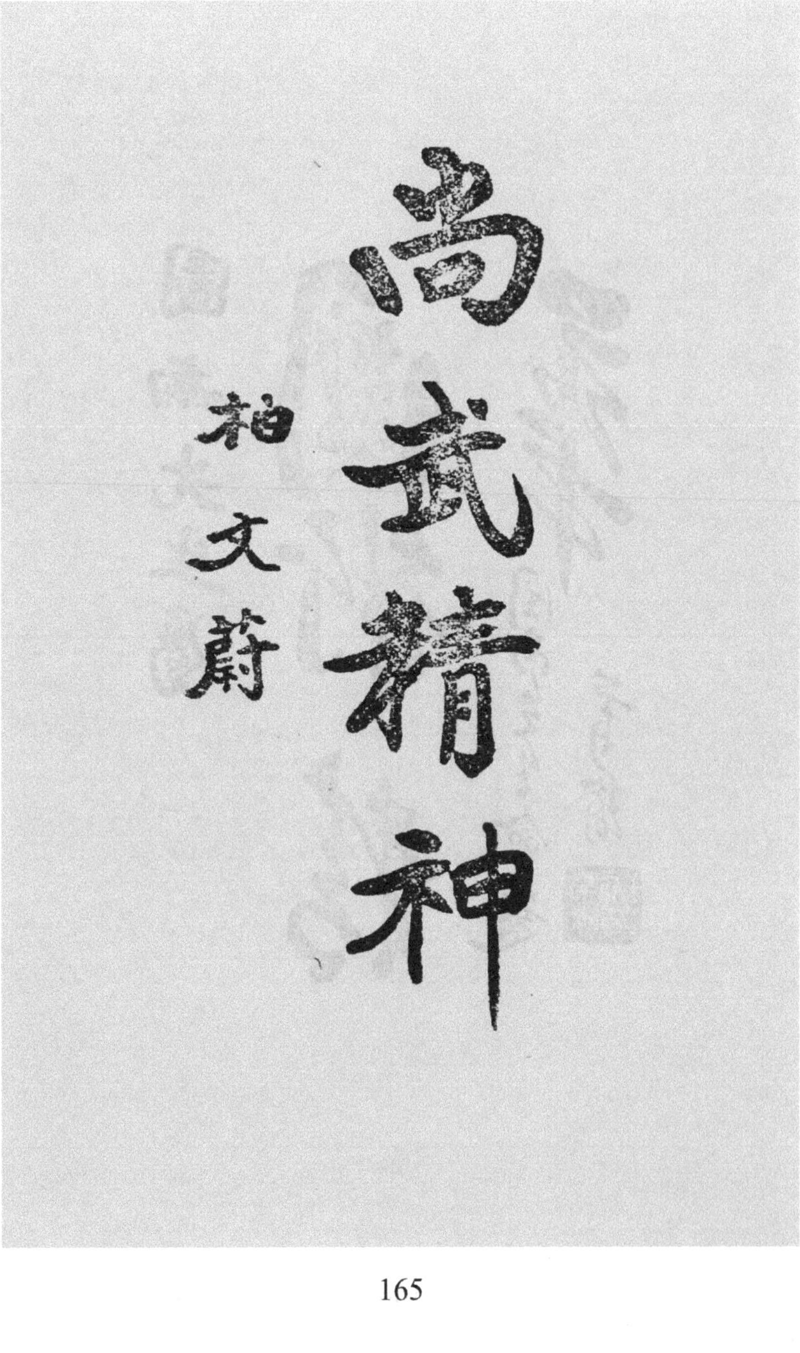
尚武精神
柏文蔚

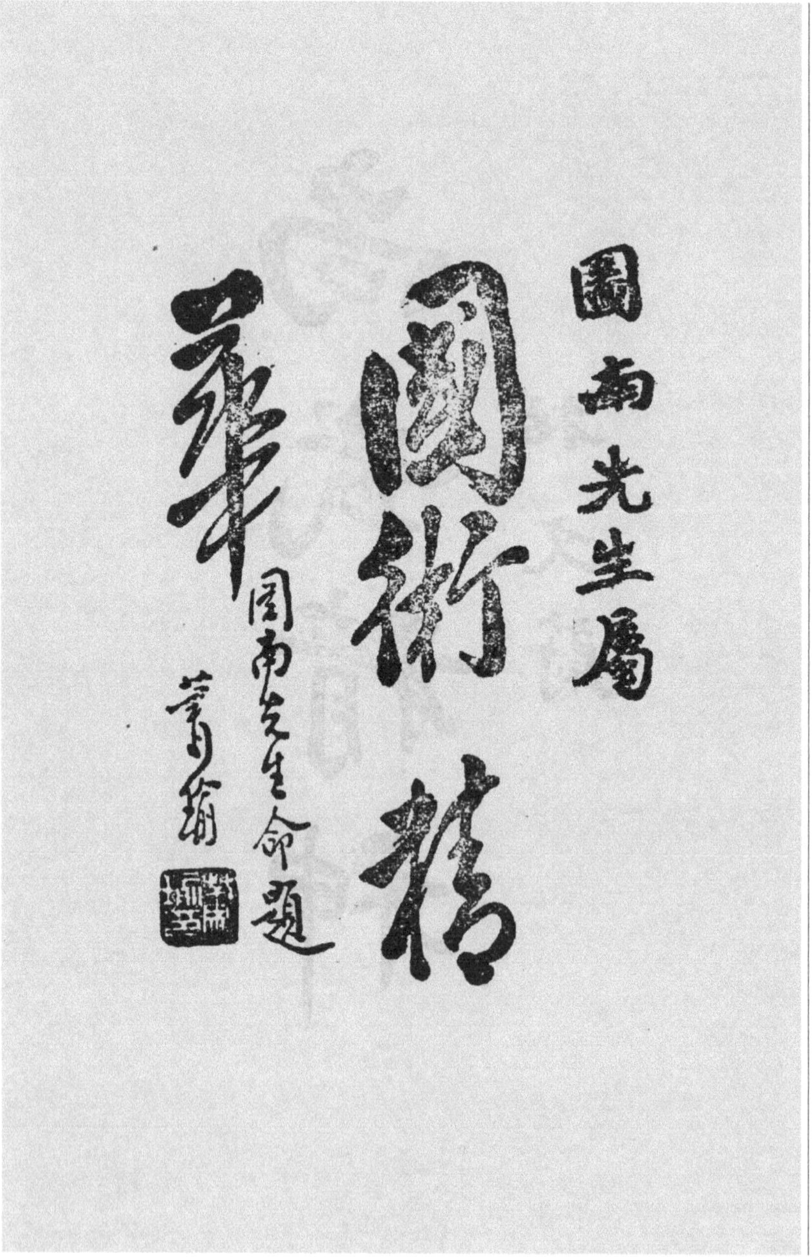
圖南先生屬
國術精華
圖南先生命題

自序

予幼而多病，先祖父武功將軍子明公嘗視予而嘆曰：『大丈夫當立功萬里之外，如爾孱弱之身，倘國家有事，將何以効命疆場安百姓乎？』於是命家嚴麗泉公每日清晨授以內功，翌年，則身體頓覺健壯，非復前此疾病時來者矣。

及入中學，仍於治文之外兼習武術。適北平國術大家吳鑑泉先生充任學校太極拳教師，先祖父囑予受業焉。日夕過從，八巽寒暑。既升大學，雖於功課叢忙之際，亦不稍間斷，以故吾師見予勤慎好學如此，乃盡授其秘。

已而思之，若是優美之國術，只供少數人之研究，非計之得也。倘能普及於我中國，强族强種，利莫大焉！

吳鑑泉先生

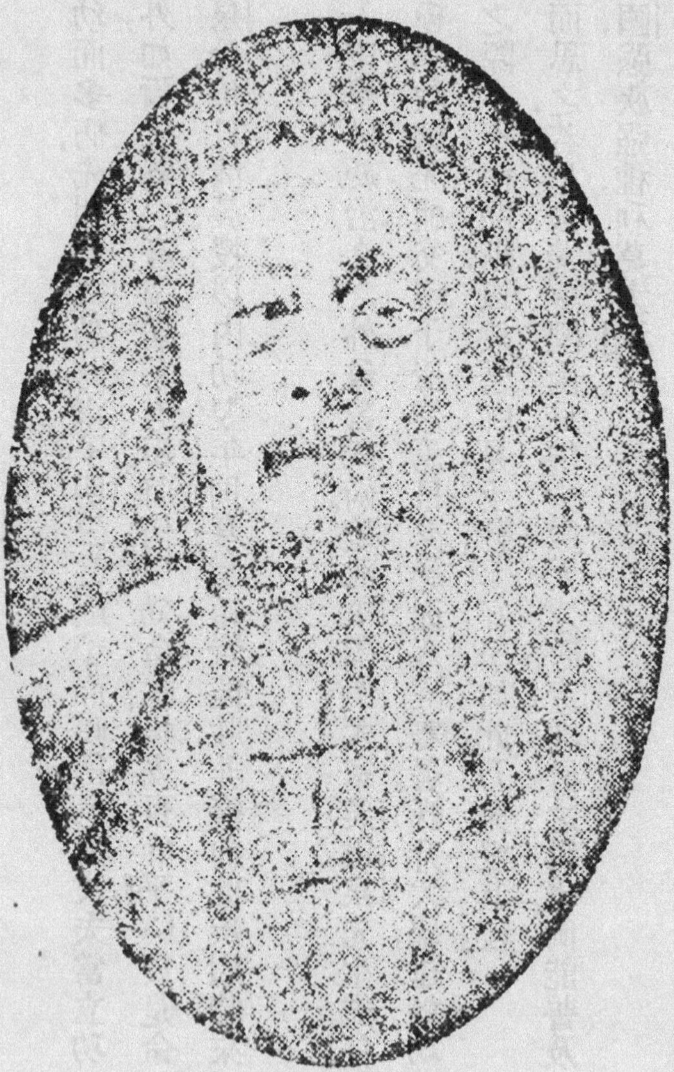

目次

第四章　太極拳勢說明

太極拳

第六章　太極拳打手法說明

著作者吳圖南肖像

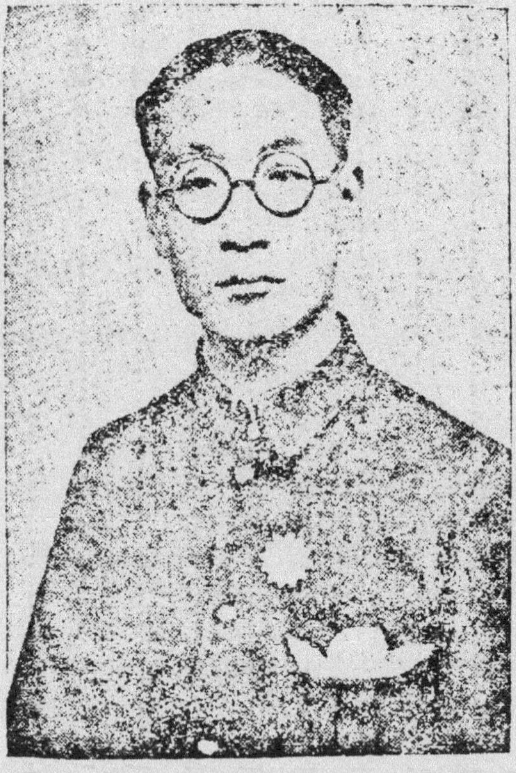

太極拳

第一章 國術概論

第一節 國術在世界上所佔之地位

中國國術，久爲世界所景仰，誠可謂純一國粹也。世界列強，雖於體育特別講求，然均失之過於激烈。往往運動之後，喘息不止。以致血脈循環，驟增速率；周身肌肉，頓形緊張。此等運動，不惟不足以強其身，反足以增其疲勞。殊與衛生相齟齬。吾國國術外家拳亦然。

獨所謂內家拳——科學化的國術太極拳一門，則能本人生天然優美之發育；順先天自然之能力，使全體得充分之發展；謀一生永久之健康。

身心兼顧，伶俐活潑，智慧得以增高，心性達於沉靜，技擊通其妙用，道德趨於高尚。知覺敏捷，精神內固。隨意筋可使輕靈奇巧；不隨意筋能令動轉自如。老幼婦孺，皆可習練，自衛衛國，益壽延年，此非修養身心之良法歟？抑爲強族強種之國魂歟？世界各國，可望而不可即者，獨此術也。其地位爲何如哉？

無如吾國陋習，祕而不傳，以致獨有之國術，幾乎泯滅而無聞，洵非公開普及之道也。

是以俾明國術之價值與地位，及爲吾國之特產，以喚起吾國四萬萬同胞，人人能知國術之重要，羣起學習，共同討論，將吾國國術，發揚而光大之，則異日中華民族恢復固有獨立之精神，達到國際自由平等之地位，微練習國術，其孰能之？

故歐洲普法之役，普能勝法，則歸功於小學教員，倘中華民族，能發現三民主義及廢除不平等條約則亦歸功於今日所提倡之科學化的國術，其誰曰不然乎？希我同胞共勉旃！

第二節　國術經濟之研究

科學化的國術其經濟，約略分爲三種：——（一）時間之經濟，（二）力量之經濟，（三）地位之經濟。

（一）時間之經濟　每日公餘之暇往往將此時間，作無謂之犧牲，或與客閒談，或一人悶坐，或庭前散步，或就牀小眠，……此種動作，無聊已極，心思既易亂雜；精神復能銷損，對於衛生，大有妨礙，倘能於此虛糜之時間，習有用之國術，非特有益於身心且作强族之準備，至於練習之時，於經濟之中，仍求經濟，蓋一手一勢，非其時不發，發則必中。以故應敵之際，動作敏捷，手足所至之處，莫不乘時而進，此非時間之經濟歟？

（二）力量之經濟　舉手動足，需力幾何，卽可提起，則當用此相當之力量。待旣達到其目的，而力始發，匪可免爲敵誘，且不徒費力量。練習器械，亦莫不然。因其重量而施之，旣可動作自如，又能輕靈活潑，此非力量之經濟歟？

（三）地方之經濟　練習國術，隨時隨地，無所不可，正所謂小大由之也。此非地方之經濟歟？

故吾國術同志，對於「時間」「力量」「地方」之經濟，不可不注意焉！

第三節　國術與體操之比較

體操鍛鍊，逐節運動，頭、胸、四肢，……各自分習，顧此失彼，偏重一隅。至於球類及田徑賽等，動作激烈，失其常態。不惟徒耗其精力，且足有礙於衛生。以故運動會之後，時有因運動過度而生疾病者，則已失却發達體育之本旨矣！

至於科學化的國術太極拳則不然。動靜得體舉止自然，全體同時動作，身心一齊發育。不拘時地，均可練習，非若體操之必藉諸操場也。且體操重在氣力，國術兼顧精神，氣力增身體之外形，精神固軀幹之內部。體操只供鍛鍊之資，國術并有强族之妙。體操不切實用，國術兼通技擊。故國術小之可以卻病延年，大之可以衛身衛國。較之體操，不知相去何遠也。

今者國術重光，幸賴諸同志共同提倡，本科學之方法，作精密之研究，使吾國固有之國術，能令普及於我中國，强族强種，夫復何言。諸同志果能努力向前，不遺餘力，熱心指導，方法適宜，何患國術之不普及哉？

至於體操之入中國也，原於彼時吾國尚無相當之國術，今科學化的國術，既風行於一時，則與體操自有高下之別，也同志豈可不努力焉！

第四節　國術墮落之原因

吾國國術、發明最早，遠自黃唐，攻城野戰，莫不藉國術出奇以致勝。然而至今墮落而不振者何也？雖由於火器之發明、及習尚重文輕武之故，實則能國術者率皆不學無文之徒，既不能公開講習，又不能筆之於書。往往偶得一鱗一爪，即自以爲無上眞諦，遂祕而不宣。或因門戶之見，互相仇視，如是研究國術、宜乎其不能振興也。

況中人以上，見其如此，方恐遠避之不暇，何肯虛心而問業。是以文人自文、武人自武。殊與古人文武兼重之旨大相背謬矣！三代盛時、干戈之術、童而習之、蓋期國術之普及，而强民族也。

今者革命成功，國基新立，思及已往吾國衰弱之原因，于是本先總理之遺訓，提倡國術，發揚國威、去已往之陋習、作普及之建設。使吾國全民均國術化；國術須科學化。則老幼婦孺、均可學習，外增體力，內固精神，有研究之價値合動力之原理。庶乎國術之地位日益增高，易於普及，固不待言矣！

曩者科學化的國術太極拳其墮落爲尤甚，何則？以其方法簡易，動作中和時人多不注意焉！故此高尚獨一之國術，幾乎絕滅而不可考！所幸諸賢倍出，銳意經營詳審太極拳，對于生理衛生、心理、力學均有莫大之關係，於是文人雅士，多喜爲之，如以黨國領袖，復以身作則，竭力提倡國人始悉內家拳而科學化者，太極拳其最著者也。以故科學化的國術遂風行於斯時矣！此非中華民國之惟一國術乎？

既知夫國術以往墮落之原因；又明乎今後提倡之方法，國術倡明，將在於是。同志其共勉焉！

第五節　提倡國術之目的

吾國之衰弱久矣！世界列强，不云「東亞病夫」，輒曰「老大之邦」。推原其故，由於我中華民族衰微之所致也。

先總理有鑑於斯，於是首先提倡民族主義，力求中國之自由平等。且曰：『無論個人，團體及國家有自衛之能力，方能生存。』故生存必須先能自衛也明矣。然欲求人人能自衛可乎？曰「可。」於是練習科學化的國術太極拳尚焉！

夫國術者，發揚國光，個人自衛之惟一方法也。舉國民眾，均有自衛之精神；自衛之能力，何患國之不强哉！故數百年泯滅無聞之國術，乃得重光於此時也。

今歲十月十五日，復在新都，舉行國考，南北英才，各盡其長。雖設施不甚完全，數百年來未嘗有此盛典也。

要之此次在喚起民眾，使舉國同胞，均知國術之重要，强國强種，舍此無由。於是風聲所及；國術分館，武術會，中華國術協會……等，先後成立。國術同志，努力經營，期於最短期間，使吾國四萬萬同胞，均有練習國術之機會。亦可謂自衞之能力，達於全民。內除一切之障礙；外消列國之強權，進而實現世界大同。然此非竭力提倡，胡可得也。

故國術同志，努力團結、發揚先哲特創之技能，多方宣傳，勤於鍛鍊。使中華民族，早日達到與世界列強平等之地位。則國術救國，非虛語也。同志豈可忽乎哉？

第六節 提倡國術之方針

國術之地位與重要，已詳論之矣。今後提倡之方針，應如何指導之，始能達於強族強種之目的？非用科學方法，使全民均有練習國術之機會與技能不可。

蓋科學化的國術，不受經濟之壓迫，不拘貧富，不拘老幼，不拘時間，不拘性別，不拘人數，不拘場所，均可練習，是爲平民化的國術。

本乎生理衛生發達體育之程序；合於心理力學之原理。考其功效，確能增長精神，調和血脈，動作中和，無過不及。既無劇烈之危險；又無鍛鍊之不足。能令頭胸腹四肢……等，協同動作。無使偏於一肢，或一部分之發育。是爲科學化的國術。

簡而易學，用之不絕，外示安逸，內固精神，使全民均有練習之機會。是爲團體化的國術。

國術果能平民化，科學化，與團體化。如之何不能普及哉？褚民誼博士主張國術宜科學化，與團體化，良有以也。

故欲求實現民族主義，非民衆有自衛之能力不可。欲求人人有自衛之能力舍練習國術別無門徑。

然則國術其合於平民化、科學化、與團體化者、惟太極拳一門耳。此非中華民國之國術乎？衞身衞國、斯術有焉。

夫今後提倡國術之方針、宜平民化、科學化、與團體化、則提倡太極拳斯可矣。希我同志本三化之標準；作提倡之方針、國術前途幸甚！中華民族幸甚！

第七節　國術合於物理之研究

科學化的國術太極拳之力、約略可分三時期：——（一）未擊至身之時期、（二）正擊至身之時期。（三）既擊至身之時期。

（一）未擊至身之時期　視其力之方向、引入落空、如其力向前、則自左、右、上、下、任取一方、向前引之、斯其力自空而無疑、如其力向上、則自左右、前、後、任何方向平移、其向上之力仍存、自受其力之制、以致反向左、右、前、後傾斜矣！如其重心出於體外，則即仆矣，其餘方向亦然。

（二）正擊至身之時期　以身順其力之方向，使成斜角，其力自分，然後以手向任何方面擊之，其必自爾傾斜，如其重心出於體外，即自仆矣。

（三）既擊至身之時期　以身引其力之方向，使成環形，其力自銷，則等於零，復循其落空處而擊之，其力既無，自必因受擊而傾斜矣！倘重心出於體外，則必自倒。

以上不過略舉力之方向而言，至於力之離而未發，即能知其將發。其何處欲動，即知其將動。其心之所至，無不知之，此皆由於明乎動靜之理之所致也。

蓋一動無有不動，一靜無有不靜，虛實分清，自能明乎力之所以然矣！然後因力致勝，假力致勝，順力致勝，逆力致勝，分力致勝，合力致勝，……

久而久之自能遇力便曉，此非合於物理學中之力學乎？學者果能盡心之，則力之全豹不難自明也。

第二章　太極拳總論

第一節　太極拳論

太極者，無極而生動靜之機；陰陽之母也。動之則分；靜之則合。無過不及：隨曲就伸。人剛我柔謂之走；我順人逆謂之黏；動急則急應；動緩則緩應謂之隨。雖變化萬端，而理爲一貫：由着熟，而漸悟懂勁。由懂勁，而階及神明。然非用力之久，不能豁然貫通焉！

虛領頂勁。氣沉丹田。中立不依，乍隱乍現。左重則左必輕；右重則右必輕。虛實兼到，仰高鑽堅。進之則長；退之則促。一羽不能加；蠅蟲不能落。人不知我；我獨知人。英雄所向無敵，蓋皆由於此也。

斯技旁門甚多。雖勢有區別，蓋不外乎壯欺弱，慢讓快耳！有力打無力手慢讓手快。是皆先天自然之能，非關於學力而有爲也。

察四兩撥千斤之句，顯非力勝，觀耄耋能禦衆之情，快何能爲！立如平準，活似車輪。偏沉則隨；雙重則滯。每見數年純功，不能運化者，率皆自爲人制，雙重之病未悟耳！

欲避此病，須知陰陽，黏即是走，走即是黏，陰不離陽，陽不離陰，陽陰相濟，方爲懂勁。懂勁後，愈練愈精。默識揣摩，漸至從心所欲。本是舍己從人，多悞舍近求遠。所謂：『差之毫釐，謬之千里。』學者不可不詳辨焉！是爲論。

第二節　太極拳用功祕訣

一舉動，周身俱要輕靈，猶須貫串，氣宜鼓盪，神宜內斂，無使有缺陷處，無使有凸凹處，無使有斷續處。其根在脚，發於腿，主宰於腰，形於手指，由脚而腿而腰，總要完整一氣，向前退後，乃能得機得勢，有不得機得勢處，身便散亂，其病必於腰腿求之。上下前後左右皆然。凡此皆是意，不在外面，有上卽有下，有前卽有後，有左卽有右，如意欲向上，卽寓下意，若將物掀起，而加以挫之之意，斯其根自斷，乃壞之速而無疑。

虛實宜分清楚，一處自有一處虛實，處處總此一虛實，周身節節貫串，無令絲毫間斷耳！

第三節　太極拳行功心法

以心行氣，務令沉着，乃能收斂入骨。以氣運身，務令順遂，乃能便利從心。

精神能提得起，則無遲重之虞，所謂頂頭懸是也。

意氣須換得靈，乃有圓活趣味，所謂變動虛實也。

發勁須沉着鬆靜，專主一方，立身須中正安舒，支撑八面，行氣如九曲珠，無微不利，氣遍身軀之謂也。

運勁如百練鋼，何堅不摧，形如搏兎之鵠；神似捕鼠之貓，靜如山岳，動似江河。

蓄勁如開弓，發勁如放箭，曲中求直，蓄而後發，力由脊發，步隨身換，收卽是放，斷而復連，往復須有摺疊，進退須有轉換，極柔軟然後極堅硬；能呼吸然後能靈活。

氣以直養而無害，勁以曲蓄而有餘，心爲令，氣爲旗，腰爲纛，先求開展，後求緊湊，乃可臻於縝密矣！

一動無有不動，一靜無有不靜，牽動往來，氣貼背斂入脊骨，內固精神，外示安逸，邁步如貓行，運勁如抽絲，全身意在蓄神，不在氣，在氣則滯，有氣者無力，有力者無氣，無氣者純剛，卽得乾行健之理，所以氣如車輪，腰如車軸也。

先在心，後在身，以心行氣斂入骨，神舒體靜，刻刻在心切記！

第四節　太極十三勢歌

十三總勢莫輕視，命意源頭在腰隙，變轉虛實須留意，氣遍身軀不稍癡。靜中觸動動猶靜，因敵變化示神奇，勢勢留心揆用意，得來工夫不顯遲。刻刻留心在腰間，腹內鬆靜氣騰然，尾閭正中神貫頂，滿身輕利頂頭懸，仔細留心向推求，屈伸開合聽自由，入門引路須口授，工夫無息法自修。若言體用何爲準？意氣君來骨肉臣。想推用意終何在！延年益壽不老春。歌兮歌兮百四十，字字眞切義無遺，若不向此推求去，枉費工夫貽歎息！

第五節　太極拳十六關要說明

活潑於腰；靈機於頂；神通於背；流行於氣；行之於腿；蹬之於足；運之於掌；足之於指；斂之於髓；達之於神；凝之於耳；息之於鼻；呼吸於腹；縱之於膝；渾噩一身；發之於毛。

第六節　太極拳主宰賓輔說明

腰脊——爲第一之主宰。
喉頭——爲第二之主宰。
地心——爲第三之主宰。
丹田——爲第一之賓輔。
掌指——爲第二之賓輔。
足掌——爲第三之賓輔。

第三章　太極拳史略傳

第一節　許宣平傳

許宣平，唐江南徽州府歙縣人也。隱城陽山，結簷南陽。身長七尺六寸，髯長至臍，髮長至足，行及奔馬。每負薪於市中，獨吟曰：「負薪朝出賣，沽酒日夕歸，借問家何處，穿雲入翠微。」李白訪之不遇，題詩望仙橋而回。所傳太極拳名三十七，因三十七勢而名之也。又名長拳，因其滔滔無間也。宋遠橋受業焉。

第二節　李道子傳

李道子，唐，江南，安慶人也。嘗居武當山南岩宮，不火食，第啖麥麩數合時人名之曰夫子李云。

所傳太極拳名先天拳，亦名長拳。江南寧國府涇縣人俞清慧，俞一誠，俞蓮舟，……等受業焉。

第三節　程靈洗傳

程靈洗，字元滌。江南徽州府休寧人也。其太極拳受業於韓拱月先生。侯景之亂，惟歙縣能保全者，皆靈洗之力也。梁元帝授以本郡太守，卒謚忠壯。傳至程珌，改太極拳名爲小九天。珌爲紹興中進士，授昌化主簿，累官吏部尚書，拜翰林學士。卒追封新安郡侯，以端明殿學士致仕。珌居家時常平糶以濟人凡有利於民衆者，必盡心焉！著有落水集。

第四節　胡境子傳

胡境子，不知其姓氏，在揚州自稱之名也。宋仲殊受業焉。仲殊，安州人也。嘗遊姑蘇臺，柱上倒書一絕云：「天長地久任悠悠，你既無心我亦休，浪迹天涯人不管，春風吹笛酒家樓。」所傳太極拳名後天法，傳殷利亨。

第五節　張三丰列傳

先師張三丰，名通，字君實，先世爲江西龍虎山人。祖父裕賢公，攜本支眷屬徙遼陽懿州，有子名居仁，亦名昌，字子安，號白山，卽先師父也。壯負奇氣，元太宗收召人才，分三科取士，子安赴試，策論科入選。悉性素恬淡，無意仕宦，終其身於林下。定宗丁未夏，先師母林太夫人誕先師，時四月初九日子時也。

先師風姿奇異，龜形鶴骨，大耳圓睛。十二歲，始專究儒業，然過目便曉，幷能會通大意。中統元年，舉茂才異等，二年稱文學才識，列名上聞，以備擢用，然非其素志也。

元甲子秋，遊燕京，時方定鼎於燕，詔令舊列文學才識者待用，栖遲於此。聞望日隆，始與平章政事廉公希憲識，公異其才，奏補中山博陵令，遂之官，政暇，遊葛洪山，相傳爲稚川修煉處，因念一官蕭散，頗同勾漏，予豈不能似稚川哉？越明年，而丁艱矣！又數月，而報憂矣！先師遂絕仕進意，奉諱歸遼陽，終日哀毀，覓山之高潔者營厝甫畢，制居數載，乃束裝出遊，田產悉付族人，囑代掃墓。挈二行童相隨，北抵燕趙，東至齊魯，南達韓魏，往來名山古刹，吟咏問覿，且行且往，如是者幾三十年，均無所遇，乃西之秦隴，挹太華之氣，納太白之奇，走褒斜，度陳倉，見寶雞山澤，幽邃而清，乃就居焉！中有三尖山，三峯挺秀，蒼潤可喜，因自號爲三丰居士云。

延佑元年年六十七，始入終南，得遇火龍，傳以大道，遂更名玄素，一名玄化，合號玄玄子，別號昆陽，山居四載，功效寂然。

泰定甲子春，南至武當，調神九載，而道始成。於是湘雲巴雨之間，隱顯遨遊，又十餘歲，乃於至正初，由楚還遼陽省墓訖。復之燕市，公卿故交死亡已盡矣！

遂之西山，復至秦蜀，由荆楚之吳越，僑寓金陵，至正十九年仍還秦，居寶雞金台觀。

又二年，元紀忽終，明運復啓，先師乃結庵于太和，故爲瘋漢，人目爲邋遢道人。

洪武十七年甲子，太祖以華夷賓服，詔求先師，不赴，二十五年，乃遯入雲南。

建文元年完璞子訪先師於武當，適從平越歸來相得甚歡。

永樂四年，侍讀學士胡廣奏言先師深通道法，拳技絕倫，五年丁亥，卽命胡濙等遍游天下訪之，十年壬辰，又命孫碧雲於武當建宮拜候，并致書相請，終不可得。

天順三年，英宗錫誥贈爲通微顯化眞人。

所傳太極拳名十三勢，一名長拳云。

第六節　王宗岳傳

王漁洋先生云：『拳勇之技，少林爲外家，武當張三丰爲內家。』三丰之後，有王宗岳者，西安人也，得先師眞傳，名聞宇內，著作甚多，於太極拳中之奧理，闡發無遺，誠所謂經緯之才也。傳溫州陳州同，及河南蔣發。

第七節　南派名家略傳

太極拳自山陝傳入溫州，則浙東之地，能者日衆。後有海鹽張松溪者，南派中最著名者也。傳寧波葉繼美近泉。近泉傳單思南。思南又傳王征南。王征南來咸清順治中人也。征南意氣忼慨，勇敢好義，明之末季，可稱獨步，黃宗羲甚器之，及征南卒，爲之作墓誌銘，可謂愛慕之極矣！其門生黃百家主一，將征南之內家拳法筆之於書，以廣其傳，後傳至甘鳳池。鳳池後，不得其傳焉！

第八節　北派名家略傳

王宗岳既傳太極拳於河南蔣發，發又傳陳長興，長興係河南，懷慶府，陳家溝人也。其人立身中正，形似木雞，時人稱爲牌位先生云。

有楊福魁露蟬者，直隸廣平府，永年縣人也。聞其名與同里李伯魁，同往、受業，初至時，二人之外，均陳姓，異視之，二人刻苦求學，嘗夜不寢，先生見二人之好學，盡授其祕。遂名造一時，後露蟬先生遊京師，淸王公貝勒多從之學，稱

弟子焉

先生有子三人。長名錡。夭亡。次名鈺。字班侯。三名鑑。字健侯。亦稱鏡湖。皆獲盛名。

健侯先生生子三人。長名兆熊。字夢祥。號少侯。次名兆元。早亡。三名兆清。字澄甫。均以技擊名於世。

初露蟬先生客居京師時。得其傳者僅三人。吳全佑。公甫。萬春。凌山。然承先生之命。均拜班侯之門。

公甫先生有子一人。名愛紳。字鑑泉。得太極眞傳。名聞海內。有子二人。長名潤澤。字子鎭。次名潤霈。字雨亭。均善技擊。

公甫先生傳王茂齋。齊閣臣等數人。

鑑泉先生曾在京師教授太極拳二十餘年矣。得其傳者。在北方有北平吳圖南，趙元生、吳潤臣，趙壽椿，東錫珍，趙仲博，金雲峯，金壽峯，葛馨吾等數人耳。在南方者，有褚民誼，徐致一，王志羣等數人。趙仲博又傳關傑三。均爲國術專家。

楊夢祥先生在京師時，得其傳者，有海甸東潤芳，北平馬潤之，尤志學，田肇麟，烏拉布等數人。潤芳爲人慷慨好義，工詩文，善書畫，與同里韓久亭先生，均以文名。予時從潤芳先生游焉。

志學傳其姪尤廣聲金鐸。金鐸天資英挺，才氣過人，與予相交最久，惜乎已早年去世矣！未能將其心得供諸於世，誠遺憾耳！

楊澄甫先生傳武匯川，陳微明等數人。

太極拳世系表

許宣平 | 宋遠橋

李道子—俞一誠
李道子—俞清慧
李道子—俞蓮舟

韓拱月—程靈洗—程珌

胡鏡子—宋仲殊—殷利亨

張三丰—王宗岳—陳州同—張松溪—葉近泉—單思南—王征南—黃百家—甘鳳池

—楊班侯—萬春
—楊班侯—吳公甫—王茂齋
—楊班侯—吳公甫—吳鑑泉
—楊班侯—吳公甫—齊閣臣
—楊班侯—凌山

—褚民誼
—徐致一
—王志羣
—吳子鑑
—吳潤臣
—趙元生
—吳圖南
—吳雨亭

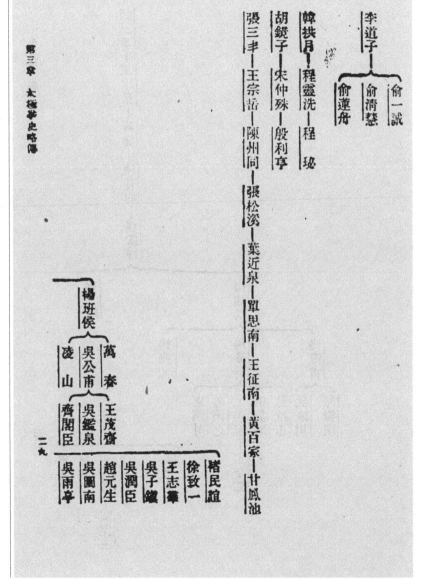

張三丰—王宗岳—蔣發—陳長興—楊露蟬

- 楊錡
  - 東錫珍
  - 趙壽椿
  - 趙仲博—閻傑三
  - 金雲峯
  - 金壽峯
  - 葛馨吾
- 楊健侯
  - 楊兆元
  - 楊夢祥
    - 東潤芳
    - 馬潤之
    - 尤志學—尤金鐸
    - 田兆麟
    - 烏拉布
  - 楊澄甫
    - 武匯川
    - 陳微明

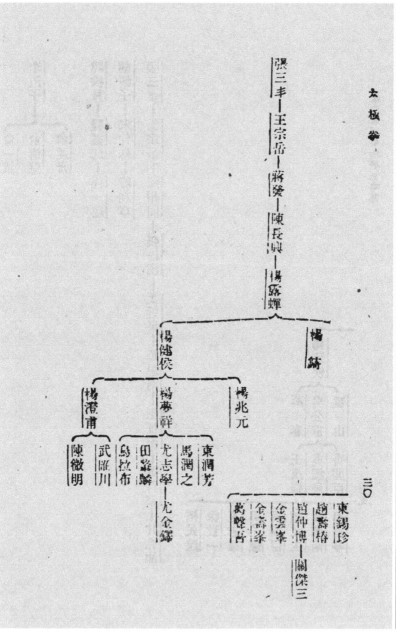

第四章　太極拳勢說明

太極拳者，口授之學也，雖有名目，而姿勢應用，未有說明，是以往往一勢而姿態參差，無所適從。茲特於名目下擇要略加註釋；次依吾師之傳，作姿勢說明；再依予十餘載之經驗，作應用說明。但恐猶多不合。希海內明哲之士，不惜教言是幸！

開展之勢，便於初學，故是書之圖，均採用之。更假定太極勢所面之方為前，背為後，左為左，右為右，不論何勢，均宗之。僅依十三勢之原有名目，循序作圖立說，以備好學之士，為入道之門焉。

方向圖

左後	左	左前
後	太極勢	前
右後	右	右前

太極勢

略釋　太極勢者，動靜未分之謂也。作此勢時必須神舒體靜，心專於一，儼如天地未分元氣混沌之象。

姿勢說明　頭宜正，頸宜直，涵胸，拔背，裹襠，護臀，兩臂從容下垂，十指向前，掌心下按，但不用力。目平視，息之於鼻，凝之於耳，呼吸於腹，處領頂勁，氣沉丹田，中立不依，乍隱乍現。感物而動，應物自然，兩足間之距離，以肩爲度。

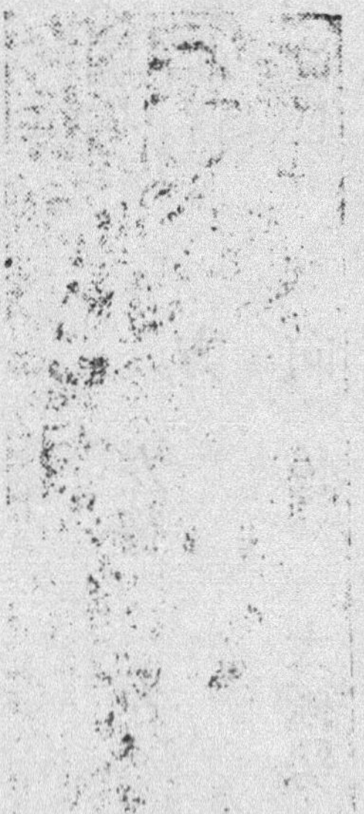

攬雀尾一

略釋　攬雀尾，爲太極拳動作之基礎，練之宜熟宜精，學者須注重焉。

姿勢說明　左足前上一步，足根點地，足尖翹起，膝微曲，右足不動，而腿下踞全體重心均負右足同時左臂向前曲肱垂肘五指向右掌心胸向作環狀上提至胸前止。右手五指向上，掌心向前，亦提至胸前。掌心撫左肱以助之。至其頭，脛，胸，背……等之姿勢，與太極勢同，後倣此。

應用說明　敵以雙手按我，我以左肱迎之，右手助之，用掤力以掤之。

攬雀尾二

姿勢說明　左足尖向右前方（卽四十五度角）下落，膝曲而腿下踞，全體重心移於左足，同時右足向右方（卽九十度角）進一步，足根點地，足尖翹起，膝微曲，身亦隨之面右。同時右手立掌（五指向上掌心向前）垂肘，向右方伸出，至胸前止，左手亦立掌（五指向上掌心向後）垂肘向右伸出，至右手與胸之間止。惟右手大指、約與鼻齊，左手大指，則僅與喉齊耳。

應用說明　敵以左手擊我，我向左微移，以洩其力，然後以右手進擊其胸。

攬雀尾三

姿勢說明　右手左手向懷內撤，遂將右掌心向上轉，左掌心向下轉，如抱物下攬然，然後垂肘向右方伸出，右手中指約與眉齊，左手中指，則撫右腕，惟須稍含按意耳。同時右足尖下落，膝右弓（小腿宜直股宜平。）左腿蹬直，全體重心，移於右足，復將右手自右方向右後方旋轉半圓（即一百八十度角，）左手隨之至肩與胸之間止。同時左腿隨之下踞，右足尖依然翹起。全體

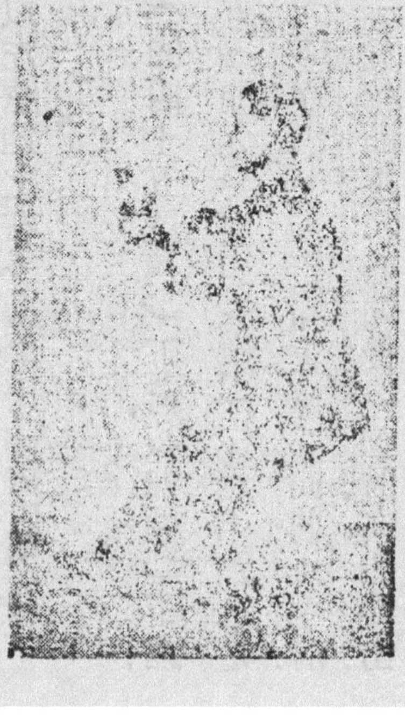

圖三

重心移於左足，然後右手立掌（五指向上掌心向右）垂肘，左手（五指向上掌心向左）指撫右腕，向右方按出，右臂微曲，掌與肩平，同時右膝右弓（小腿宜直股宜平，）左腿蹬直（足根切莫離地，）全體重心，移於右足。

應用說明　敵擊我如偏左我則攦之，如偏右，我則採之，敵力落空，卽不得逞而我則東西南北上下無不如意。

單鞭

略釋　單鞭在禦敵之時，有以單手乘勢擊敵之作用。

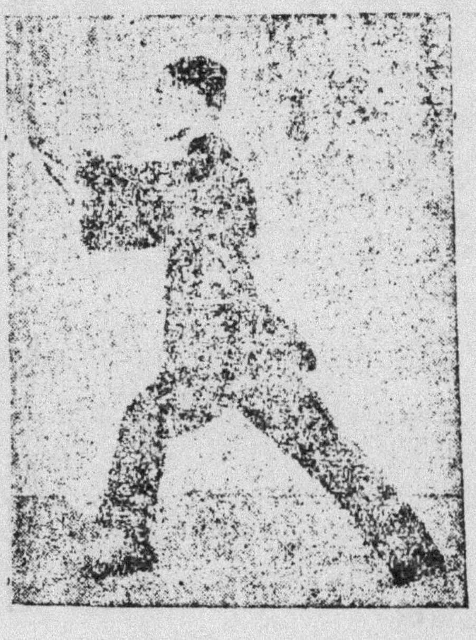

姿勢說明　右手下垂作鈎狀，同時右足根自左方向右後方旋轉，至與

足尖成前後直線（卽九十度角）止，然後左足向左方撤半步左足尖自右方向前方旋轉，至左前方（卽一百三十五度角）止。雙腿下踞（小腿宜直左右股宜平。）同時右鉤不動，左手立掌（五指向上）垂肘，自右而前，經過胸部，向左方伸出（卽一百八十度角）。臂微曲，掌心向左，五指向上，身體隨之向前（卽九十度角）。惟頭以目注左掌故，故向左方（卽一百八十度角）全體重心，移於兩足間之中點，蓋以身居中央也。

應用說明　敵以右手擊我，我身下踞以避其勢，迨其力落空，然後以左手向其胸部按之，敵倘抽身欲脫，我卽

提手上勢一

略釋　提手上勢者，向上提手，有若持物上舉者然，同時身體亦向前進步，故亦有進步上提手之稱。

姿勢說明　右足前上一步（卽九十度角），足根點地，足尖翹起，膝前曲，左足不動而腿下踞，全體重心移於左足，同時右臂之鈎變掌（掌心胸向五指向左），曲肱垂肘而作環狀，移至胸前，左手立掌（掌心向前五指向上）按右肱以助其勢，頭亦因之面前方（卽九十度角。）

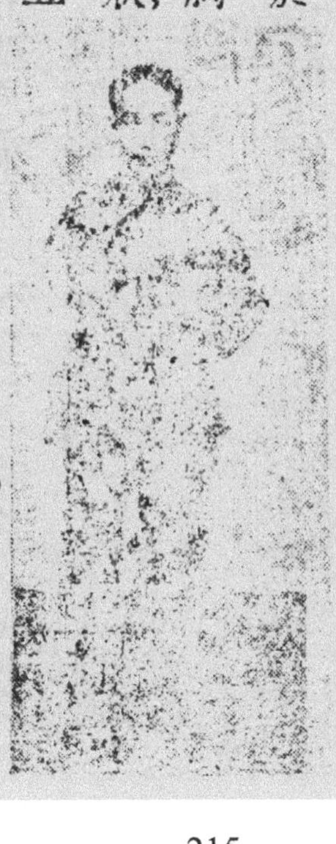

應用說明　敵如以雙手按我，我以右肱迎之，左手助之用掤力以掤之。

提手上勢二

姿勢說明　右手橫掌（五指向左）上提，至頂上止，掌心自內而下而前旋轉至向前上方（即二百二十五度角）止，左手（五指向前掌心向下）下按，至左胯側止，同時右足尖下落，右腿前弓，左足跟向前並攏與右足齊，身體直立，全體重心移於兩足間之中點。

應用說明　敵如以雙手推我右肱，乃欲下按以避我左手，及雙手既避，則彼可制勝，但我可因彼按力，將右手丟開而上提，用腕部擊彼之頷部。

白鶴亮翅

略釋　此勢之動作，兩臂向上高舉，左右兩分，恰如白鶴亮翅之狀，故名。

姿勢說明　右手向左微移，左手（五指向上掌心向前）向左作環狀上提，然後右手右移，至頭上之右側方止，左手（五指向右掌心向前上方）至頭上之左側方止、掌心均向前上方。

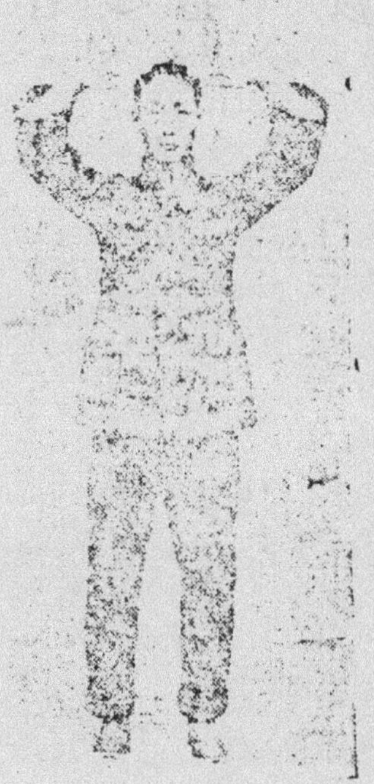

應用說明　敵如從左側方擊我，我以右手引之彼力既出，必落空，我即乘機以左手順其力而擊之。

摟膝拗步一

略釋　拗步者，不順之步，即邁左步而右手前伸，或進右步而左手前伸也。摟膝則以手下摟拗步之膝之謂。

姿勢說明　左足向左方開一步，身亦隨之左面（即九十度角）然後左膝左弓（小腿宜直股宜平），右腿蹬直，全體重心移於左足同時左手（五指向左掌心向下）自鼻端而下，經胸前由膝之左前方向左後方摟左膝，至左胯側止，臂微曲，五指向左，掌心下按，右手（五指向左掌心向後）自右耳側（掌心以幾與耳相擦爲宜）向左方伸出，臂微曲，掌與肩平，五指向上，掌心向左。

應用說明　敵之自左下方以右手擊我，我以左手向左外方摟之，

彼力既空身必前傾，復進左足攔敵之右踵而以右手進擊其胸，

摟膝拗步二

姿勢說明　右足左上一步，膝左弓（小腿宜直股宜平，）左腿蹬直，全體重心移於右足，同時右手（五指向左掌心向下）自膝之左後方向左前方摟右膝，至右胯側止，臂微曲，五指向左，掌心下按，左手（五指向左掌心向前）自左耳側（掌心以幾與耳相擦為宜）向左方伸出，臂微曲，掌與肩平，五指向上，掌心向左。

應用說明　敵以左手自右下方擊我，我以右手向右外方摟之然

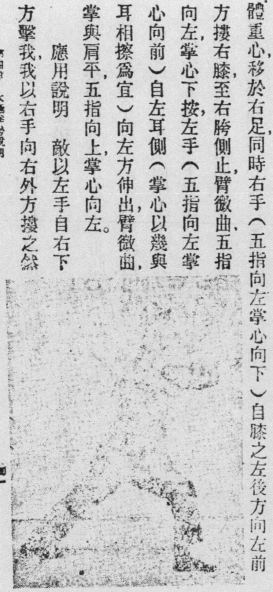

圖一

後進右足攔敵之左踵，而以左手進擊其胸。

摟膝拗步三

姿勢說明　左足左上一步，膝左弓（小腿宜直股宜平），右腿蹬直，全體重心移於左足，同時左手（五指向左掌心向下）下摟左膝至左胯側止，臂微曲，五指向左，掌心下按，右手（五指向左掌心向後）自右耳側（掌心以幾與耳相擦為宜），向左方伸出，臂微曲，掌與肩平，五指向上，掌心向左。

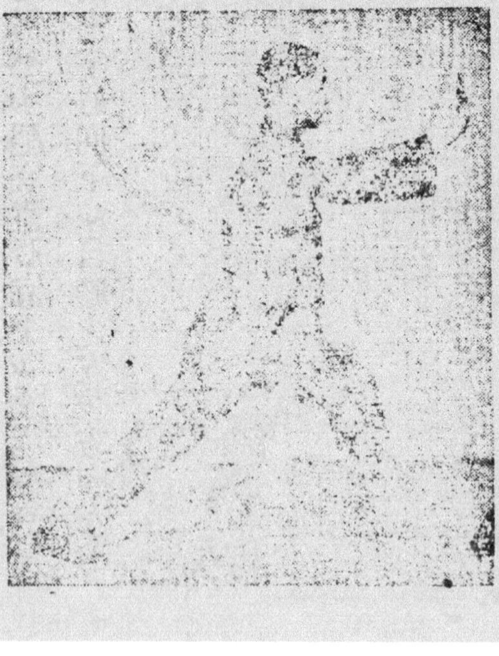

應用說明、敵自左下方以右手擊我，我以左手向左外方摟之，然後進

左足攔敵之右踵而以右手進擊其胸

手揮琵琶式一

略釋　此勢之動作，兩手相抱，有如懷抱琵琶然，故名。

姿勢說明　左足右撤半步足根點地足尖翹起，膝微曲，右腿下踞，全體重心，移於右足，同時左手自左胯側向左作環狀提起，立掌（五指向上掌心向前）垂肘移至胸前，右手亦立掌（五指向上掌心向後）垂肘移至左手與胸之間，惟左手大指，約與鼻齊，右手大指則僅與喉齊，身體依然左面。

應用說明　敵以左手擊我，我用右手將彼吸起，敵若乘勢以右手進擊

吾胸，我卽因彼之力，以左手順握其右臂。

手揮琵琶式二

姿勢說明　左足向左後方（卽四十五度角）開半步，右足隨之并步，全體重心移於右足，同時左手右手自左而後，旋轉半圓（卽一百八十度角）仍至原處止，推左掌心向左下方，右掌心向右上方。左右手指，均向左方。

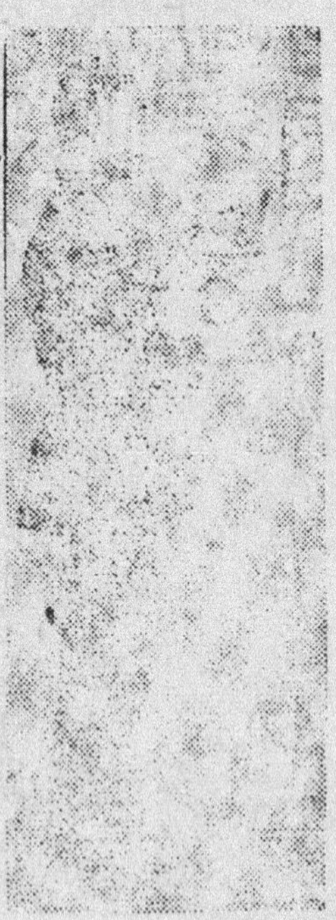

應用說明　敵已爲我吸起，如抽身欲逃，我卽因其力進步推之，敵若乘我之推力，將右手抽出，復自我之左後方來擊，則用左手向左後方撥之，彼力既空，然後用左手推之，右手輔之。

進步搬攔捶一

略釋　進步搬攔捶者，向前進步用手移開敵手，而阻敵人之前進，復乘勢以拳擊敵也。

姿勢說明　左足左上一步，膝左弓，右腿蹬直，全體重心移於左足，同時左手（五指向左掌心向下）右手（五指向左掌心向上）隨身向左方伸出，左手中指約與眉齊，右手中指，則撫左腕，稍向左後方旋轉，然後左足尖翹起，足根點地，膝微曲，身體右移，右足不動，而腿下踞，全體重心，移於右足，同時左手立掌（五指向上掌心向前）垂肘移至胸前，右手握拳，

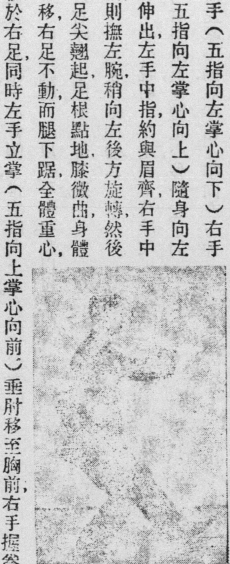

循腰帶右撤至右脅側止，惟拳眼向上耳。身體依然左面。

應用說明　敵以右手擊我，我以左手向右前方攔之，同時進左步阻敵之右踵，右手握拳，以待其變。

進步搬攔捶二

姿勢說明　左足尖下落，膝左弓，右腿蹬直，全體重心，移於左足同時左掌不動，右拳循左掌向左方伸出，臂微曲，拳與肩平，拳眼向上，左手指撫右肱，以助其勢。

應用說明　敵抽右手欲逃，我即因彼之抽力，用拳進擊其胸。

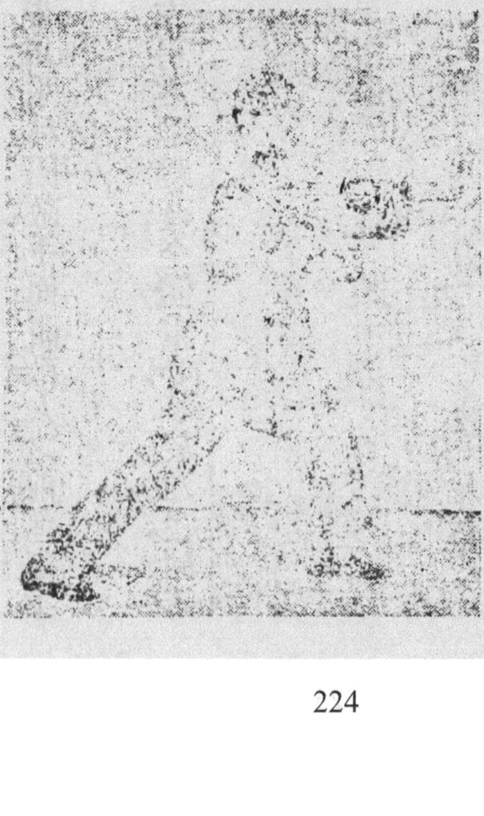

如封似閉一

略釋　如封似閉爲封閉敵人之意。蓋禦敵之時，自衛而避敵，乘勢而擊敵。非避敵而不出擊也。

姿勢說明　左足尖翹起，膝微曲，右足不動而腿下踞，全體重心移於右足四時左手自右腋下伸出，五指向上，掌心向右，循右臂外而行，右手將拳變掌，徐徐向胸間撤回，左右手交叉至胸前時，然後左右各自分開，手指向上，掌心向右，雙肘下垂，兩手間之距離，以肩爲度。

應用說明　敵以左手握我右肱，我以左手攔着敵手而將右臂抽回恐

敵乘勢進擊吾胸，於是以左右手僞封之，以待其變。

如封似閉二

姿勢說明　左足尖下落，膝左弓，右腿蹬直，全體重心移於左足，同時左右手合掌向左方推出，臂微曲（雙臂），掌與肩平（雙掌），五指向上，掌心向左，兩掌間之距離，以肩爲度。

應用說明　敵以雙手推我，我左右分之，彼力既空，然後向彼胸間推之。

抱虎歸山一

略釋　抱虎歸山者，謂敵之勢猛如虎。我乘勢，以手抱持而歸也。

姿勢說明　雙手下落、至左膝之左右側止、然後身轉向前（即九十度角，）右足不動、左足向右并步、同時左手向左，右手向右，徐徐提起，至頂上止、掌心相向交叉右手前而左手後，然後交叉下落，至胸前止。全體重心，移於兩足間之中點。

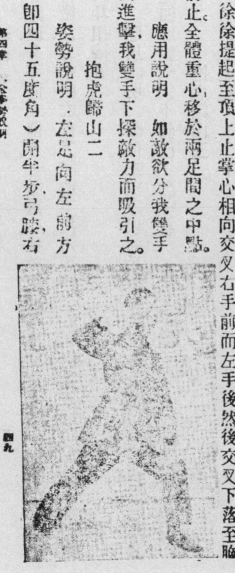

應用說明　如敵欲分我雙手而進擊，我雙手下採敵力而吸引之。

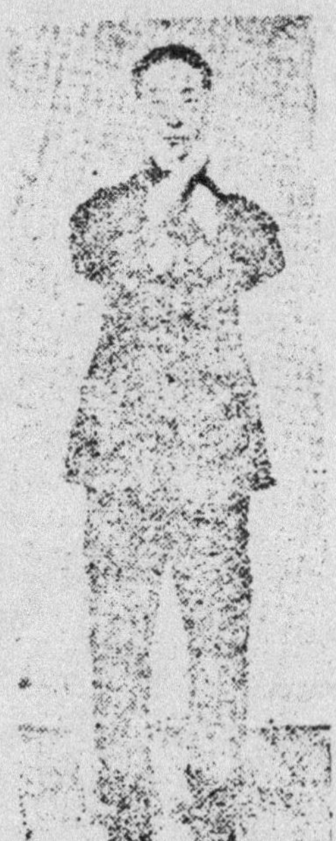

抱虎歸山二

姿勢說明，左足向左前方（即四十五度角）開半步弓膝右

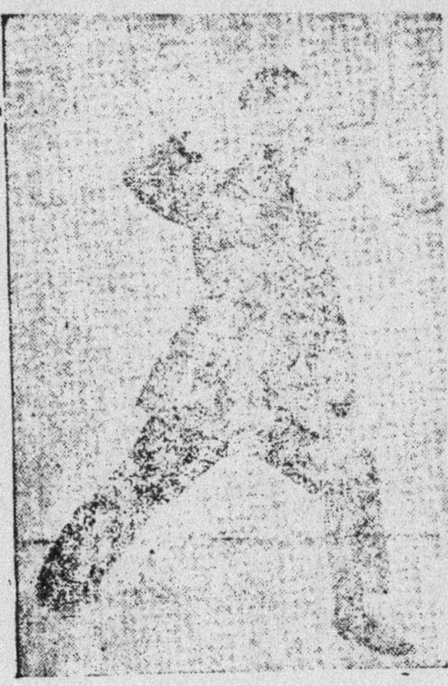

腿蹬直，身亦面左前方，全體重心，移於左足，同時左手下摟左膝，至左胯側止。臂微曲，五指向左前方，掌心下按。右手提至右耳側止，五指向左前方，掌心幾與耳相接着。

應用說明　敵自左前方以右手擊我，我以左手摟開，提起右手，以待其變，即所謂『彼不動己不動』也。

抱虎歸山三

姿勢說明　身體自左前方而前方而右方旋轉之，至面右後方（即一百八十度角）止，然後右足向右後方邁半步，弓膝，左腿蹬直，全體重心，移於右足，同時右手下摟右

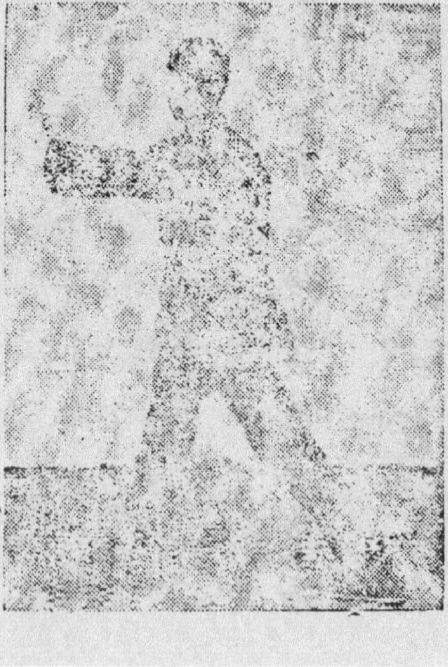

膝，至右胯側止，臂微曲；五指向右後方，掌心下按，左手自左耳側向右後方伸出，臂微曲，五指向上，掌心向右後方。

應用說明　敵自脊背後以左手擊我，我即轉身，以右手摟開，用左手進擊其胸。

攬雀尾一

略釋　見前

姿勢說明　右足向左前方撤回半步，足根點地，足尖翹起，膝微曲，左足不動，而腿下踞，全體重心移於左足，同時右手自右胯側，立掌（五指向上掌心向右前方）垂肘作環狀提起，至胸前止。大指約與鼻齊，左手亦立掌（五指向上掌心向左後方）垂肘移至右手與胸之間止，惟大指約與喉齊耳。

應用說明　我以左手進擊敵胸，敵以胸相抗，我因彼之力而吸之，敵乃乘勢以左手上擊我頭，我用右手順其力攦之。

攬雀尾二

姿勢說明　左右手合掌（右掌心向上左掌心向下指撫右腕）向懷內攦，然後向右後方伸出，同時右足尖下落弓膝，左腿蹬直全體重心移於右足，然後右手左手復由右後方而後而左，旋轉半圓（即一百八十度角，）至左前方肩與胸之間止。同時右足尖依然翹起，左腿下蹲，全體重心移於左足，然後右手立掌（五指向上掌心向右後方）垂肘向右後方推出，臂微曲，五指向上掌心向右後方左手指撫右腕，掌心向左前方，同時右足尖下落弓膝左腿蹬直，全體重心移於右足。

應用說明　敵以左手擊我，我以右手順攦其臂，以冀乘勢致擊，敵乃因我之力，將左手抽出，復自我之右側方進攻我乃採其力而推之。

斜單鞭

略釋　斜單鞭者，單鞭勢所佔之方位斜向而不正也。

姿勢說明　右掌下垂作鈎狀，右足根向右後方旋轉一直角（即九十度角，）同時左足向左前方撤半步，右鈎不動，左手立掌（五指向上）垂肘經胸前，向左前方伸出，臂微曲，五指向上，掌心向左前方，身亦隨之旋轉，至面右前方止，惟頭以目注右鈎，故仍面右後方，兩腿下踞，身居中央，全體重心移於兩足間之中點。

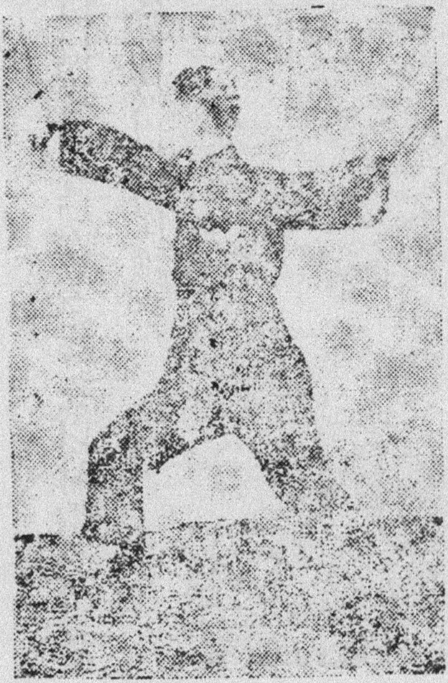

應用說明　當我應敵之際，忽有自後方來者，欲乘我之不備，以右手擊

我之背我則將身下踞以避其掌，而用左手進擊其胸。

肘底看捶

略釋　肘底看捶者，肘下看守以捶之謂。蓋禦敵之時我以肘擊之，惟恐敵人乘勢由肘下進擊吾胸腹……各部，故以捶保護之。

姿勢說明　以左足爲軸，右足提起，自右後方而右而前旋轉之至右足與左足成前後直線止，身亦隨之左面同時右鈎變掌（五指向外掌心向下）隨身旋轉，自右後方而右而前而左，至後方止，左手自左前

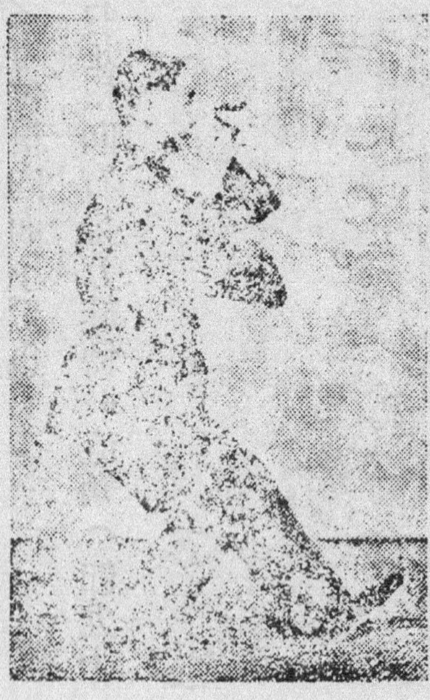

方而左而後，至右方止，然後左手握拳，循腰帶向左方伸出，折而上提，至頭之

左後方肩之左方止肘下垂與拳成垂直線拳眼向右方右手亦握拳置左肘下，同時左足提起，向左前方邁半步足根點地足尖翹起，膝微曲，右腿下踞，全體重心，移於右足。

應用說明　敵之以右拳擊我我以左手撥之彼力既空，身必前傾，然後用右拳以擊其脇。

倒攆猴一

略釋　倒攆猴者，後退引敵也。猴遇人前撲，我既退而引之猴必追擊，我遂乘勢襲擊其頭部。

姿勢說明　左足右退一步，左

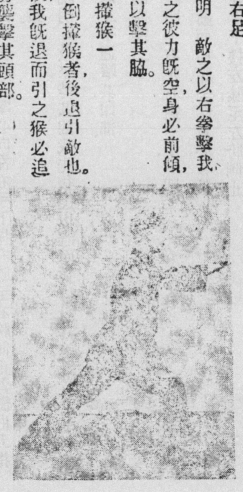

腿蹬直，右足不動而弓膝，全體重心，仍負右足。同時左手立掌向左方伸出，掌與肩平，臂微曲，五指向上，掌心向左，右手下摟右膝至右胯側止，臂微曲五指向左，掌心下按。

應用說明　敵來勢甚凶我先後退以避，而乘勢以右手摟敵之手（或足，）然後以左手迎擊其頭部。

倒攆猴二

姿勢說明　右足右退一步，右腿蹬直，左足不動而弓膝，全體重心，移於左足，同時左手下摟左膝至左胯側止，臂微曲，五指向左，掌心下按，右手自右胯側提起，至右耳側止然後向左方伸

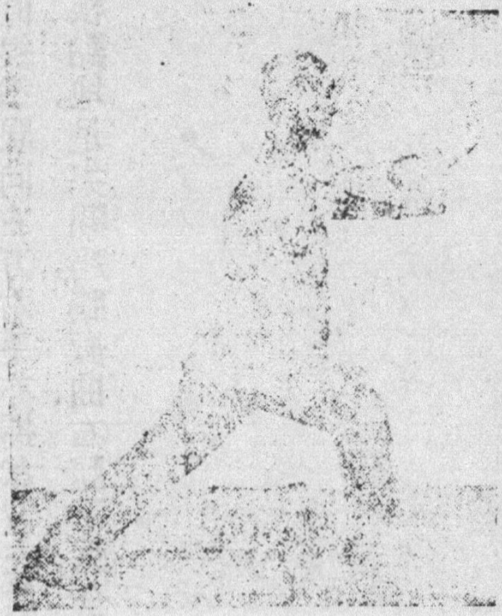

出，臂微曲，掌與肩平，五指向上，掌心向左。

應用說明　與前同。惟左右手互易其用。

倒撵猴三

姿勢與應用與倒撵猴一略同。

斜飛勢

略釋　斜飛勢以其類似鳥之舉翅斜飛而名。

姿勢說明　左足左上一步，弓膝，右腿蹬直，身左傾而頭右顧，左手向左上方，伸出，臂微曲，五指向左上方，掌心向右上方，右手向右下方伸出，臂微曲，五指向右下方，掌心向左下方，

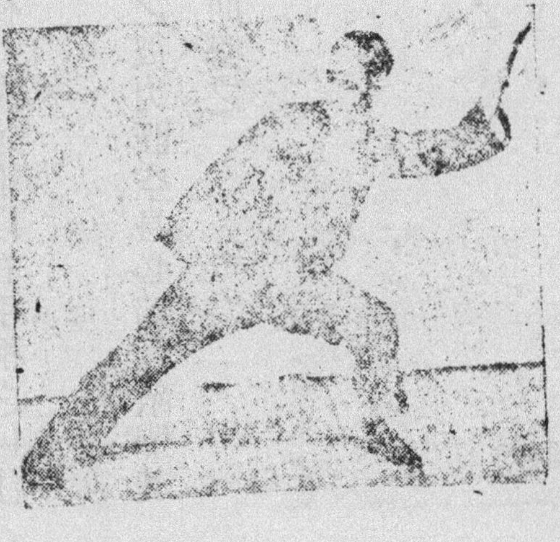

左右手若鳥之斜展其翅，而飛舉然。全體重心，移於左足，惟以右手稱之，曰注之，身雖左傾，而不仆者，良以此也。

應用說明　敵以右手擊我，我以左手擬之，彼力既空，身必前傾，敵懼其仆，退步欲脫，我則因彼力以左手穿其右腋下而擲之。

海底珍

略釋　海底珍，亦作海底針，以手向下點刺之意。

姿勢說明　左足右撤半步，足尖點地，膝微曲，右腿下蹲，全體重心移於右足，同時右手向胸前撤回，然後折而向左下方伸出指尖下指，至膝下止（五指向下，掌心向後，）左手自左胯側

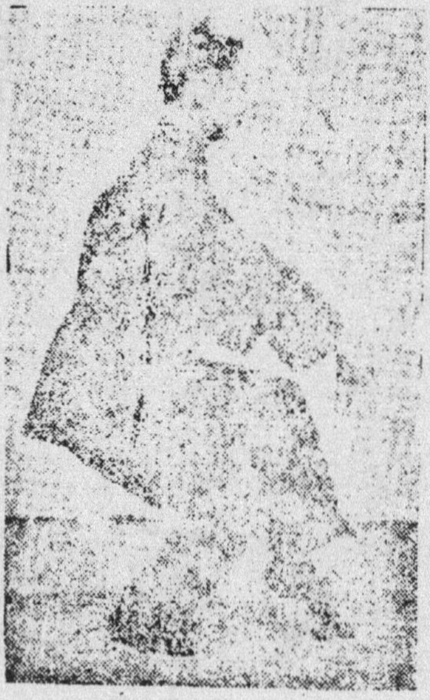

立掌垂肘，移至胸前，掌按右肱五指向上，掌心向前。

應用說明　我以右手引敵，乘其力鬆曳向下而點刺之。

• 山通背

略釋　山通背者，其背勁一發，山亦難阻也。

姿勢說明　左足左上半步，身體向前方、雙腿下踞，全體重心移於兩足間之中點，同時右臂向左提起，掌約與額齊，五指向左，掌心向後，左手指撫右肱，亦隨之向左提起，掌約與鼻齊。然後右掌心由後而下而前旋轉之，至掌心向前止，而後右移，至

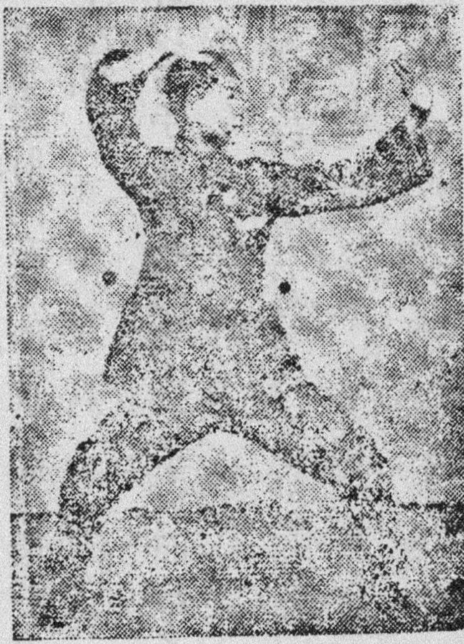

頂上，五指向左，掌心向前上方。左手立掌垂肘，向左平伸，臂微曲作環形，五指向右上方，掌心向前，頭稍左顧，目注左掌。

應用說明　我以海底珍進擊，敵以右手猛擊我頭，我以右手刁而躧之，而以左手進擊敵脇。

撇身捶

略釋　撇身捶者，敵自後方來擊，我將身撇開，而後以拳擊敵也。

姿勢說明　雙手握拳，置於左脇下，身體稍向左移，而頭右顧，全體重心，移於左足，然後右足向右後方開半步弓膝，左腿蹬直，身體面右方，

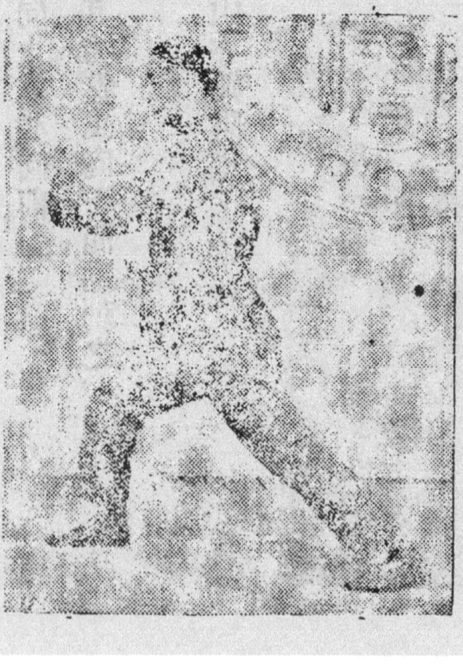

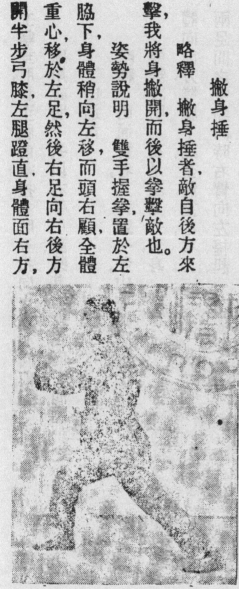

同時右拳垂肘向右撇出至胸之右後方止拳與肘平腕門向上左手立掌（五指向上掌心向後）垂肘移至胸前至右拳之右上方止，身亦右傾，全體重心移於右足。

應用說明　敵之以右手自背後擊我，我撇身後轉，以洩其力，乃以右拳下攔敵腕而採之，倘敵抽臂欲逃，我卽因其抽力而順擊之。

退步搬攔捶一

略釋　退步搬攔捶者，向後退步搬開敵手，攔阻敵人之前進，而後乘勢以拳擊敵也。

姿勢說明　右足左退一步，膝曲而腿下踞左足尖翹起，足根點地，

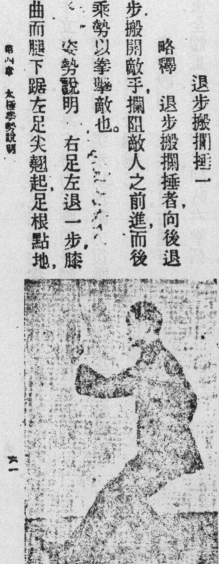

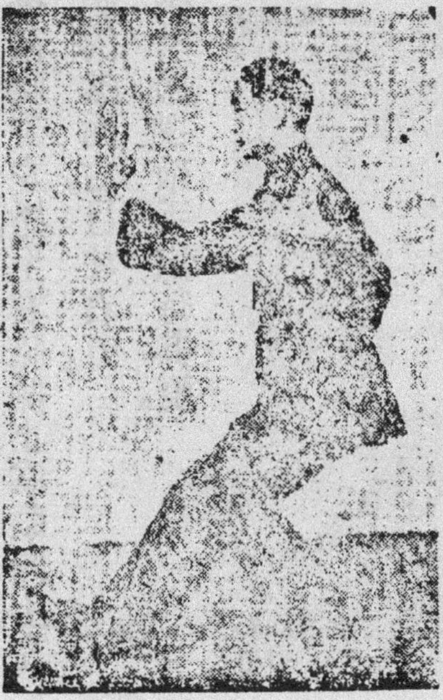

膝微曲，全體重心，移於右足，同時右拳循腰帶左撤，至右脇側止，拳眼向上，左手立掌乘肘，隨身左撤，仍居胸前，身體依然面右，目注右方。

應用說明　退步以洩敵力，復乘勢搬攔敵手以待其變。

退步搬攔捶二

姿勢說明　左膝右弓，右腿蹬直，全體重心，移於左足，同時右拳循左掌向右方伸出，臂微曲，拳與肩平，拳眼向上，左手指撫右肱，以助其勢。

應用說明　方我搬攔敵手，敵抽身欲逃，我即因彼之力以拳擊之。

上勢攬雀尾

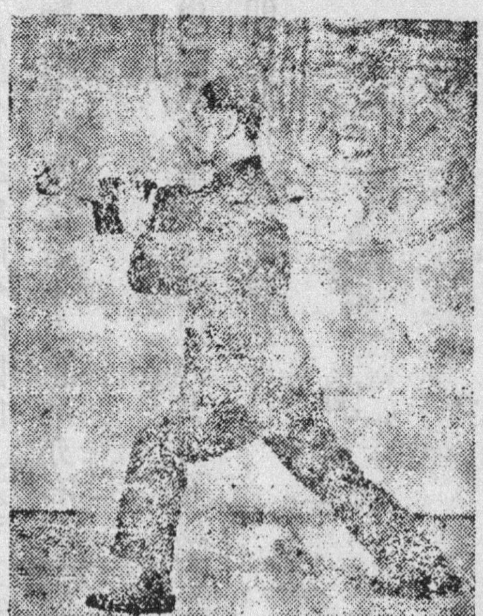

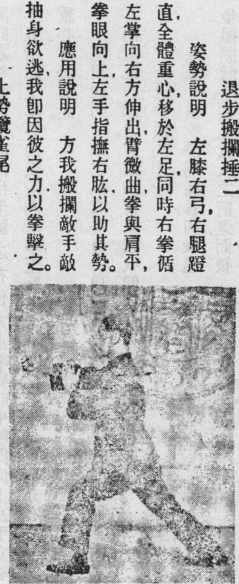

與前攬雀尾三略同。

雲手一

略釋　雲手者，雙手動作如雲旋繞之狀。

姿勢說明　右膝右曲，左腿蹬直，全體重心，移於右足，同時右手變鈎爲掌，向上提起，至頭之右上方止，五指向左上方，掌心向右上方，左手自左方下落，至小腹與臍之間止（五指向右掌心向上。）然後向右方提起，至指撫右腕止，掌心仍向上方。

應用說明　敵自右方擊我，我以右手接彼之臂，向上托之，倘敵欲抽其

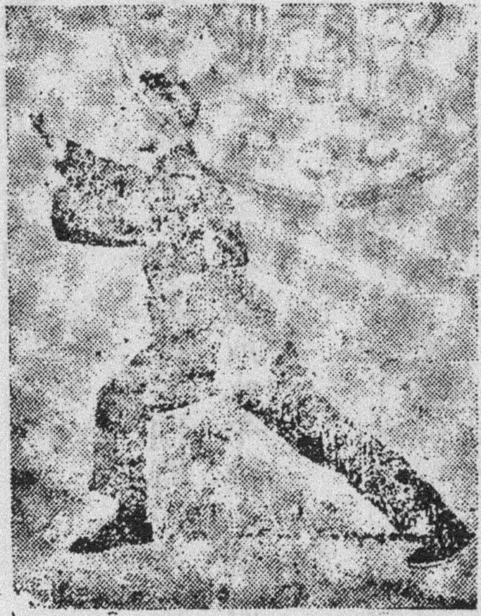

臂，我卽因其力而擲之，倘彼欲用力下壓，我則上提而捌之。

雲手二

姿勢說明　左膝左曲，右足向左丼步，全體重心，移於左足，同時左手提起，由右而上，至頂上止，然後掌心外播，向左方下落，至與肩成水平線止，臂微曲，五指向上，掌心向左，右手自右方而下，至小腹與臍之間止（五指向左，掌心向上。）然後向左方提起，至指撫左腕止，惟掌心仍向上耳。

應用說明　敵自左方擊我，我以左手向外攦之，然後擊敵之胸。

雲手三

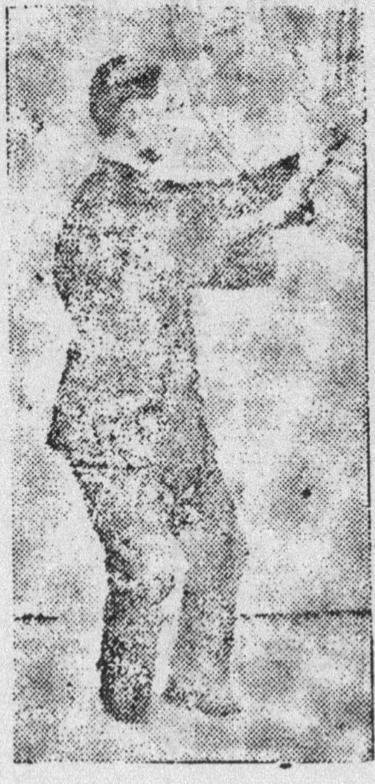

姿勢說明　左足左開一步左腿蹬直，右膝右曲，全體重心移於右足，同時右手向上提起，至頂上止，掌心外播，向右方下落，至掌與臂成水平線止臂微曲，五指向上，掌心向右。左手自左方下落，至小腹與臍之間止，五指向右，掌心向上，然後向右方提起，至指撫右腕止，惟掌心仍向上耳。

應用說明　敵自右方擊我，我以右手向外攤而擲之

高探馬一

略釋　高探馬者，身體向上探出，攀登如乘馬也。

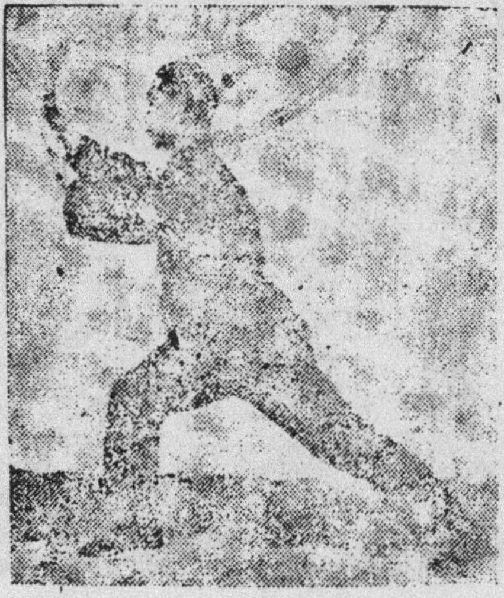

姿勢說明　左足右撤半步，足尖點地，足根提起，膝微曲，身體左面，全體

重心，移於右足，同時左手掌心向上，垂肘右撤，至胸前止，右手掌心向下，自右而左，經胸前，至左手之左上方止，掌約與鼻齊。

應用說明　敵擊我，我以左手攦之，右手迎擊其面。

左右分脚一

略釋　左右分脚者，左右脚向左右分踢也。

姿勢說明　左右手向右後方攦，雙手握拳，交叉於左脇側，右拳外，

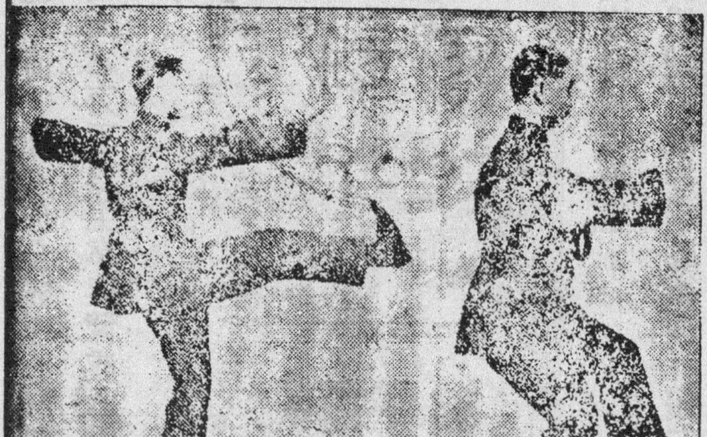

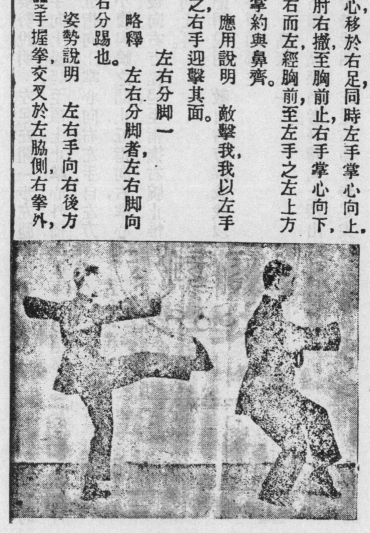

而左拳內，然後上提至頂，拳均變掌，左右分開右掌向左前方，左掌向右後方，兩臂幾成一線，臂均微曲，掌均與肩平，指均向上，同時右足提起，向左前方循右掌踢出，膝微曲，足指向上，足心向左前方。全體重心，移於左足。

應用說明　敵以左手擊我，我以右手向右後方搬之，敵上抽其臂，撤身欲逃，我順其上抽之力，以右手外抛其臂，乘其後撤之力，以右足前踢其身。

高探馬二

姿勢說明　右足落地，膝微曲，左腿蹬直，全體重心，移於右足，同時兩手握拳，內抱於胸前，腕門胸向，右拳外，而左拳內，然後左拳變掌，經右拳向左後方伸出，曲臂垂肘，五指向

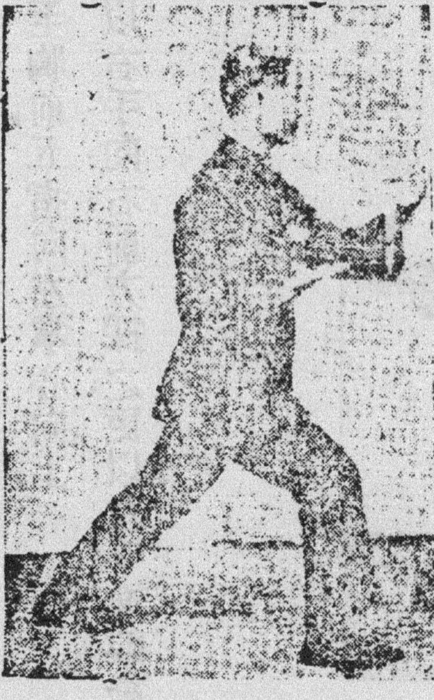

上，掌心向左前方，右拳亦變掌，下移至胸前，五指向左，掌心向上。

應用說明　敵以右手擊我，我以右手向右前方採之，更以左手進擊敵面。

左右分脚二

姿勢說明　左右手向右前方攦而後握拳交叉於右脇側，左拳外而右拳內，然後上提至頂，拳均變掌，左右分開，左掌向左後方，右掌向右前方，兩臂幾成一線，臂均微曲，指均向上，掌均與肩平，同時左右提起，向

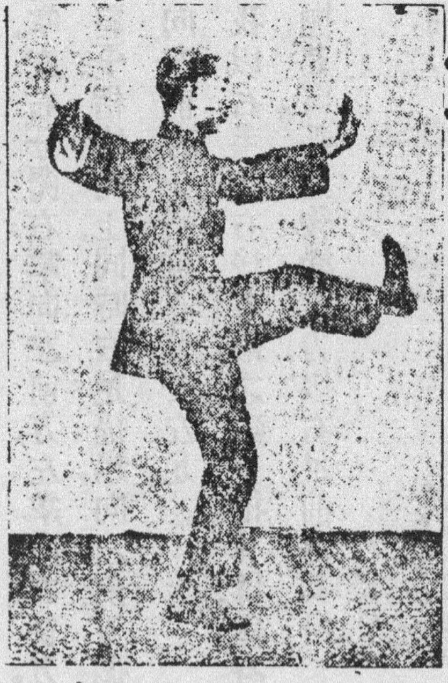

左後方循左掌踢出膝微曲、足指向上，足心向左後方。

應用說明　敵以右手擊我、我以左手向右前方攦之，倘敵臂上抗，我則順其力上拋，彼力既空，身必後傾，乃乘勢以足踢之。

轉身蹬脚

略釋　轉身蹬脚者、將身後轉、以足前蹬而蹴敵。

姿勢說明　左右手握拳內抱置於右脇下，左手外而右手內同時左股不動、小腿下垂，以右足爲軸自左而後而右旋轉半圓，身體面右，然後雙拳變

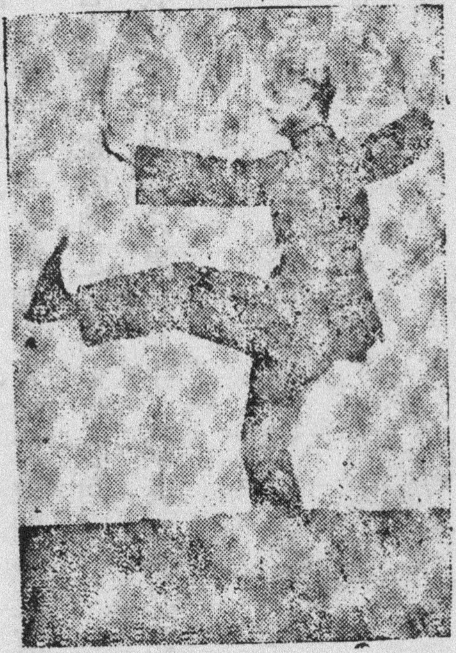

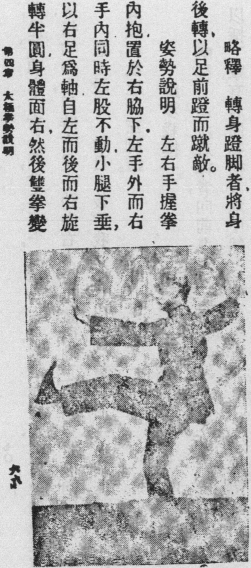

掌，提至頂上左右分開，掌與肩平，左掌向右方，右掌向左方，兩臂微曲，幾成直線，指均向上同時左足小腿向右方蹬出，膝微曲，足指向上，足心向右。

應用說明　敵自身後擊我，我轉身以迎之，更以左手上擊其面，敵必防其頭部，我遂以左腳蹬。

進步栽捶一

略釋　進步栽捶者，向前進步，以捶下擊，有若將物植入地中然。

姿勢說明　左足落地，膝右弓，右腿蹬直，全體重心移於左足，同時左手下摟左膝至左胯側止，臂微曲，五指向右，掌心下按，右手自右耳側

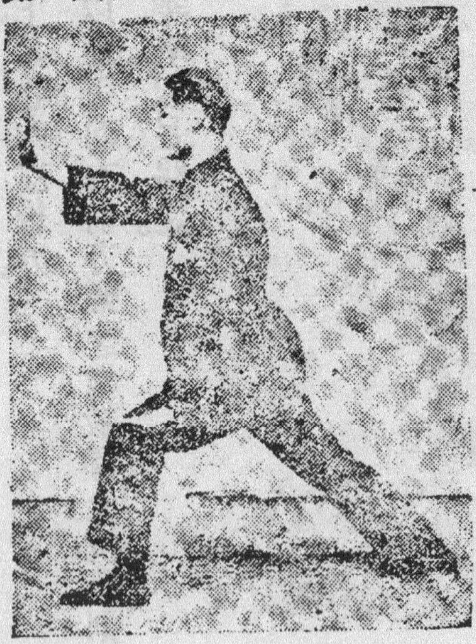

向右方伸出，臂微曲，五指向上，掌心向右。

應用說明　敵以右手摟我左腿，我將左腿下落，而以左手摟開敵手，以右手進擊其胸。

進步栽捶二

姿勢說明　右足向右方開一步，膝右弓，左腿蹬直，全體重心移於右足，同時右手下摟右膝，至右胯側止，臂微曲，五指向右，掌心下按。左手自左耳側向右方伸出，臂微曲，五指向上，掌心向右。

應用說明　敵以左手擊我，我

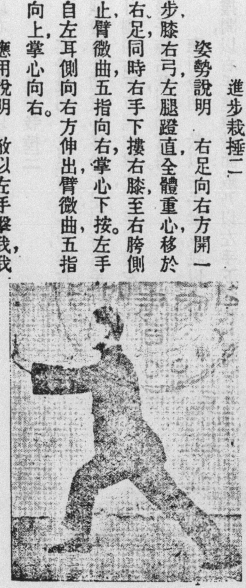

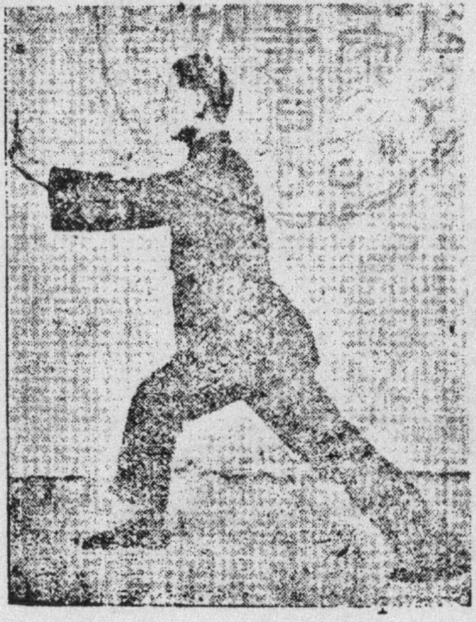

以右手摟開，而以左手進擊其胸。

進步栽捶三

姿勢說明　左足右上一步，膝右弓，右腿蹬直，全體重心移於左足，同時右手自右耳側向右下方握拳擊之，左手下摟左膝，而後手撫右肱，以助其勢。

應用說明　敵以右手擊我，我以左手摟開，以右手進擊敵面，敵乃以左手下摟我右手，我卽順其力握拳而擊其腹。

翻身撇身捶

略釋　翻身撇身捶者，敵自後方來擊，我翻身後轉，將身撇開，乘勢以拳

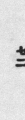

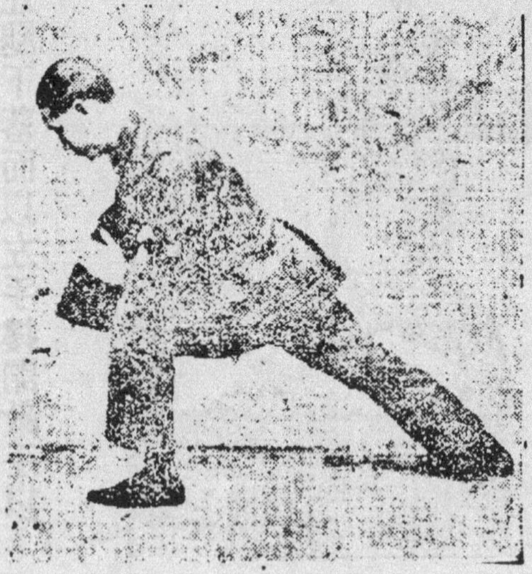

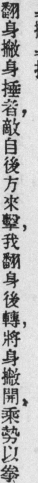

擊敵也。

姿勢說明　雙手握拳，移至左脇下，右手外而左手內，身體右傾，而頭左顧，然後自右而後而左旋轉半圓，同時左足不動而以之爲軸，右足向左前方橫移半步，身體左面，右膝左弓，左腿蹬直，全體重心，移於右足，同時右手握拳移於胸之左前方，與右肘平，腕門向上，左手立掌，垂肘移於右拳前，五指向上，掌心向前，大指約與喉齊。

應用說明　敵自背後以右手擊我，我撇轉己身以避之，復以右拳採其右臂，倘彼上抗，或向懷內抽之，我卽因彼之力而順擊之。

高探馬

略釋　見前。

姿勢說明　左足向左後方開一步，弓膝，右腿蹬直，全體重心，移於左足，同時左手掌心向上，五指向左，移至胸之左後方與左肘平，右拳變掌，移至左掌之左上方五指向上，掌心向後，大指約與喉齊。

應用說明　敵自左後方擊我，我以左手擄之，敵力既空，身必前傾，我乃以右手迎其面而擊之。

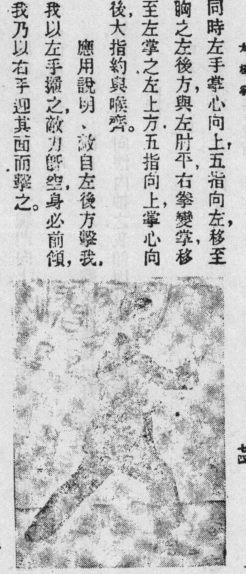

翻身二起脚

路釋　翻身二起脚者，向後翻身，左右脚相繼踢起也。

姿勢說明　左右手向右後方擄，而後握拳置於左脇下，右手外而左手內，然後將兩拳變掌提至頂上，向左前方及右後方分擊，右掌向左前方，左掌向右後方兩掌均與肩平指均向上。同時左腿提起，向左方平踢，甫及落地，而右脚提起，循右掌而平踢之，膝微曲，足指向上，足心向左前方。全體重心，移於左足。

應用說明　敵以左手擊我，我以左手向右後方攦之，敵後撤其身，我則因彼之力以左足踢之，敵以右手下摟我左腿，我卽將左腿下落以右手向左前方拋敵左臂，而以右足平踢其脇部。

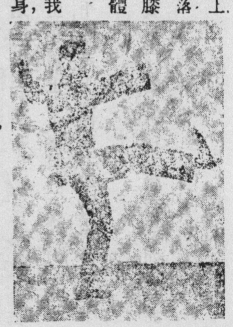

打虎勢一

略釋　打虎勢者，以其形似而名。

姿勢說明　右足向右前方撤回下落，左足亦向右前方開半步足尖點地，足根提起。膝微曲，右腿下踞全體重心，移於右足。同時左右手合掌自頂上而下落，至胸前止，然後右手握拳下落，經腹脇各部，復上提至頭之前上方止，拳眼向下腕門向左左手亦握拳移至胸之左前方，與左肘平，拳眼向上，腕門向右，左右拳眼，務須上下相對，目注左方。

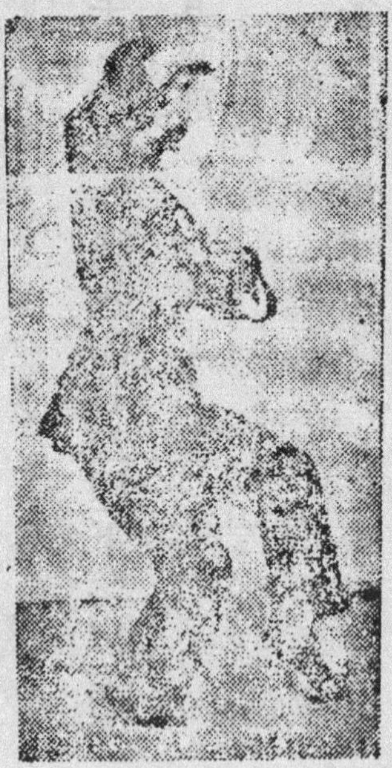

應用說明　敵以右手擊我，我以右手攦之，以待其變，若蓄勁而備打虎然。

打虎勢二

姿勢說明　左足向右後方開一步，右足亦向右後方開一步，同時左拳下落，復向上提，置於頂之後上方，拳眼向下，腕門向左，右拳亦移至胸之左後方，與右肘平，拳眼向上，腕門向右，左右拳眼，務須上下相對，然後將右膝上提，與右肘相接，小腿下垂，全體重心移於左足，同時右手向左前方伸出，臂微曲，五指向上，掌心向左前方，左手向右後方伸出，臂微曲，五指向上，掌心向右後方，右足循右手向左前方踢出，膝微曲，足向指上，足心向左前方。

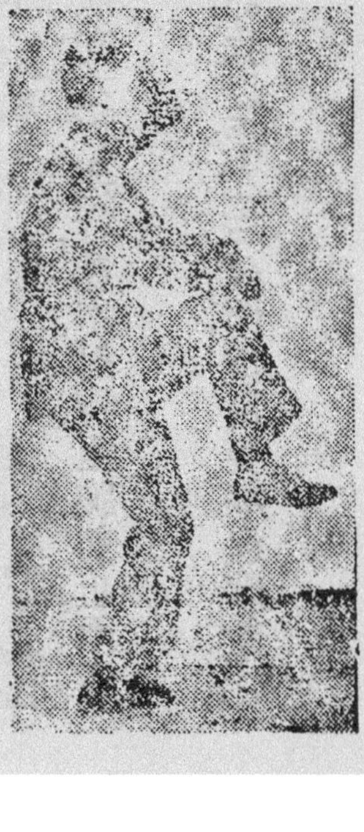

應用說明　敵以左手擊我，我以右手攔之，敵乃上抗而抽其臂，我即因其力而拋擲之，并以足踢其腹。

雙風貫耳

略釋　雙風貫耳者，以兩手擊敵雙耳，運用之速，有如風然。

姿勢說明　右足向左前方開一步。弓膝。左腿蹬直。全體重心，移於右足。同時左右手合掌由胸而下，至右膝之上方止。即握拳向前後兩方分開。由下而上，至與肩平止。然後雙臂均作環狀向左方運行，雙拳對峙，至胸前止。兩臂略成橢圓形。目注左方。

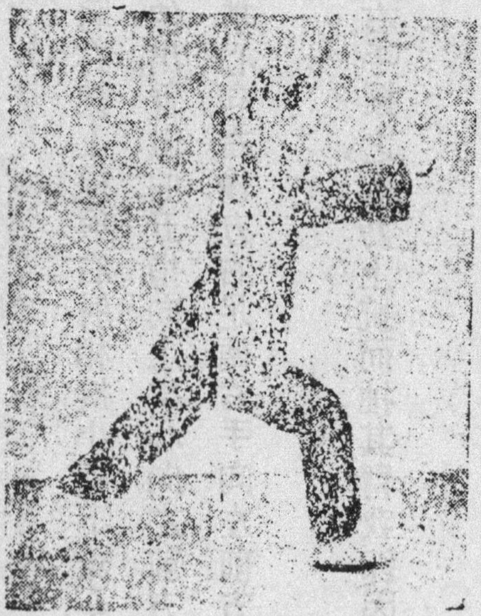

應用說明　敵以雙手擊我胸部，我以手左右分開，復用雙拳進擊敵之雙耳。

披身踢腳

略釋　披身踢腳者，將身側立，以足前踢也。

姿勢說明　左右手握拳交叉於右脇下右拳外而左拳內。同時右足着地全體重心移於右足，左膝上提，然後向左方踢出，膝微曲，足指向上，足心向左。同時左手向左方伸出，臂微曲，五指向上，掌心向左，右手向右方伸出，臂曲微，五指向上，掌心向右，但兩掌均與肩平，約成左右一道線。

應用說明　敵以右手擊我，我以左手攔之，敵乃抽回而擊我頭，我

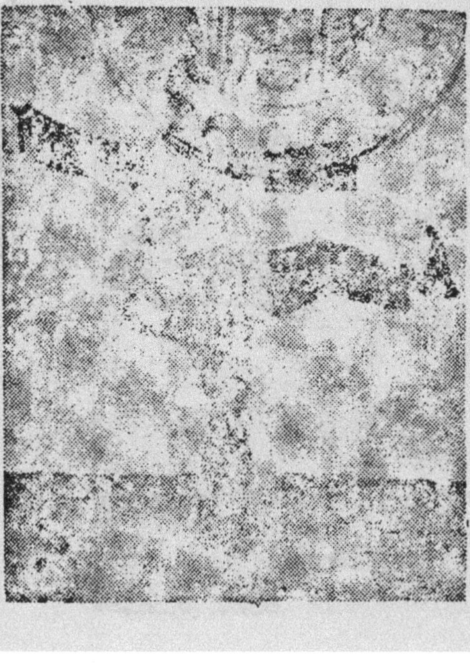

即以左手外搠其臂，乘其身之後傾，以左足踢其右脇。

轉身蹬脚

略釋，見前。

姿勢說明　左右手握拳置於右脇側，右拳外而左拳內，同時左股不動，小腿下垂，以右足爲軸，身體自左而前而右而後乃復向左，旋轉一周。然後左足落於右足之右後方。全體重心，移於左足。復將右手向左方伸出，臂微曲，五指向上，掌心向左，左手向右方伸出，臂微曲，五指向上，掌心向右，同時右腿提起，向左循右掌踢出，膝微曲，足指向上，足心向左。

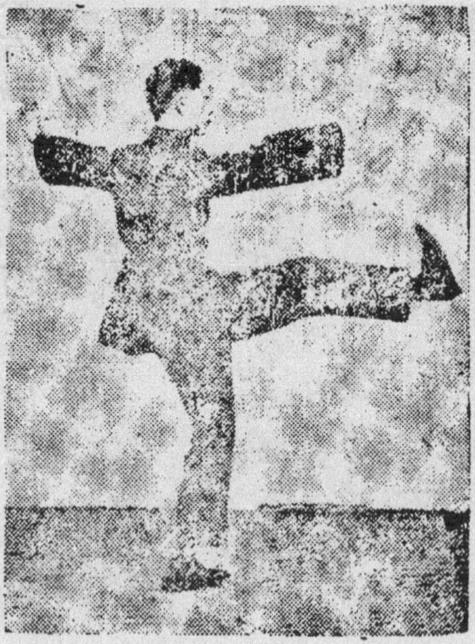

應用說明　敵之自傍側擊我腹我轉身以避之，敵更以左手擊我，我以右手外抛敵手，而以足乘勢踢之。

上步搬攔捶

略同前　進步搬攔捶。

野馬分鬃一

略釋　野馬分鬃者，此勢前進之狀，有如野馬之奔馳，風吹其鬃，左右兩分也。

姿勢說明　右足自右後方向右方開半步，足根點地。膝微曲，左足不動而腿下踞。全體重心移於左足，同時左右手均立掌垂肘移至胸前，右手五指向上，掌心向前，大指約與鼻齊，左手則五指向上，掌心向後，置於右手與胸之間，惟大指約與喉齊耳。然後右足向右後方開一步，弓膝，左腿蹬直，全體重心、移於右足。同時右手掌心向上，五指向右，向右後方伸出，大指約與眉齊。左手掌心向下，五指向右，向前方伸出，大指約與胯齊，惟面向前方，目注左掌。

應用說明　敵以左手擊我，我以左手採之，敵後抽其臂，以避前仆，我則順其力而進右足，攔敵左踵，以右手自敵之左腋下穿出而擲之。

野馬分鬃二

姿勢說明　左足向右前方開一步，弓膝，右腿蹬直，全體重心移於左足，同時左手掌心向上，五指向右，向右前方伸出，大指約與眉齊，右手掌心向下五指向右，向後方伸出，大指約與胯齊，面向後方，目注右掌。

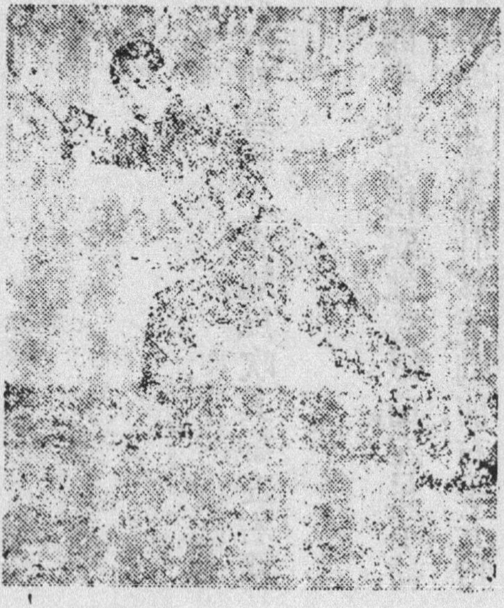

應用說明　與前略同惟雙方手足之左右互易。

野馬分鬃三

姿勢與應用，與野馬分鬃一略同。

玉女穿梭一

略釋　玉女穿梭之勢，週行四隅，態度之貞靜，有如玉女之德容，而其動作之敏捷變轉之伶俐，有如梭之行於錦中。

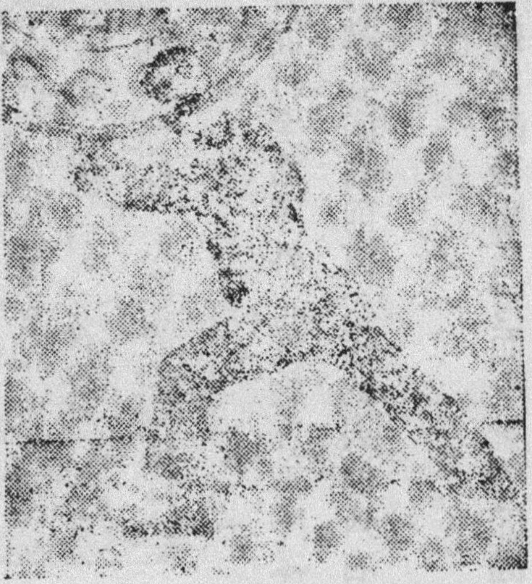

姿勢說明　右足自右後方向右方開半步，足根點地。膝微曲，左足不動，而腿下踞，全體重心移於左足，同時左右手均立掌垂肘，移至胸前，右手五指向上，掌心向前，大指約與鼻齊，左手五指向上，掌心向後，置於右手與胸之間。

大指約與喉齊。然後右足向右後方開一步，弓膝左腿蹬直、全體重心，移於右足，同時右手五指向右後方，掌心向上，向右後方伸出左手五指向右方、掌心向下、向前方伸出。面向前方、目注左掌、然後左足自左前方向右前方開一步，弓膝，右腿蹬直。全體重心，移於左足。同時左手掌心胸向，自右腋下伸出，循右臂外而行，至右手外止。然後左右手掌心外轉，向右前方推出，左手五指向右後方，掌心向右前方、大指約與眉齊。右手五指向上，掌心向右前方，大指約與胸齊。

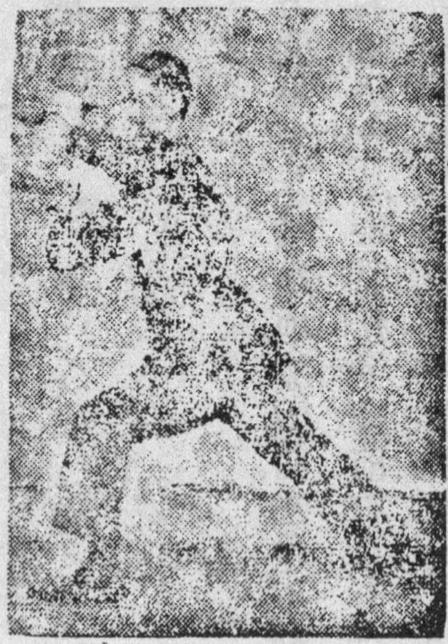

應用說明、 敵以右手擊我，我以左手攦之，敵後撤其臂而上挑，我卽因

其力而向外挒，更以右手進擊其胸。

玉女穿梭二

姿勢說明　左右手掌心胸向，交叉置於胸前，右手外而左手內，然後以左足爲軸，身體由右前方而右而後而左而左前方旋轉之，右足由左後方向左前方開一步，弓膝，左腿蹬直，全體重心移於右足，同時左右手掌心外轉，向左前方推出，右手五指向左後方，掌心向左前方，大指約與眉齊，左手五指向上，掌心向左前方，大指約與胸齊。

應用說明　敵自身後以左手

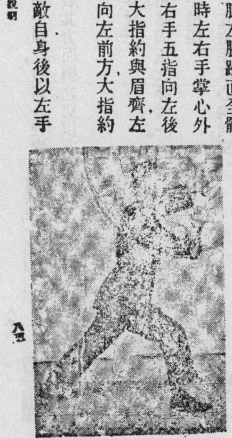

擊我，我轉身以右手攦之，敵將身後撤而臂上挑，我則順其力而捌之，更以左手進擊其胸。

玉女穿梭三

姿勢與應用，略同玉女穿梭一。

玉女穿梭四

姿勢說明　左右手掌心胸向，交叉內抱，右手外而左手內，同時以左足為軸，身體由左後方而左而前而右而右後方旋轉之，右足向右後方開一步，弓膝，左腿蹬直，全體重心移於右足同

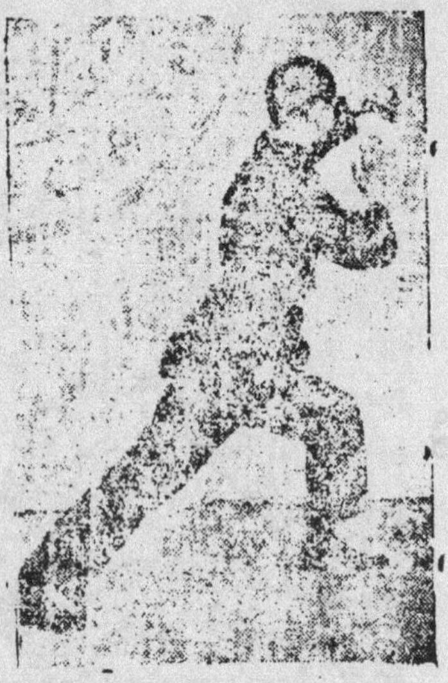

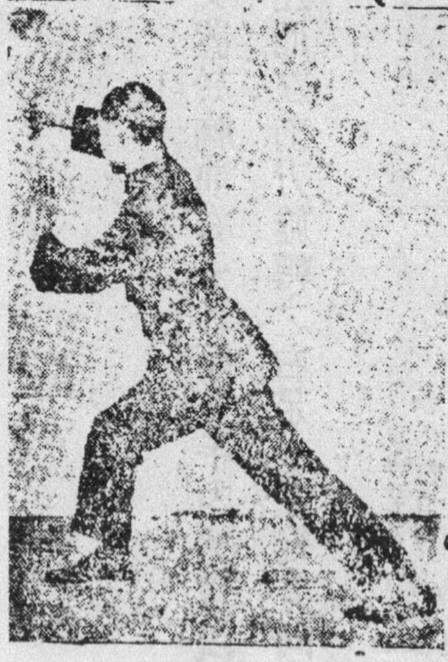

時左右手掌心外轉，向右後方推出右手五指向右前方，掌心向右後方大指約與眉齊，左手五指向上，掌心向右後方，大指約與胸齊。

應用說明　同玉女穿梭二。

下勢

略釋　下勢者，將身下降以避敵也。

姿勢說明　左腿伸直下降，幾乎到地。右膝蓋外開，而腿下踞，身體直立下坐於右腿，亦幾乎到地。同時左右手均立掌垂肘，置於胸前惟左掌置於左膝之前方，右掌置於左掌與胸之間耳。

應用說明　敵鋒不可犯，我將身下降，而腿後坐以避之，靜觀其變。

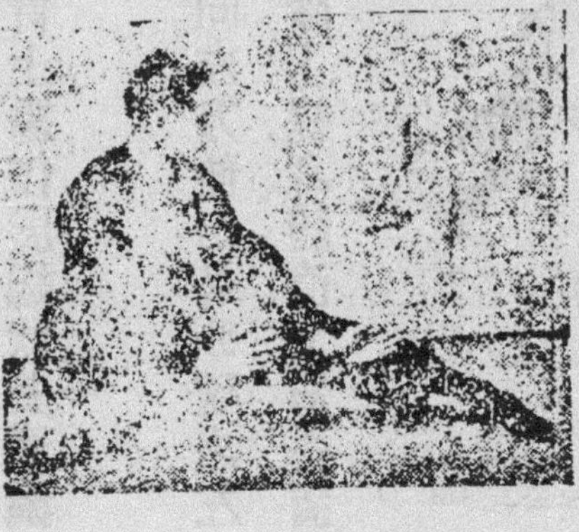

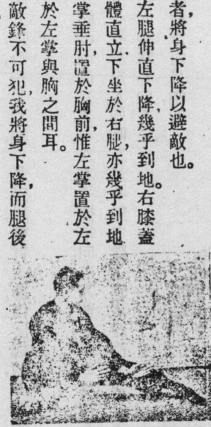

金雞獨立一

略釋　金雞獨立之勢，一足着地，一足提起，雙臂上揚，作展翅狀，其瀟灑態有類金雞，故名。

姿勢說明　左膝漸漸向左方弓，左右手擦地向左方伸出，身亦隨之左進，右腿蹬直，全體重心移於左足，同時左足不動，右膝上提，身體直立，右手置於頂之左上方，五指向後，掌心向左上方，左手置於小腹前之右足側，五指向前，掌心向下。

應用說明　敵以右手擊我，我以左手攦之，敵上挑，我因彼之力，以右手上抛其臂，以右膝進擊其小腹，

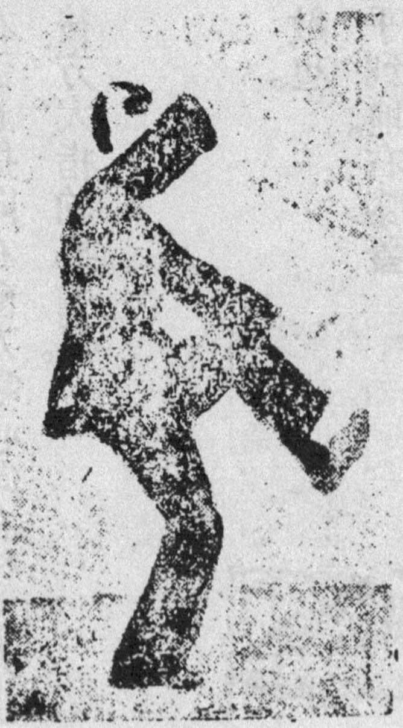

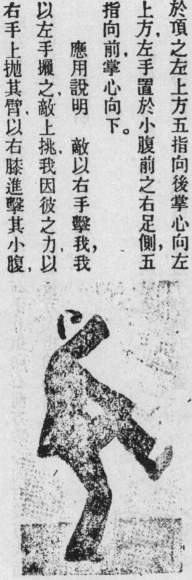

更以左手乘勢進擊其胸。

金雞獨立二

姿勢說明　右足下落，左膝上提，左手移於頂之左上方，五指向前，掌心向左上方。右手掌心向下，移於小腹前，全體重心，移於右足。

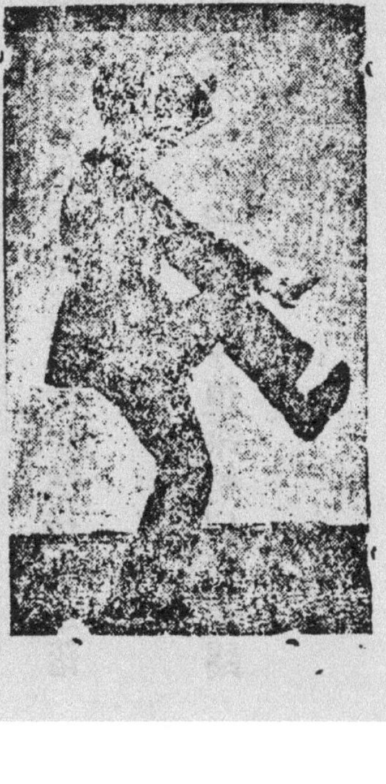

應用說明　敵以右手自左後方乘勢而擊我頭，我以左手攦之以左膝進擊其腹。

十字擺蓮

略釋　十字擺蓮者，雙手移動，形如十字，同時起脚旁踢，開而復合也。

姿勢說明　左手立掌向左方推出，右手橫掌移至左腋下，掌心向下，同時左足向左開半步，弓膝，右腿蹬直，全體重心移於左足。然後身體以左足爲軸，由左而前而右旋轉半圓。右手仍居左腋下不動，惟左手移至頂上，掌心向右。然後右腿提起，由前而後旁撥踢之，同時左手自後而前拍右足面，右手自前而後亦拍足右面，兩手拍右足面時，略成十字，然後右足落下。

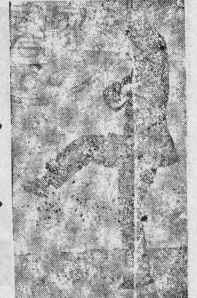

應用說明　敵自後擊我，我身卽後轉，以手撥開敵手，復乘勢以足旁踢之。

摟膝指襠捶

略釋　摟膝指襠捶者上步摟膝乘勢以拳擊敵之襠也。

姿勢說明　左足右上一步，弓膝，右腿蹬直，全體重心移於左足，同時右手握拳，向右下方直擊之。左手下摟左膝，復向上而撫右肱，以助其勢，身體仍面右方。

應用說明　敵以右手擊我，我以左手摟開，乘勢以右拳進擊其襠。

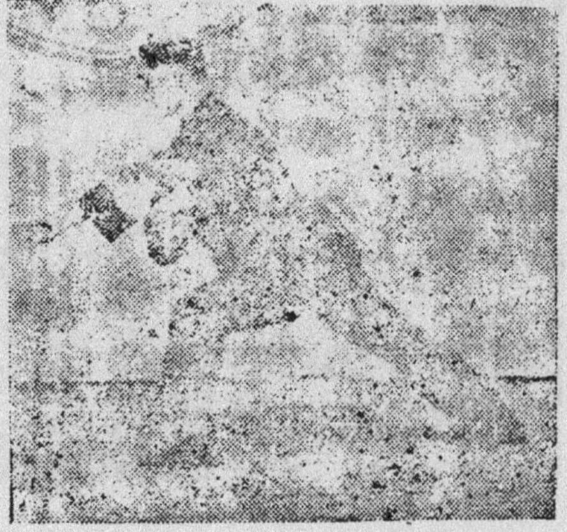

上步七星

略釋　上步七星者，向前進步作七星勢也，其姿態有類北斗之七星故名。

姿勢說明　左膝左弓右足左進一步，足尖點地置左足側，全體重心移於左足。同時左右手立掌垂肘交叉移至胸前，右手外而左手內，大指約與喉齊。

應用說明　方敵擊我，我以左手外摟敵臂，敵抽身思遁，我即乘勢上步以右手進擊其胸。

退步跨虎

略釋　退步跨虎者，身體下踞，有若伏虎之狀。

姿勢說明　右足右退半步，膝微曲，左足右撤，足尖點地，置右足側，

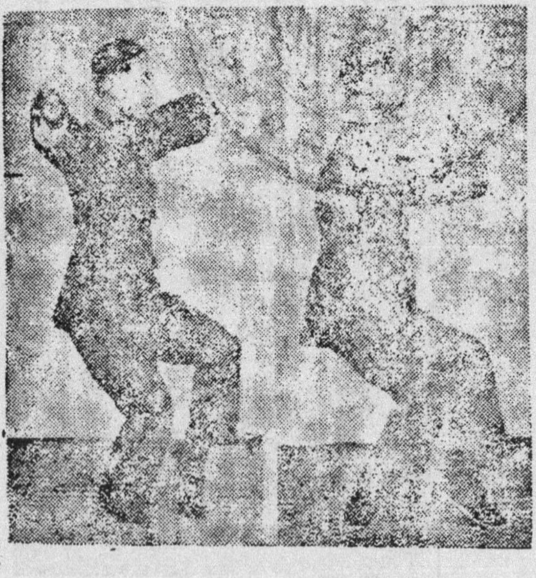

全體重心移於右足，同時左右手下落，向前後分開，兩臂均與肩平成一直線，惟左手下垂作鉤狀，右手立掌、掌心向前。

應用說明　敵以右足踢我下部，我以左手向外摟開，復以右手乘勢擊敵之脇。

轉身雙擺蓮

略釋　轉身雙擺蓮者，將身旋轉，雙手起舞，同時起脚旁踢、開而復合也。

姿勢說明　右手立掌移至左肩前，以右足爲軸、身體由左而前而右而後，至仍面左方止，左足則隨之

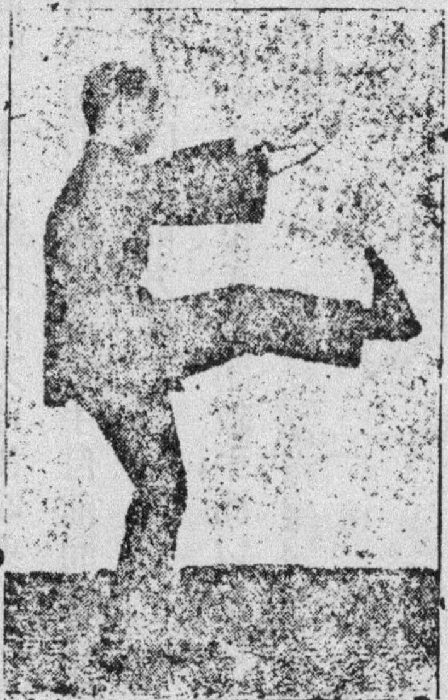

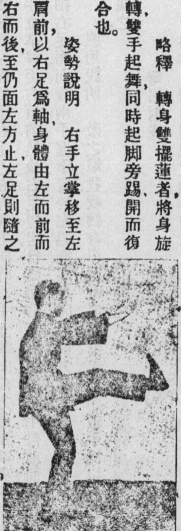

由後而左而前，至右足之右方落下，同時右手立掌向前方伸出，掌與肩平。左手立掌移至右肩前，然後右足提起，自後而前旁踢之，左右手自前而後先後拍右足面。而後兩手握拳，置於左脇側，右足向左前方落下。

應用說明　敵之擊我，我轉身以避敵之擊，復手撥開敵手，而以足從旁踢之。

彎弓射虎

略釋　彎弓射虎之動作，有若獵夫騎馬張弓射虎之狀。

姿勢說明　右足向左前方開一步，弓膝，左腿蹬直，全體重心移於右足。同時雙拳拳眼上下相對，右拳

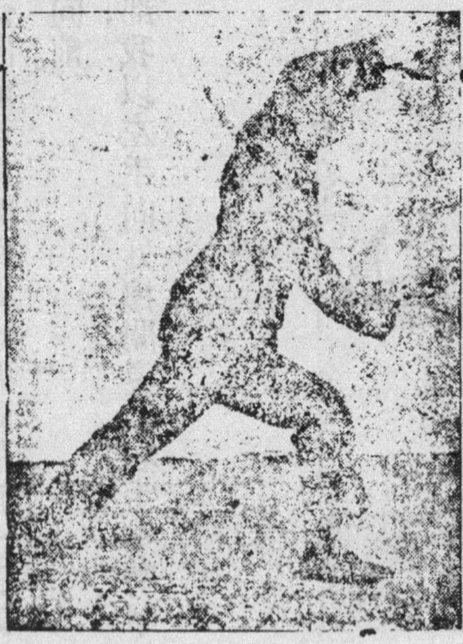

上而左拳下，徐徐移至胸前，然後由前而左循半圓形向左方伸出，右拳約與項齊，左拳約與胸齊。拳眼仍上下相對。

應用說明　敵以左手擊我，我以右手搌之，敵欲後撤其臂，我順其力而放之。

合太極

略釋　合太極者，諸勢練習既畢，動靜歸一，復還其始也。

姿勢說明　左足左上一步，右足向左并步，身體自左而前旋轉之面向前方，身體直立，雙臂下垂，復還元太極勢。

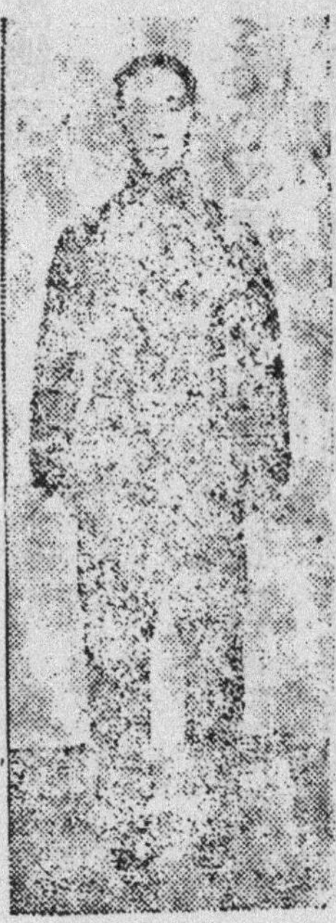

第五章　太極拳打手法總論

第一節　太極拳打手論

打手者研究懂勁之法也，先師曰：『由着熟而漸悟懂勁，由懂勁而階級神明。』旨哉言乎！夫究宜如何始能着熟？宜如何始悟懂勁？宜如何階級神明？此本章之所宜急急研究者也。

夫太極拳之各勢既已練習，則當首先注意姿勢是否正確？動作能否自然？待其既正確且自然矣，然後進而練習應用。應用既皆純熟，斯可謂着熟也矣。

雖然，此不過彼往我來之一勢一用而已耳！若彼連用數法，或因我之着而變化之斯時也，則如之何？於是乎懂勁尚焉。

夫懂勁者因己之不利處，推及彼之不利處也。方我之欲擊敵也，心中必先具一念，然後始擊之也。反是彼能無此一念乎？雖智愚賢不肖異等，而其先具之一念未嘗異也。

故彼念既興，我念亦起。眞僞虛實，難測異常，苟無一定之主宰，則必至於張皇失措，方恐應敵之不暇，尚何希其致勝哉！

雖然，當擊彼之念既起，則當存心彼我之着法孰速？欲擊之目的孰當？彼未擊至我身也，可否引其落空？或我之動作是否能動於彼先？待既擊至我身也，宜如何變其力之方向，使落不及我身？或能因彼之力，而使其力折回而還彼身。此等存心，究宜如何始能得之？蓋因我之某處懼彼之擊也，彼之某處亦懼我之擊，此明顯之理也。然而避我之怕擊處，擊彼之怕擊處，則彼欲勝，豈可得也。孫子曰：『知己知彼，百戰百勝。』此之謂也。

方此時也，可謂懂勁也矣。懂勁後，愈練愈精，漸至舍己從人，因敵變化，不思而得，從容中道，非達於神明矣乎？學者果能盡心研究之，則出奇入妙，將在於是也。是爲論。

第二節　太極拳打手歌

輕靈活潑求懂勁，陰陽旣濟無滯病，若得四兩撥千斤，開合鼓盪主宰定。

掤攦擠按須認眞，上下相隨人難進，任他巨力來打我，牽動四兩撥千斤，引入落空合卽出，黏連黏隨不丟頂。

採挒肘靠更出奇，行之不用費心思，果能輕靈幷堅硬，得其環中不支離。

彼不動，己不動。彼微動，己先動。似鬆非鬆。將展未展。勁斷意不斷。

第六章　太極拳打手法說明

太極拳之諸勢既已用畢，應用亦有端倪，乃可作進一步之研究，於是乎打手法尙焉。

夫打手者，二人互相對推，藉習運勁發勁之理，剛柔變化之機，先求己之不利處，然後制人。乃再因己之不利而制人。

雖然談之爲易，行之爲艱。非有心法，胡可得也。余研究打手有年矣。師友過訪，何千百計，然而剛者有之，柔者有之，能得其剛柔相濟者，蓋不多見也。於

太極拳打手方向圖

右後	後		左後
右	乙	甲	左
右前	前		左前

是不揣愚陋，擇其柔剛既濟之法，簡而易學之方，作圖立說，聊備有志之士，爲入道之門云爾。

太極拳打手法之基本坐腿法一

姿勢說明　身體面右而立，作太極勢，然後左足向右方邁出一步，足根點地，足尖翹起，膝微曲，右足不動，而腿下坐。全體重心移於右足。惟須立身中正，頭正頸直，涵胸拔背，裹襠護臂。兩臂立掌垂肘，向右方提起，漸漸移至胸前，左手五指向上，掌心向後方，大指約與鼻齊。右手五指向上，掌心向後方，置於左手與胸之間。惟大指約與喉齊。虛領頂勁，氣沉丹田，中立不依，忽隱忽現，全體輕靈活潑，出於自然，勿令絲毫遲滯耳。

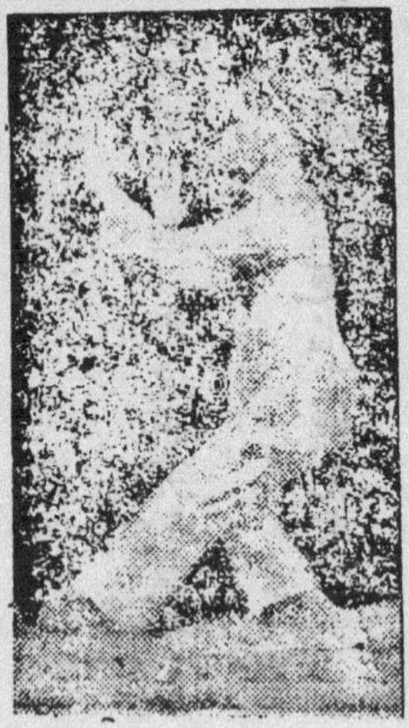

太極拳打手法之基本坐腿法二

姿勢說明　身體面右而立作太極勢，然後右足向右方邁出一步足根點地，足尖翹起，膝微曲，左足不動而腿下坐。全體重心移於左足。惟須立身中正，頭正頸直，涵胸拔背，裹襠護臀。兩臂立掌豎肘向右方提起，漸漸移至胸前，右手五指向上，掌心向前方，大指約與鼻齊。左手五指向上，心向後方，置於右手與胸之間。惟大指約與喉齊。虛領頂勁，氣沉丹田，中立不依，忽隱忽現，全體輕靈活潑，出於自然，勿令絲毫遲滯耳。

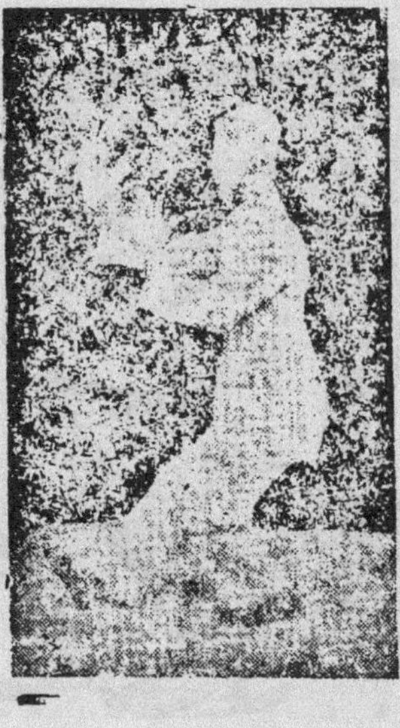

太極拳打手法之基本搭手法一

姿勢說明　甲乙二人左右對面

而立，同作基本坐腿法一，相距約一步遠。然後甲之右腕與乙之右腕相搭，甲之左手貼乙之右肘，乙之左手貼甲之右肘。惟須神舒體靜，處處輕靈，以待敵之變化耳。

太極拳打手法之基本搭手法二

姿勢說明　甲乙二人左右對面而立，同作基本坐腿法二，相距約一步遠。然後甲之左腕與乙之左腕相搭，甲之右手貼乙之左肘，乙之右手貼甲之

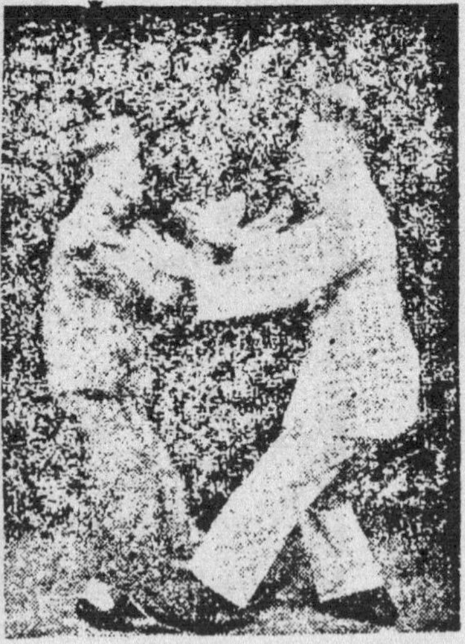

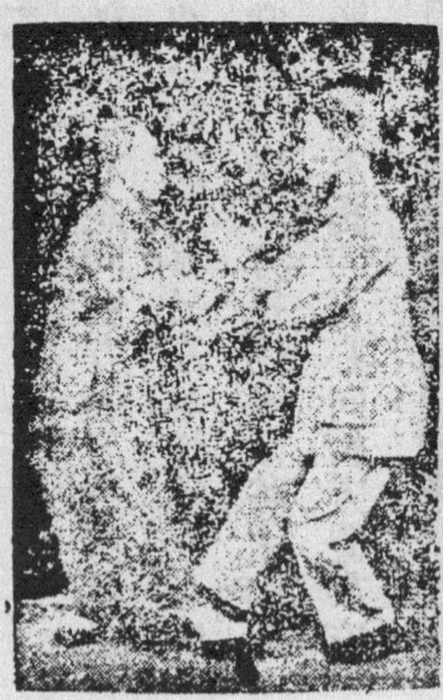

左肘。惟須神舒體靜處處輕靈以待敵之變化耳。

掤擺擠按打手法

掤擺擠按者，四正方練習應敵之法也。爲太極拳中之最重要者。然已往諸賢名著只載其名，而於練習之法，如何應用，未曾題及。以致學者無從學起。今用科學方法將諸法分析說明，待其根基既立，然後從事於採挒肘靠打手法之練習，庶不至望洋興嘆也。

掤之打手法一

略釋　掤者，捧也，敵擊我，而我因彼力斜上方捧之使其力復還於其身而不得下降也。

姿勢說明　甲乙二人左右對面

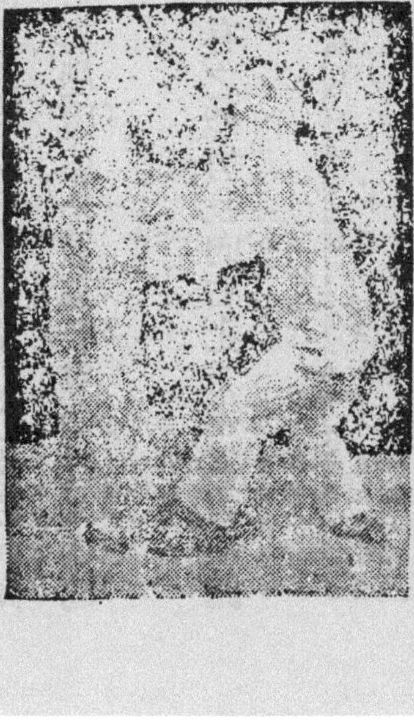

而立同作基本搭手法一，則甲以右腕搭乙之右腕，甲之左手貼乙之右肘，向乙身之斜上方掤去，同時甲之左膝右弓右腿蹬直，全體重心，移於左足，面向右方目注乙面。

應用說明　敵爲我掤起，則失其固有之能力，我向右上方承其力而拋擲之。

掤之打手法二

略釋　同前。

姿勢說明　甲乙二人左右對面而立，同作基本搭手法一，則乙以右腕搭甲之右腕，乙之左手貼甲之右肘，向甲身之斜上方掤去，同時乙之左膝左

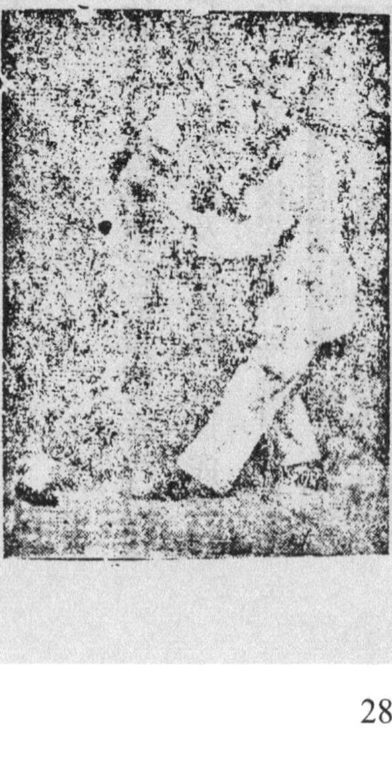

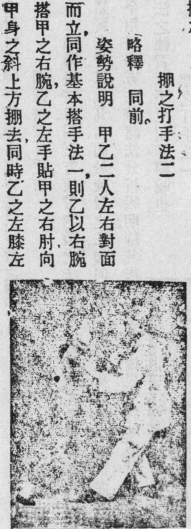

弓右腿蹬直，全體重心移於左足，面向左方，目注甲面。

應用說明　同前，惟右上方爲左上方。

掤之打手法三

略釋　見前。

姿勢說明　甲乙二人左右對面而立，同作基本搭手法二，則甲之左腕搭乙之左腕，甲之右手貼乙之左肘，向乙身之斜上方掤去，同時甲之右膝右弓，左腿蹬直，全體重心，移於右足。面向右方，目注乙面。

應用說明　同前一。

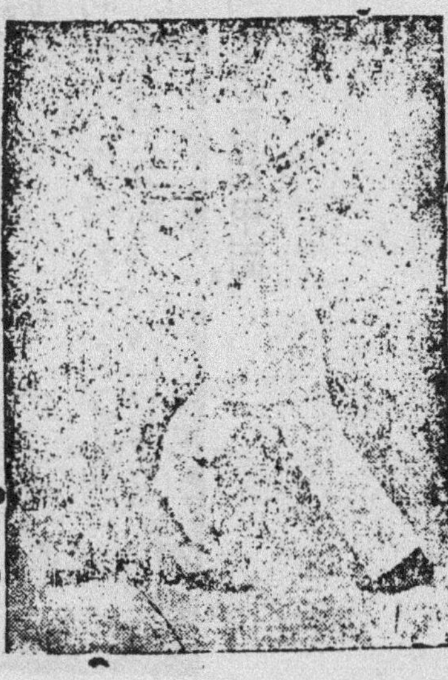

掤之打手法四

略釋　見前。

姿勢說明　甲乙二人左右對面而立，同作基本搭手法二、則乙以左腕搭甲之左腕，乙之右手貼甲之左肘，向甲身之斜上方掤去，同時乙之右膝左弓，左腿蹬直，全體重心移於右足。面向左方目注甲面。

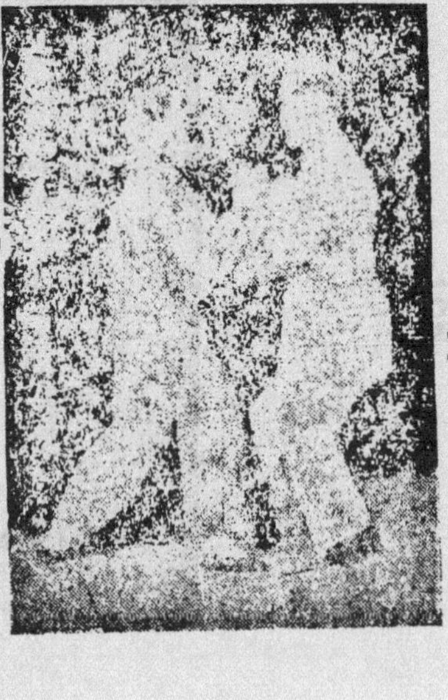

應用說明　同前二。

攦之打手法一

略釋　攦者，舒也，敵掤我，我向斜下方攦之，以舒其力。

姿勢說明　由掤之打手法一，則乙既爲甲掤起，乙卽涵胸，將身向後微移，用右手攬甲之右腕，左手貼甲之右肘，向前下方攦之。同時乙之左足尖翹起，右腿下踞，全體重心移於右足。面向左方，目注甲面。

應用說明　方我被敵掤起之時，我卽因彼之力，向前下方順其力而攦之。

攦之打手法二

略釋　同前。

姿勢說明　由掤之打手法二，則甲既爲乙掤起，甲卽涵胸，將身向後微

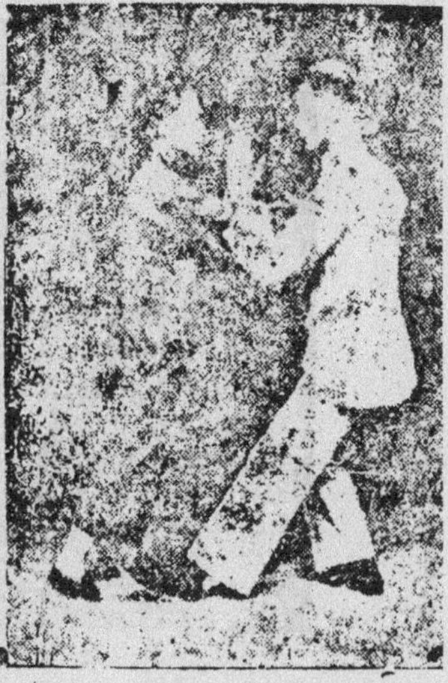

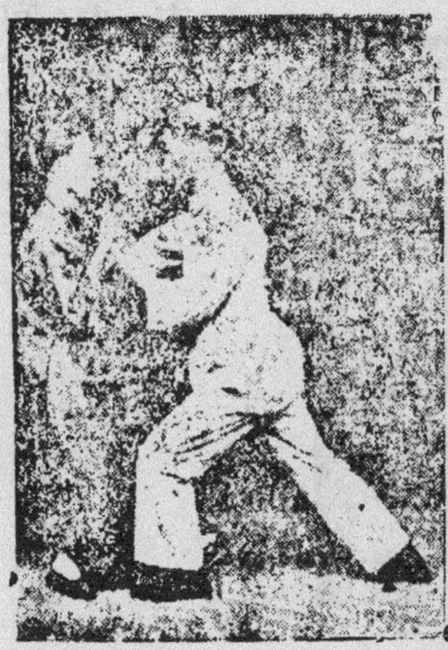

移，用右手攬乙之右腕，左手貼乙之右肘，向後下方攦之，同時甲之左足尖翹起、右腿下踞。全體重心、移於右足面向右方目注乙面。

應用說明　同前惟前下方爲後下方。

攦之打手法三

略釋　見前。

姿勢說明　由掤之打手法三，則乙旣爲甲掤起，乙卽涵胸，將身向後微移，用左手攬甲之左腕，右手貼甲之左肘，向後下方攦之。同時乙之右足尖翹起、左腿下踞、全體重心，移於左足面向左方目注甲面。

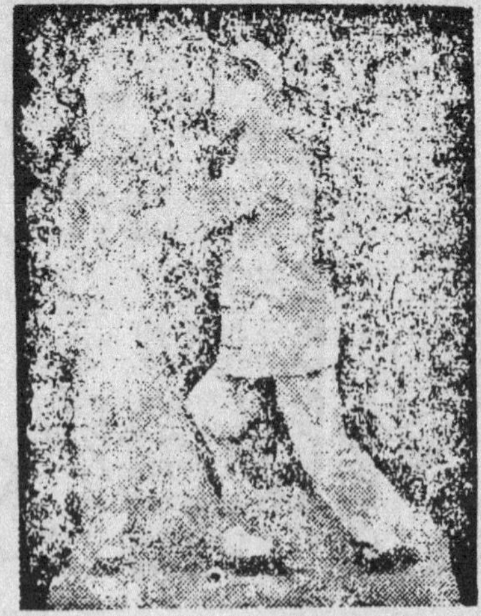

應用說明　同前二。

攦之打手法四

略釋　見前。

姿勢說明　由掤之打手法四，則甲既爲乙掤起，甲卽涵胸，將身向後微移，用左手攬乙之左腕，右手貼乙之左肘，向前下方攦之同時甲之右足尖翹起，左腿下踞，全體重心移於左足，面向右方，目注乙面。

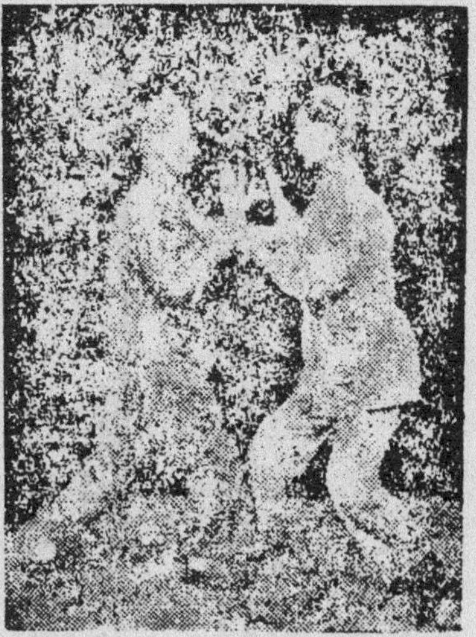

應用說明　同前一。

擠之打手法一

略釋　擠者排也，敵之以雙手攦我，我將肱平曲而排擠之，使敵之雙手均避於懷內而不得移動。

姿勢說明　由攦之打手法一，則甲因乙之攦，卽將右肱平曲向乙胸間擠去避其雙手於懷內，同時將左手按右肱以助其勢。并將左膝右弓，右腿蹬直，全體重心移於左足。面向右方，目注乙面。

應用說明　敵攦我右臂，我將右肱平曲，因彼之攦力，向敵胸間擠去，以避敵之雙手，然後以左手助右肱而拋擲之。

擠之打手法二

略釋　同前。

姿勢說明　由攦之打手法二則

乙因甲之攦，卽將右肱平曲，向甲胸間、擠去，避其雙手於懷內，同時將左手按右肱以助其勢。并將左膝左弓，右腿蹬直。全體重心，移於左足。面向左方，目注甲面。

應用說明　同前。

擠之打手法三

略釋　見前。

姿勢說明　由攦之打手法三則

甲因乙之攦、卽將左肱平曲，向乙胸間

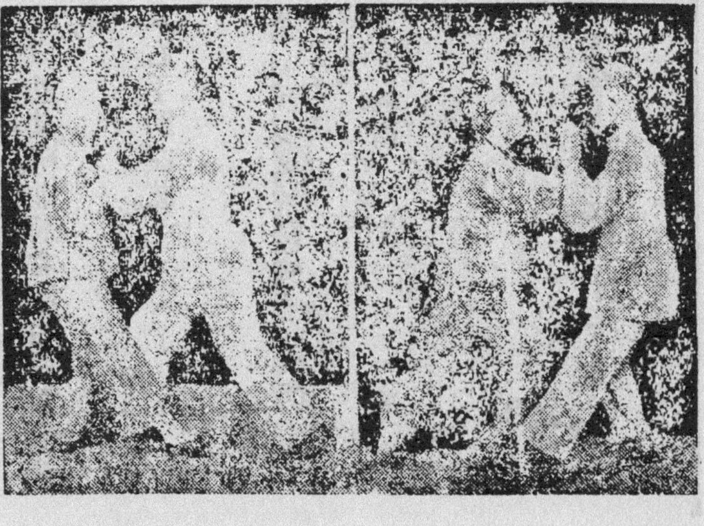

擠去避其雙手於懷內同時將右手按左肱以助其勢並將右膝右弓左腿蹬直全體重心移於右足面向右方目注乙面。

應用說明　見前二惟左手助右肱爲右手助左肱。

擠之打手法四

略釋　見前。

姿勢說明　由搬之打手法四則乙因甲之搬卽將左肱平曲向甲胸間擠去避其雙手於懷內同時將右手按左肱以助其勢並將右膝左弓左腿蹬直全體重心移於右足面向左方目注甲面。

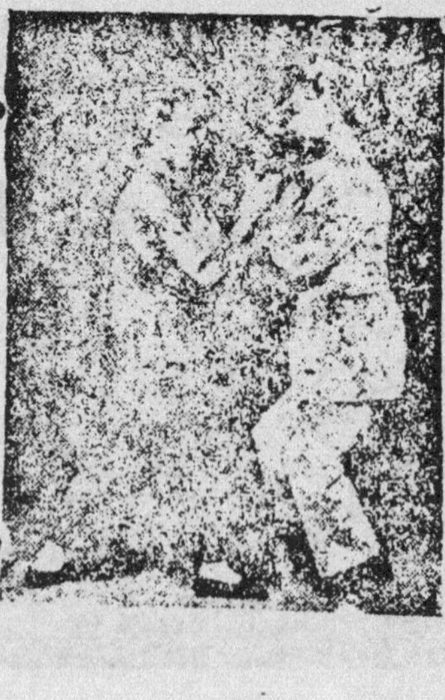

應用說明　同前三。

按之打手法一

略釋　按者，抑也。敵擠我，我下按而抑其力，使其力不能上騰。

姿勢說明　由擠之打手法一，則乙既被甲擠起，乙即涵胸垂肘，雙手下按，以抑其力，同時左膝左弓，右腿蹬直，全體重心移於左足，面向左方，目注甲面。

應用說明　敵以右肱擠我，我即涵胸，將手下按，以抑其力，待其力既空，然後再拋擲之。

按之打手法二

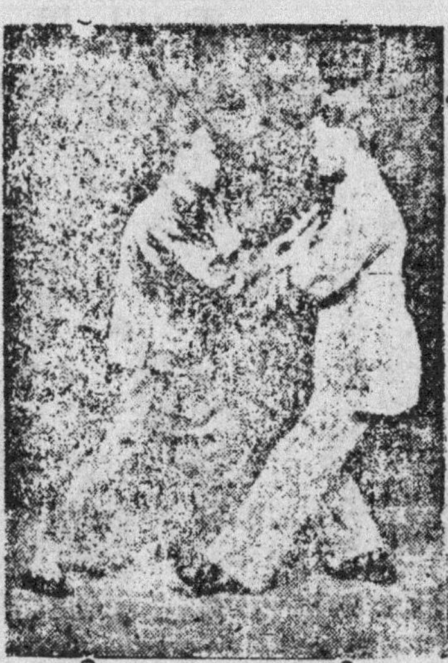

略釋　同前。

姿勢說明　由擠之打手法二，則甲既被乙擠起，甲卽涵胸垂肘，雙手下按，以抑其力。同時左膝右弓，右腿蹬直，全體重心移於左足。面向右方目注乙面。

應用說明　同前。

按之打手法三

略釋　見前。

姿勢說明　由擠之打手法三，則乙既被甲擠起，乙卽涵胸垂肘，雙手下按，以抑其力。同時右膝左弓，左腿蹬直，全體重

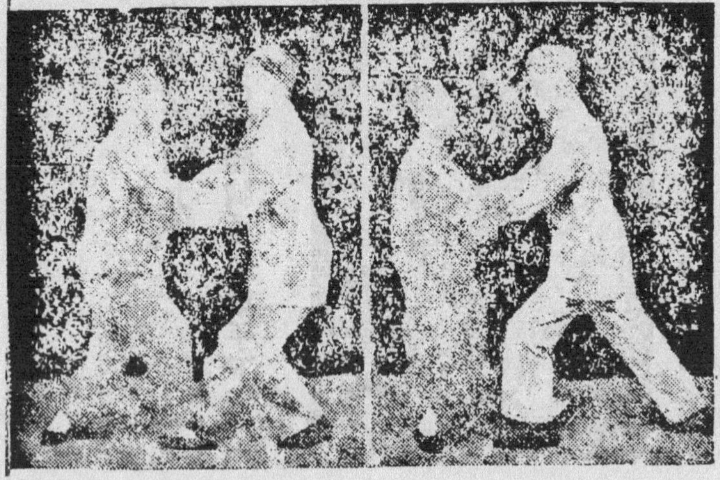

心移於右足面向左方目注甲面。

應用說明　見前。

、按之打手法四

略釋　見前。

姿勢說明　由擠之打手法四，則甲既被乙擠起，甲即涵胸垂肘，雙手下按，以抑其力。同時右膝右弓，左腿蹬直，全體重心，移於右足。面向右方，目注乙面。

應用說明　見前。

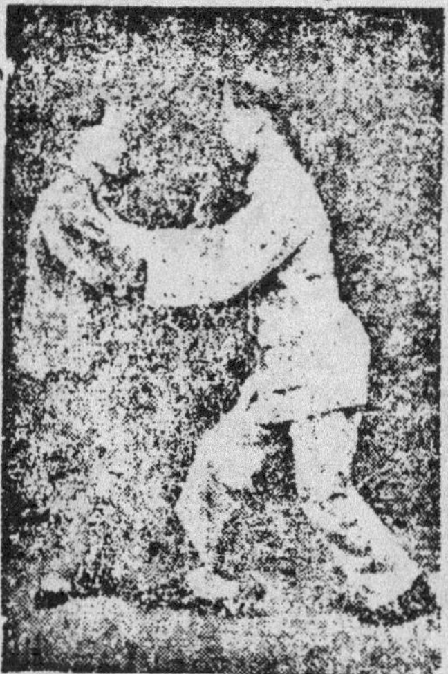

一

太極拳打手法之基本搭手法三

甲乙二人左右對面而立，相距約一步遠，同作太極勢。然後甲乙各將右臂抬起，甲之右腕與乙之右腕相搭，甲之左手貼乙之右肘，乙之左手貼甲之右肘，身體直立，目均平視。

太極拳打手法之基本搭手法四

甲乙二人左右對面而立，相距約一步遠，同作太極勢。然後甲乙各將左臂抬起，甲之左腕與乙之左腕相搭，甲之右手貼乙之左肘，乙之右手貼甲之左肘，身體直立，目均平視，

採挒肘靠打手法

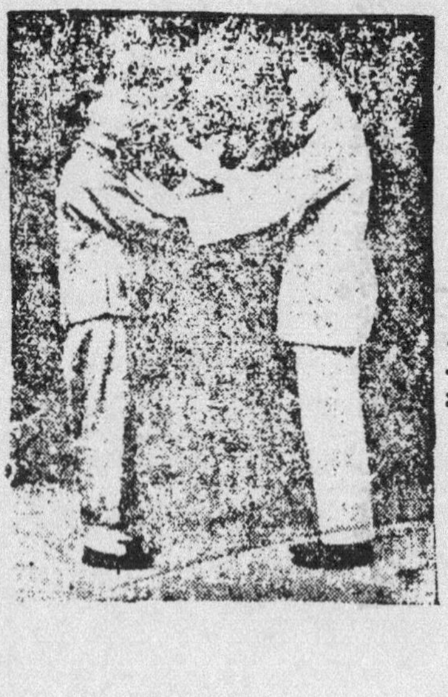

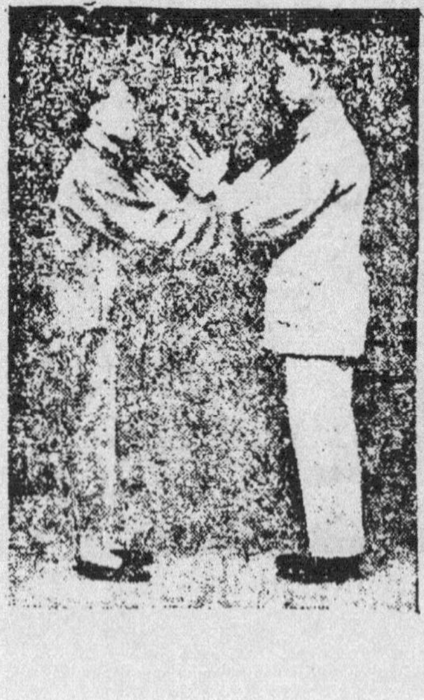

採挒肘靠打手法者四隅角練習應敵之法也，然而此法週行四隅，動作較爲複雜。故當今國術同志能者亦甚罕睹，茲用科學方法，將諸法一一分析說明，使學者一目了然，循序漸進，不難達於神明也。

採之打手法一、

略釋　採者，摘也，擇而取之之謂，蓋禦敵之時，將敵人之力，向旁牽引，如選物者，先擇而後取之，轉置他方之意也。

姿勢說明　甲乙二人左右對面而立，同作基本搭手法三。甲則以右手攬乙之右腕，左手貼乙之右肘，向左後下方採之。同時甲將右足向左後方開

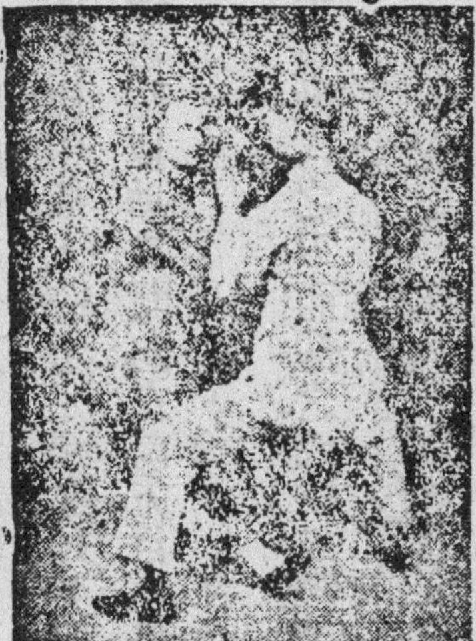

一步，雙腿下踞，全體重心移於兩足間之中點，面向右後方，目注乙面。

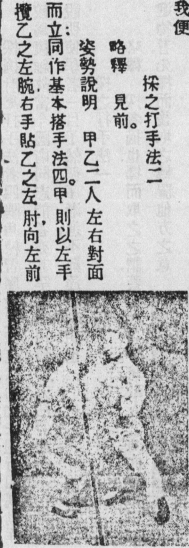

乙將左足向左後方開一步，右足向甲襠中插入一步，足根點地，足尖翹起。同時將右臂向左後下方伸出，左手撫右肱以助之，面向左前方，目注甲面。全體重心，移於左足。

應用說明　敵人欲攌我右臂，我平移敵人之力而採之，或擊或擲，皆由我便。

採之打手法二

略釋　見前。

姿勢說明　甲乙二人左右對面而立，同作基本搭手法四。甲則以左手攬乙之左腕，右手貼乙之左肘，向左前

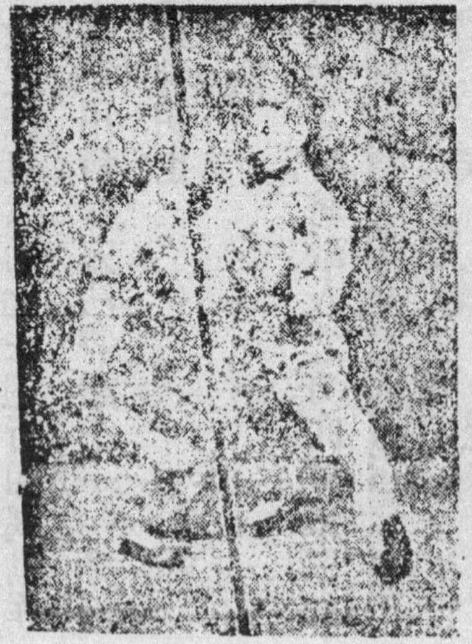

下方採之。同時將左足向左前方開一步，雙腿下踞，全體重心，移於兩足間之中點。面向右前方，目注乙面。

乙將右足向左前方開一步，左足向甲襠中插入一步，足根點地，足尖翹起。同時將左臂向左前下方伸出，右手撫左肱以助之。面向左後方，目注甲面。全體重心，移於右足。

應用說明　同前，惟右臂爲左臂。

挒之打手法一

略釋　挒者，以手執物而力轉之，蓋禦敵之時，轉移敵人之力，還擊其身也。

姿勢說明　由採之打手法一，則甲用左手按乙之左腕，右手貼乙之左肘，向下按之。同

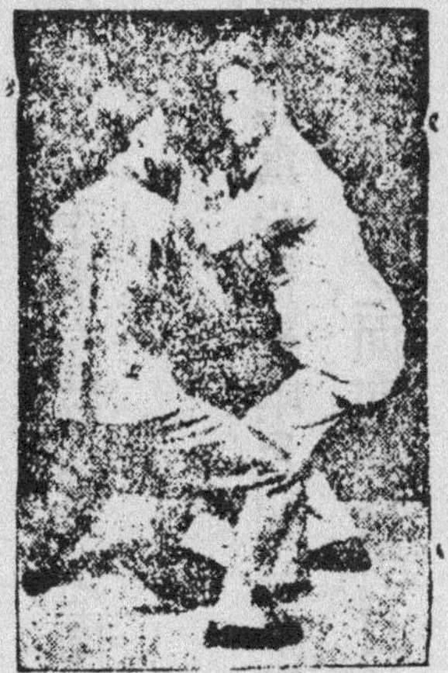

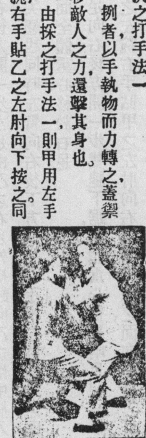

時甲之右足向右後方開一步，左足由乙之右足外提起，向乙之襠中插入一步、足根點地、足尖翹起。同時左臂向右後下方伸出、右手撫左肱以助之。面向右前方、目注乙面。全體重心、移於右足。

乙則將左足向右後方開一步，雙腿下踞，全體重心，移於兩足間之中點。同時左手攬甲之左腕，右手貼甲之左肘，向右後下方擺之，面向左後方，目注甲面。

應用說明　敵因我之採力，以肩肘來靠我胸，我轉移其力之方向，使敵人之力，還擊於其身。

挒之打手法二

略釋　見前。

姿勢說明　由採之打手法二，則甲用右手按乙之右腕，左手貼乙之右肘向下按之，同時甲之右足由乙之左足外提起，向乙之襠中插入一步，足根點地，足尖翹起，全體重心移於左足。同時右臂向右前下方伸出，左手撫右肱以助之。面向右後方，目注乙面。

乙將右足向右前方開一步，雙腿下踞，全體重心移於兩足間之中點。同時右手攬甲之右腕，左手貼甲之右肘，向右前下方攔之。面向左前方，目注甲面。

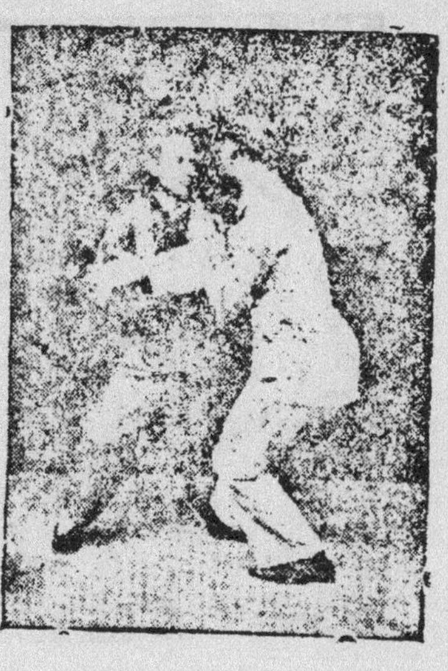

應用說明　同前。

肘之打手法一

略釋　肘者，臂之彎曲處之外側也，應敵之時，因彼之捌力，乘勢以肘擊敵也。

姿勢説明　由捌之打手法一，則甲將左臂上撥，同時將左足抽出向左前方開一步，雙腿下踞，全體重心移於兩足間之中點。并以左手攬乙之左腕。右手貼乙之左肘，向左前下方攪之。之面向右前方，目注乙面。

乙因甲之撥力，用左掌向甲之面部撲擊，並以右手按甲之左肘，向左前下方捌之。同時右足向左前方開一步，左足向甲襠中插入一步，足根點地，足尖翹起。左臂向左前下方伸出，以右手

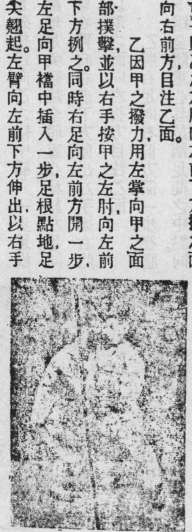

捺左肱以助之。面向左後方，目注甲面。

應用說明　敵既將我挒起，我因其力向前進身，乘勢以肘擊敵之胸。

肘之打手法二

略釋　見前。

姿勢說明　由挒之打手法二，則甲將右臂上撥，同時將右足抽出，向左後方開一步，雙腿下踞，全體重心移於兩足間之中點。並用右手攬乙之右腕，左手貼乙之右肘。向左後下方攦之。面向右後方，目注乙面。

乙因甲之撥力，用右掌向甲之面部撲擊，并以左手按甲之右肘，向左後

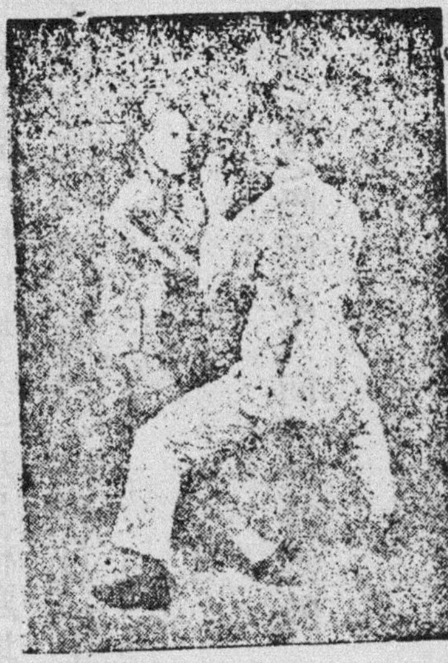

下方之同時左足向左後方開一步，右足向甲襠中插入一步，足根點地，足尖翹起。右臂向左後下方伸出，以左手撫右肱以助之。面向左前方，目注甲面。

應用說明　同前。

靠之打手法一

略解　靠者依他物以爲安固之謂，於應敵之際，因敵力向前進身，乘勢以肩靠之。

姿勢說明　由肘之打手法一，則甲以右手按乙之右腕，左手貼乙之右肘，向下按之，同時甲之右足由乙之左足外提起，向乙之襠中插入一步，足根點地，足尖翹起，全體重心移於左足。同時右臂向右前下方伸出，左手撫右肱以助之，面向右後方，目注乙面。

乙將右足向右前方開一步，雙腿下踞，全體重心，移於兩足間之中點。同

時右手攬甲之右腕，左手貼甲之右肘，向右前下方擬之。面向左前方，目注甲面、

應用說明　敵採我，我即因彼之力，以肩靠敵之胸。

靠之打手法二

略釋　見前。

姿勢說明　由肘之打手法二則甲以左手按乙之左腕，右手貼乙之左肘，向下按之，同時甲之左足由乙之右足外提起，向乙之襠中插入一步，足根點地，足尖翹起，全體重心移於右足，同

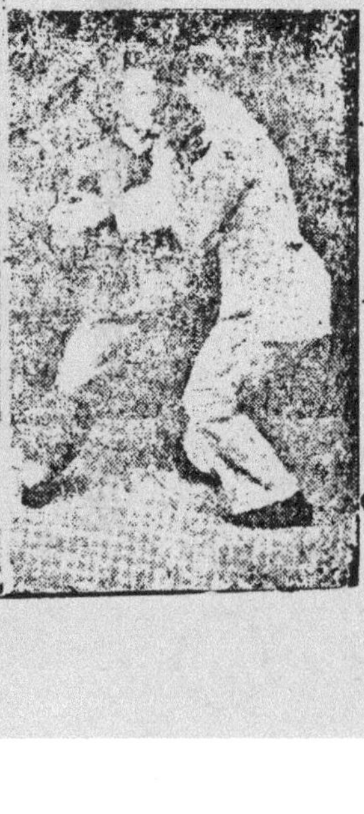

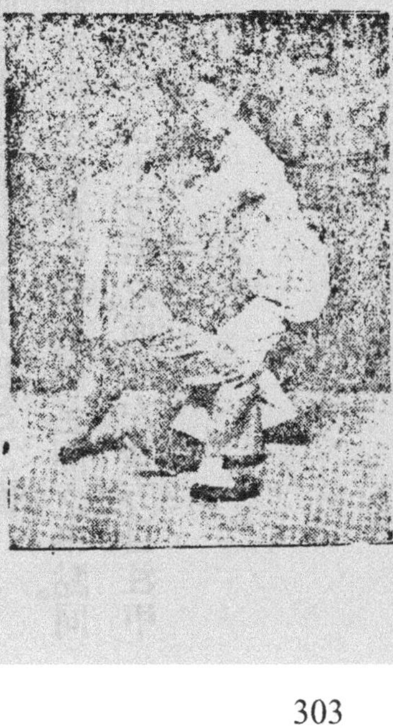

時左臂向右後下方伸出，右手撫左肱以助之面向右前方，目注乙面。

乙將左足向右後方開一步雙腿下踞，全體重心，移於兩足間之中點。同時左手攢甲之左腕，右手貼甲之左肘，向右後下方搬之。面向左後方，目注甲面。

應用說明　同前。

中華民國玖拾壹年捌月拾伍日贈送

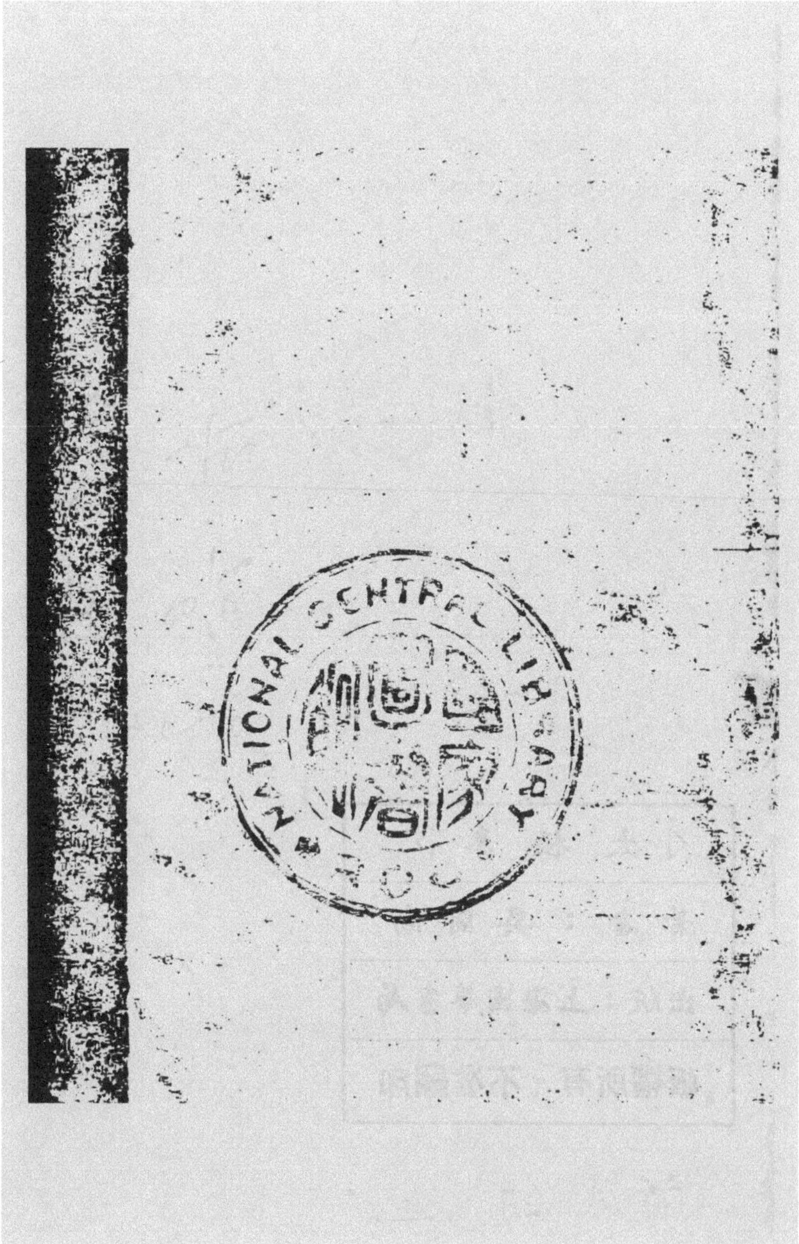
NATIONAL CENTRAL LIBRARY
R.O.C.

〈太極拳〉

著者：吳圖南

出版：上海國華書局

民國 八年叁月

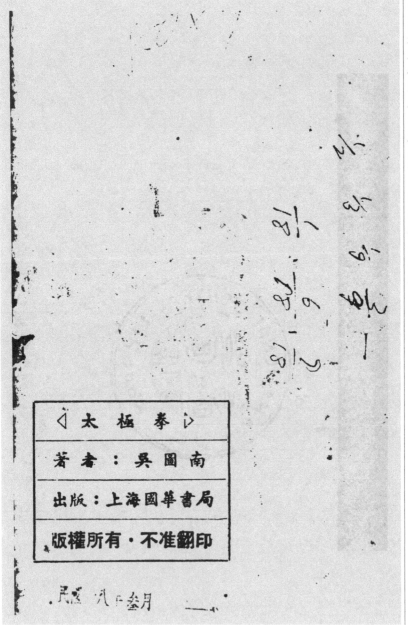

陳氏太極拳彙宗（上册）

陳績甫　著　仁聲印書局　民國二十四年十月初版

陳氏太極拳彙宗

于右任

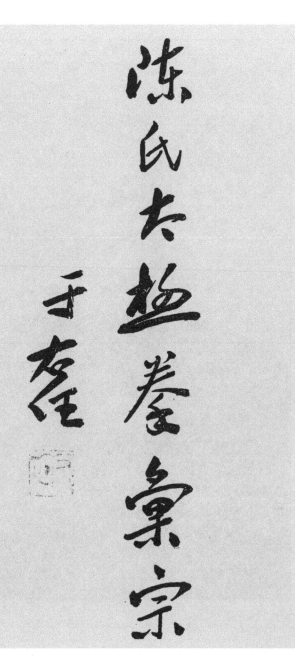

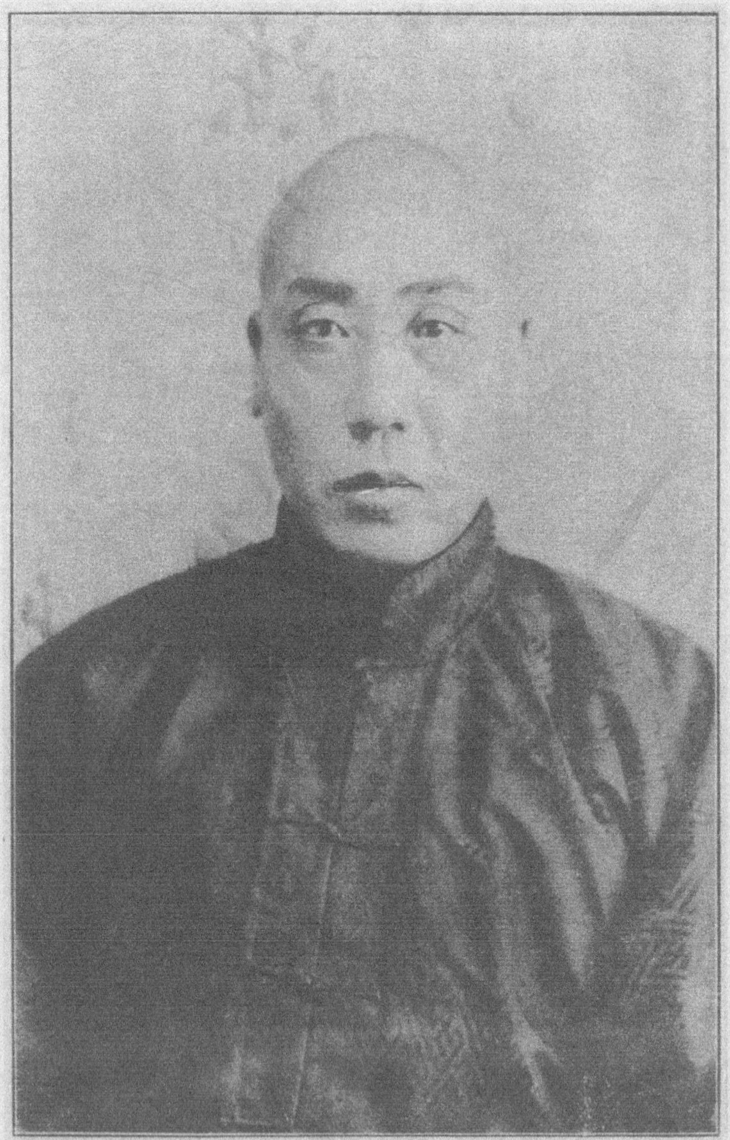

陳發科福生

推手註解

何謂推手推手者卽是拳內實用之法編成掤攌擠捺四勢套在一處二人對推一來一往如長江之水滔滔不斷內中的意思全是走法走法如同滑冰將敵人之氣滑落空地卽是引勁落空之法將來工夫練到十分純熟可以刃加肌膚一砍一滾百砍百滾之妙

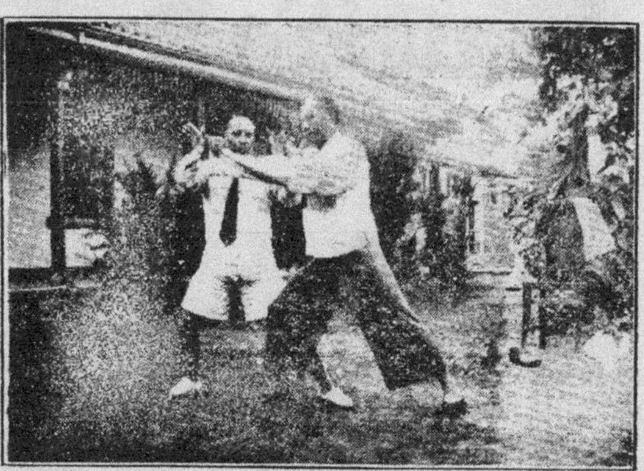

掤

乙用兩手牽住甲右肱甲用右肱掤住乙兩手往上掤之內有打右膁靠之意

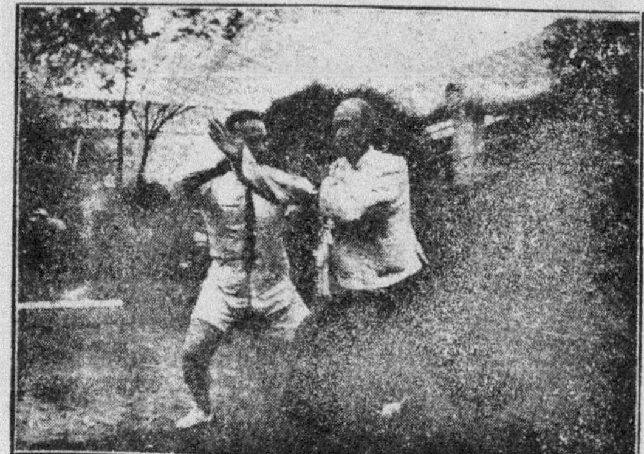

攌

乙用兩手攌住甲右肱往前攌甲順勢用右背靠住乙胸內有打背靠之意

擠

乙用兩手擠住甲右肐膊甲連肩帶肘靠住乙胸往外擠內有打穿心肘之意

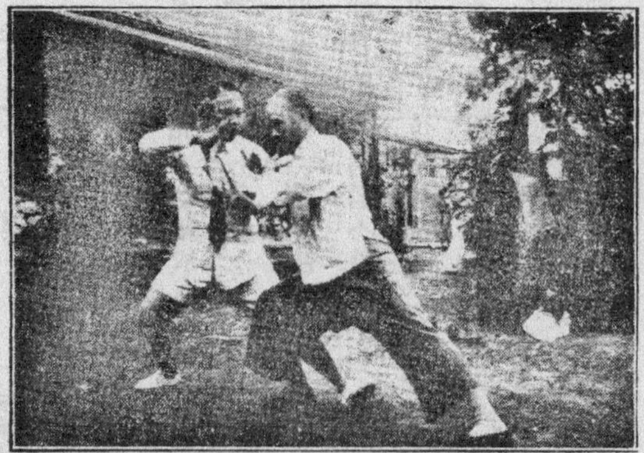

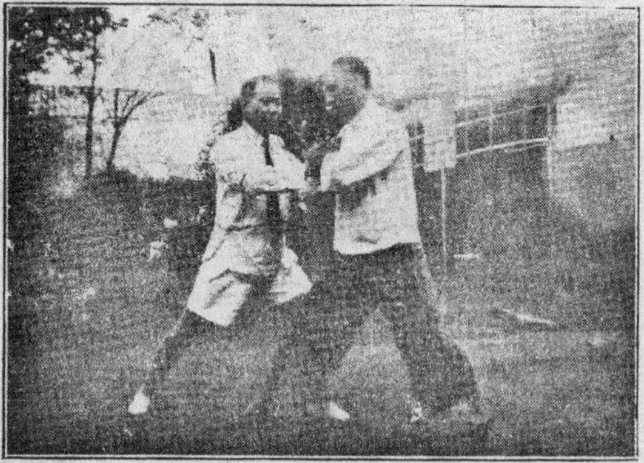

捺

乙用兩手捺住甲左肱甲用左肱迎之順勢往左一滑將乙引落空地內有引勁落空之意

此圖只說半面因左半面與右半面相同故不必再列圖說

推手七言俚語

掤攦擠捺須認眞

上下相隨人難進

任他巨力人來打（只用四兩氣）

牽動四兩撥千斤

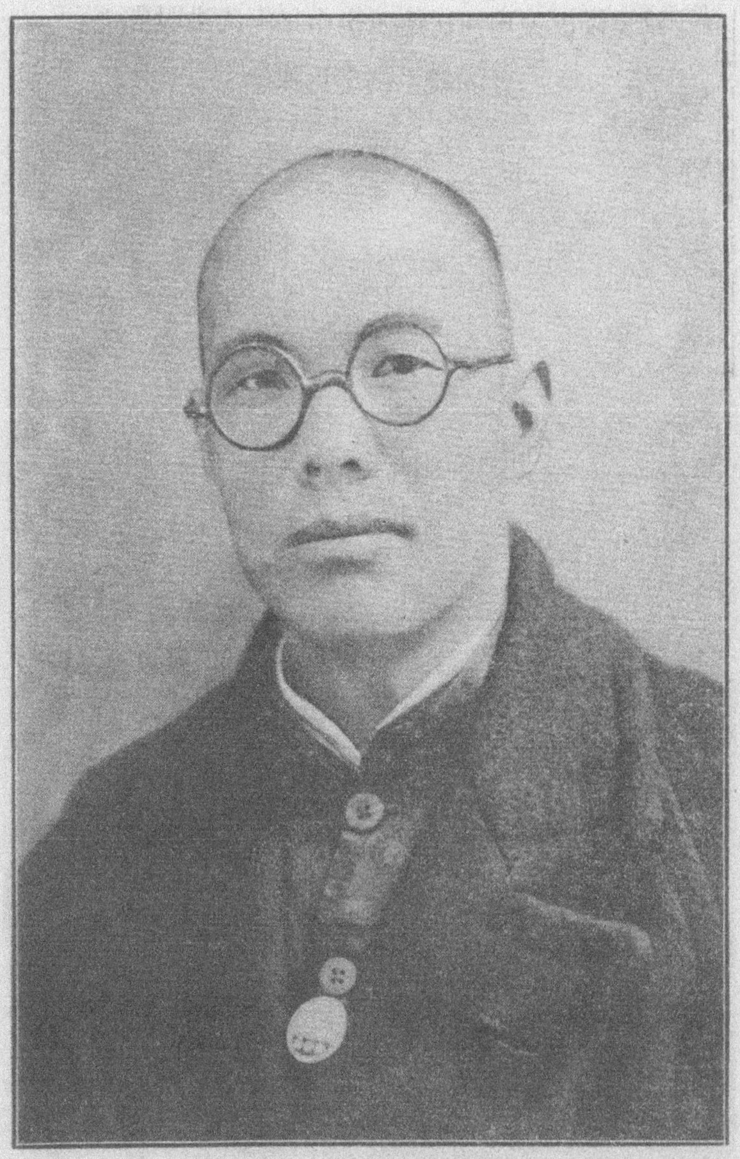

陳照丕 績甫

自明洪武七年由山西遷居河南溫縣陳家溝

陳氏拳術系統表

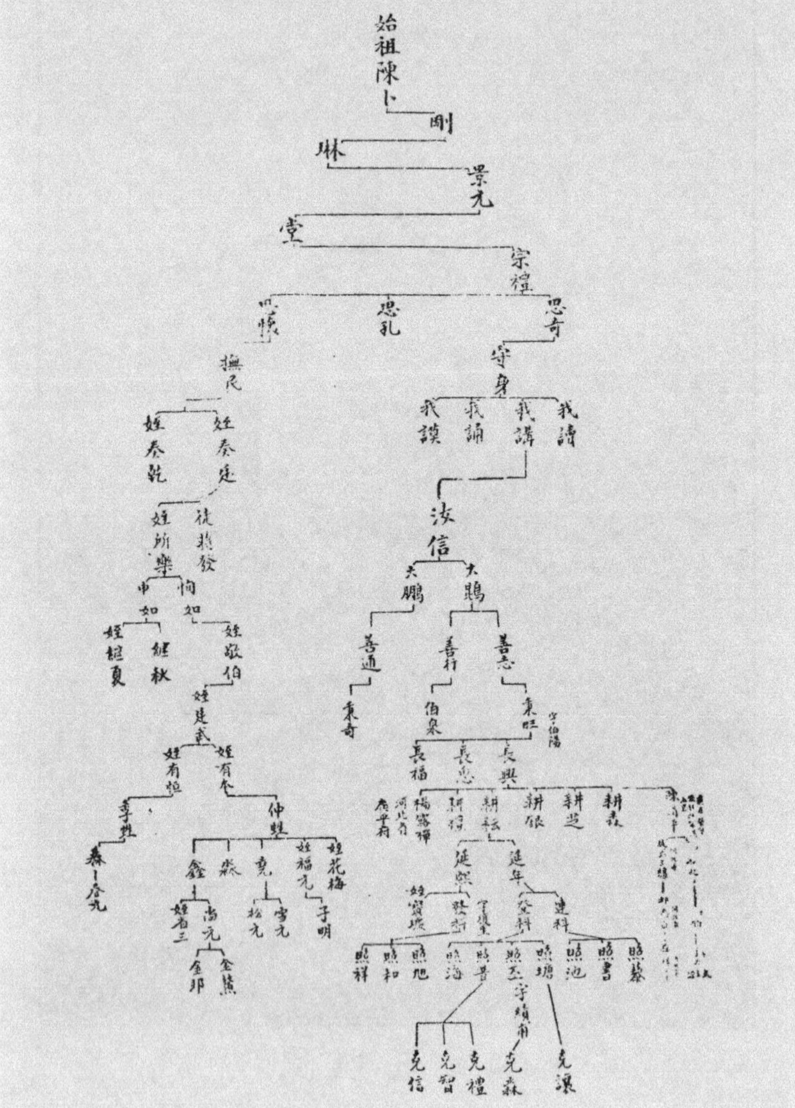

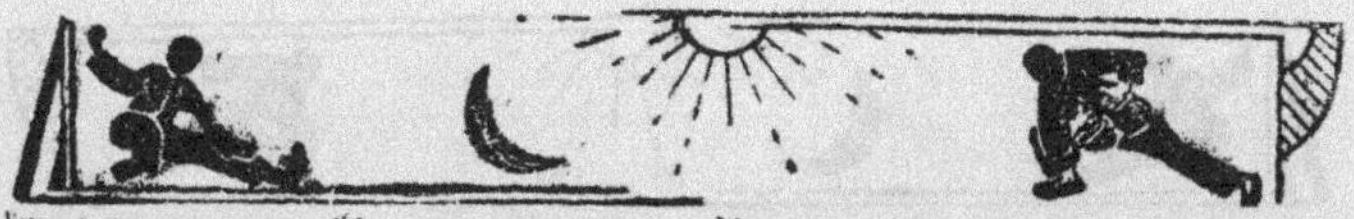

陳氏太極拳彙宗目錄

太極拳學入門總解

陳氏太極拳彙宗　目錄

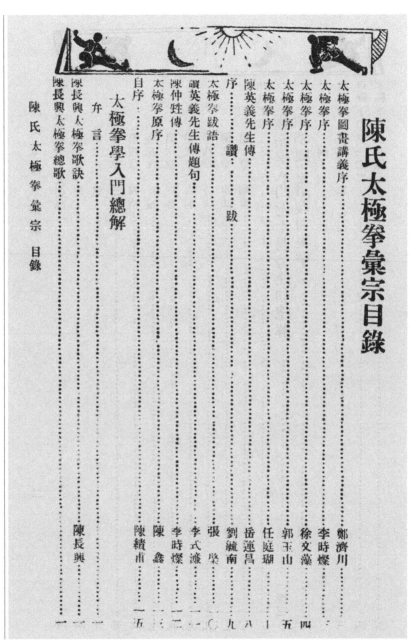

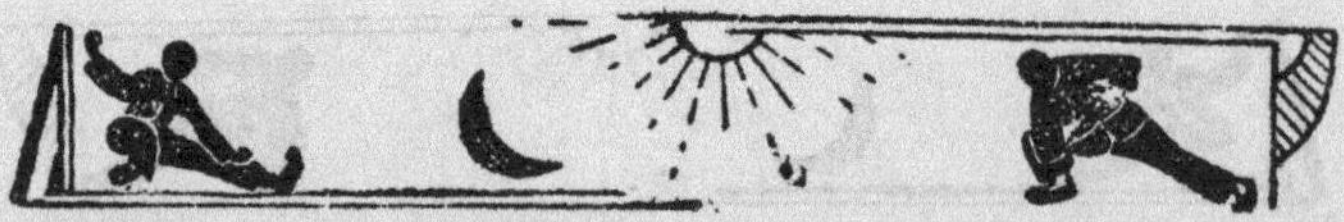

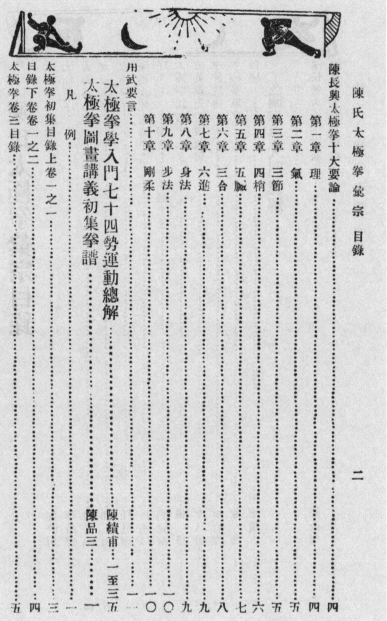

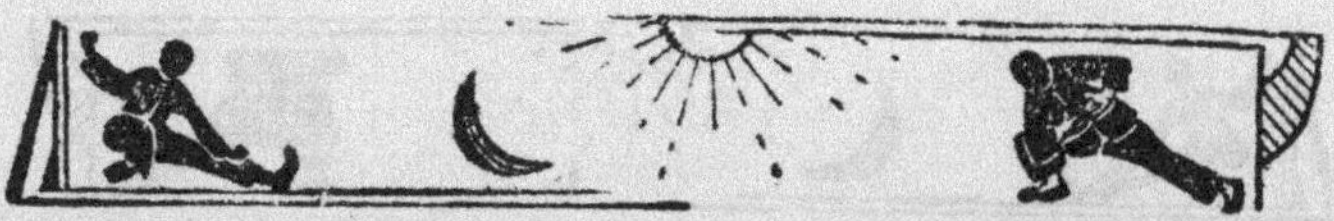

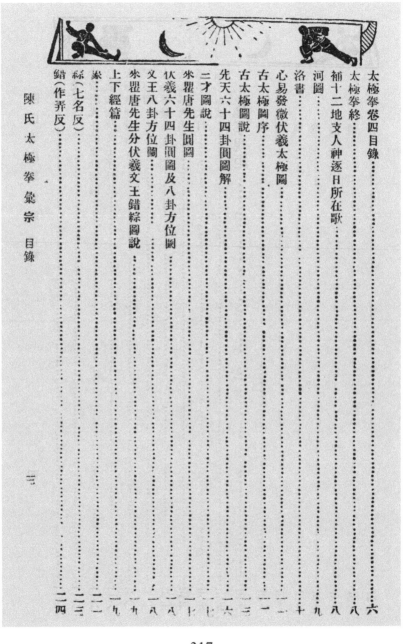

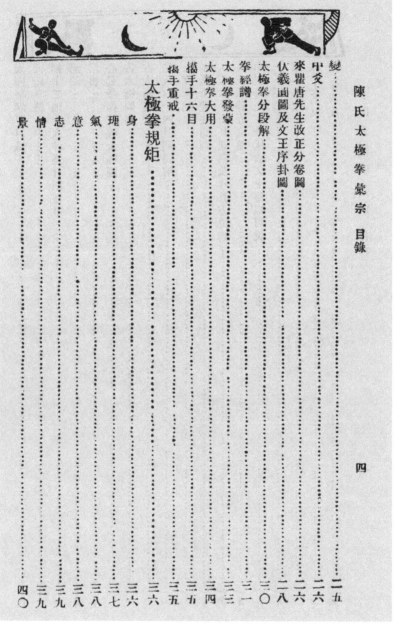

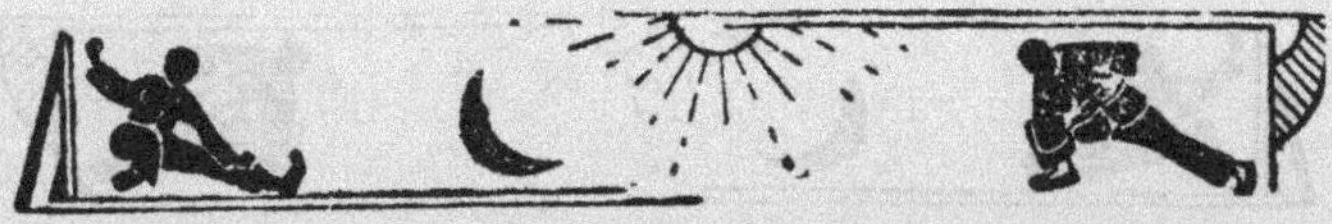

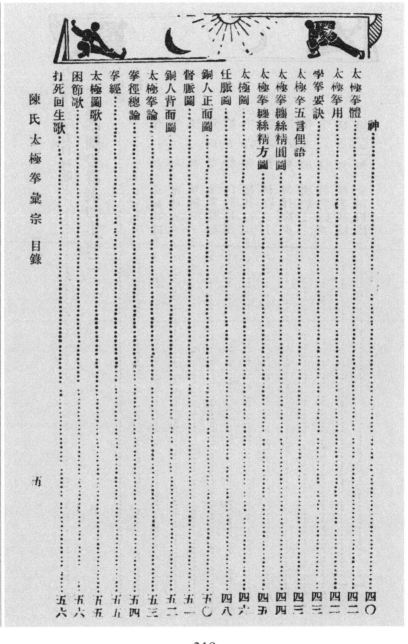

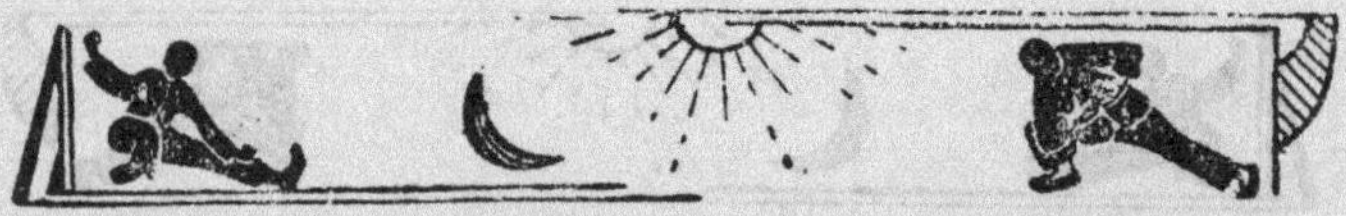

太極拳圖畫講義初集卷二

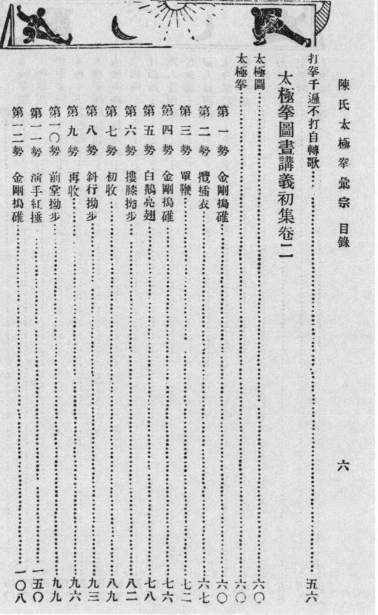

太極拳圖畫講義叙

天地之道陰陽而已人身亦然顧人身之陰陽往往不得其平則血滯而疾病生故練氣之術尙焉中國拳術流傳已久然皆習爲武技其中精義瞢然不講卽有略知一二者或珍祕不以示人殊爲憾事品三陳先生爲英義先生之哲嗣夙精拳術又深學理積數十年之心得著太極拳眞詮一書已巳初夏策杖過余鬢髮飄然年已八十有一矣以弁言屬余受而讀之其於拳術之屈伸開合卽陰陽闔闢之理反覆申明不厭求詳可謂發前人之所未發方今提倡國術設館教士若得此書以資講授將見事半功倍一日千里其裨益豈淺鮮哉先生云此書講拳術骨肉停勻蓋卽動靜交相養陰陽得其平之精義也余學植淺薄未能窺測奧妙謹抒管見待質諸高明

中華民國十八年五月　杜嚴敬識

太極拳法序

自來有文事必有武備而武備之傳首重拳法昔之拳法僉以少林寺爲宗千喙同聲

向無異說熟知拳法之精妙莫踰於陳家溝乎少林寺爲强硬派恃其毅力固可衝鋒而禦武然變化無多終涉形器之粗若陳溝則不剛不柔適得其中如宜僚之弄丸敬德之避矟公孫大娘之舞劍器渾脫習而熟焉五官百骸通體皆靈譬睡夢中有人以鋒刃加已冥焉不知躲避然鋒將及膚之毫毛而及自滚焉一斫一滚百斫百滚而鼾睡者若罔覺焉此太極拳法之精妙甲於天下初咸豐癸丑五月流寇竄温賊中渠魁軀偉高六尺許腰大數圍如昆陽之巨無霸嘗挾銅砲攻城一躍登陴所至無不破敗時英義先生誘入溝中先生以單手出鎗斃之率子姪族衆等與該匪戰於黃河灘後奉上憲扎帶鄉勇剿洗白龍王廟餘黨助軍克復亳州陳州及蒙城阜陽又禦長鎗會匪於木欒店種種戰功不可枚舉皆太極拳之大用顯著者也我友陳兄品三英義先生之哲嗣也承英義先生之家學謂先大人六十年汗血辛劬獨闢精詣而鑫以二十年繼述心摹手繪訂爲四卷載在陳氏家乘今特拔出另成一部誠恐久而掩沒囑余叙其巔末余再四翻閱見所列節解引蒙內精取象及經譜圖論著爲六十四勢喟然曰此不朽盛業也夫綴以歌詞得詩之意訓以儀式符禮之經至開合運動悉本全部之易天下有道上獻是書可備額牧程式時至叔季榛荆塞路出門

可賈餘勇不但此也

朝廷倘設勇爵則樹幟可立邊功以拳法誨子弟永可衛身家鄉里豈不懿哉

中華民國九年庚申仲秋七十五　鄭濟川敬識

太極拳序

拳法者古兵書之支流漢書藝文志所謂技巧者是也志列手博六篇蹴鞠廿五篇劍道三十八篇其書不傳未知所言視今拳法何如然其習手足便器械積機關之勝安見今必異於古所云耶温縣陳氏世以拳名河南咸豐癸丑有草寇數十萬衆自鞏渡河巢温南河干柳林中李文清率民團禦之未遇賊卽敗走陳英義先生與弟季甡與賊對壘交鋒英義先生匹馬單鎗直入萬馬軍中如入無人之境單手出鎗取酋首如探囊取物其弟季甡亦殺僞指揮數人賊由是奪氣遂移懷慶由山西遁至今父老談英義殺敵事猶眉飛色舞口角流沫津津不置大河南北諸省言拳法者必曰陳溝陳氏云辛酉哲嗣品三介吾友王子所述家傳太極拳法圖譜四卷索序其書以易爲經以禮爲緯出入乎黃老而一貫之以敬內外交養深有合於儒家身心性命之學不徒進退擊刺陽開陰合示變化無窮之妙蓋

如古兵書所言蓋技也進乎道矣自火器日出殺人之具益工匹夫手持寸鐵徂擊人於數里之外當者輒靡拳法與遇頓失功能淺者遂以爲無用輒棄之其術至今不振夫拳法用以禦武制敵特其粗迹耳而因其粗之稍絀遂廢其精者於以歎吾國民輕棄所長日失其故步爲可傷也向使我中華人人演習衛身衛國無在不有其益我國强勝可立而待豈不快哉

中華民國十年小陽月　　汲邑敏修李時燦誌

太極拳序

拳以太極名古人必有以深明太極之理而後於全體上下左右前後以手足旋轉運動發明太極之理立名立勢定爲成憲義至精焉法至密焉學者事不師古不流於狂卽失於妄卽不然又涉偏倚而求一至當却好者以與太極之相脗合蓋亦戛戛乎其難矣吾思古之神聖能發明太極之理莫若苞羲氏夏后氏河圖洛書有明證焉惜乎余之學識淺未能窺其蘊奥且其書最精深闡發者未能道破一語吾表弟品三本易經著太極拳圖畫講義而又特於羲經所著陰陽錯綜變化與神禹所傳五行之相生相尅者不少背謬然所取

者或以掛名或以爻辭或以五行生尅之理近取諸身遠取諸物於其近似者以爲佐證非若咸同文字徒以泛濫浮淺者取古人糟粕强爲附會雖然古人言語包括宏富初非爲拳而設亦若爲拳而設隨意拾取無不相宜此亦足見太極之理精妙活潑而萬事萬物舉莫能升任天下紛紜繁賾萬殊胥歸於一本妙何如也後之人苟無棄圖譜卽委溯源未始無補於身心性命之學雖曰拳爲小技而太極之大道存焉處今之世拳之有關於國家者甚大宜留心焉咸豐癸丑五月二十三日事載在中州文獻輯義行傳中在在可考此英義先生將太極拳實用於國家者焉讀是書者細玩深思自得其趣照圖演習日久功深又得其理拳之益人大矣哉

中華民國十年八月　　萬卿徐文藻敬誌

太極拳序

吾友品三陳鑫英義先生之哲嗣也精太極拳法著有太極拳圖畫講義四卷嘗開其言曰天地一大運動也星辰日月垂象於天雷雨風雲施澤於地以及春夏秋冬遞運不已一晝一夜循環無窮者此天地之大運動也聖人亦一大運動也區畫井田以養民生興立

學校以全民性與夫水旱盜賊治理有方鰥寡孤獨補助有法此聖人之大運動也至於人之一身獨無運動乎秉天地元氣以生萬物皆備於我得聖人教化以立人人各保其天因而以陰陽五行得於有生之初者爲一身運動之本於是苦心志勞筋骨使動靜相生闔闢互見以至盈虛消息極窮其變此吾身之自有運動也向使海內同胞人人簡練揣摩不惰躬修萬象森羅呈形變勢又能平心靜氣涵養天性令太極本體心領神會豁然貫通將見理明法備受益無窮在我則精神強健可永天年在國則盜賊蕩除可守疆域內外實用兩不空虛熙熙皞皞永慶昇平豈不快哉運動之爲用大矣哉雖然猶有進者蓋有形之運動未若無形運動之爲愈而無形之運動尤不若不運動之運動者之爲神運動至此亦神乎運動矣則其運動之功既與聖人同體又與天地合德渾渾穆穆全泯迹象亦以吾身還吾身之太極焉已耳即以吾心之太極還太極之太極焉已耳豈復別有他用哉雖然咸豐癸丑五月英義先生以單手出鎗殲厥渠魁率子弟生徒數萬人敗巨寇數十萬衆且殺其指揮數十人太極拳之實用不可功銘旗常哉吾聞友人之言如此吾即以是爲序餘不敢多贅中華民國十七年三月三日同邑　郭玉山温如謹誌

太極拳序

自古有文事者必有武備拳之運動乃武備中之一端耳不足尙也然昔尙文明今崇武備故武備與文事皆可并重何也蓋自有文字以來聖賢皆載之經史獨於武備則略而不言恐啓天下殺伐之心卽言之不過曰乃武乃文我武惟揚而已上溯皇帝戰蚩尤下逮太公作陰符其詳者不過曰坐作近退步止齊以及器械鋒利者如兌之伐和之弓垂之竹矢此外別無他說四體運動蓋無聞焉故拳之藝不知昉自何時並昉自何人或云始傳自達摩老祖繼述之宋太祖又其後岳飛學之周侗著有易筋洗髓等經與八段錦劍術傳自南林處女有據無據不必深考吾思有天地卽有陰陽有陰陽卽有人類有人類人以天地陰陽運動吾身者卽以爲拳可也何言乎古有兵器離兵器以手搏擊者非拳乎古有舞象舞勺手舞足蹈以手足運動週身者非拳乎由是言之拳之機勢由來久矣而其理又爲各人所自具故後漢之張頤以長手名宋太祖以三十六勢傳世明有七十二行拳清有九十二勢嫣青架又有大紅拳小紅拳之名八卦捶猴拳之號其最著者又有陳敬伯之靠陳繼夏之肘李米天之跌張千羣之腿鷹爪王之拏藝臻絕妙歷代皆有大率近乎情理者皆可

護體防身久傳於世時至今日昔之輕棄者今則非重視不可蓋外强愈多深入內地我國積弱難保封疆而與列强爭雄除拳無法夫拳之有用非空言也其實用可驗諸咸豐癸丑五月有巨匪率衆數十萬渡河犯温陳英義以太極拳先殺寇王又殺指揮數十人大戰黄河灘三日皆大獲勝嗣後又平張落行李占標長鎗會匪未嘗敗北此皆太極拳之有功於世者也英義以是法傳其哲嗣品三著有太極拳圖畫講義理精法密細膩明透極深研究無意不搜實本太極發其底蘊演而習之內可强身外可强國非若孟奔烏獲徒以血氣之勇著名又非若荆軻聶政但以酬恩驚世且近世列强非昔之以拳術勝阿羅乎堂堂中國旣有强國之資又有强國之術何坐視腐敗而不一為振作乎苟能自振闔國演習他日雄五大洲莫與爭鋒豈不快哉居中華者宜勉焉

中華民國十年正月武陟任廷瑚佩珊敬誌

陳英義先生傳

英義陳先生名仲甡字志壎又字宜箎號石厂祖居山西澤州府晉城縣東土河明洪武遷温以耕讀傳家先生與弟季甡同乳而生面貌酷似鄰里不能辨其叔有本文武精通

教讀先生厭章句學萬人敵韜略技藝無不精妙然循循儒雅從未與人角爲鄉黨排難解紛義聲著於世咸豐三年五月長髮林氏大頭王率二十萬衆巢柳林中殺人放火爲害民間甚至姦幼女比頑童暴虐不可勝言先生倡義削亂與賊戰黄河灘數日取巨寇楊氏首級又殺指揮數十人餘匪不可勝計賊大敗濟師圍覃懷不勝從山後遁諸帥皆敬仰先生遺使聘請爾時先生一則念母老一則被友人阻擱未即應聘事平蒙奏賞六品頂翎先生心安俸母不以功名動搖後母病親視湯藥衣不解帶者數月母終喪葬一依古禮弔客數郡畢至其哲嗣品三亦精拳法著太極拳圖畫講義極詳明不惟有益身心且大有裨益國家吾願世之欲强國者皆可急爲演習焉先生沒衆議易名大梁劉毓南先生稱之曰英義吾從衆曰可

中華民國元年二月中浣　如弟岳運昌敬誌

序

先生戰事諸名家述之詳矣余不再贅贈先生遺像與其子品三著拳譜遂讚並跋

讚

想公生前河朔保障胸羅錦繡手持鐵杖縱橫敵營搴旗斬將萬夫辟易四海欽仰屢辭徵辟尙志不降今瞻遺像令我徬徨三毫惟肖一點難狀欲爲寫生擱筆神愴聊書語以誌生平之企望

讚

誰施丹青傳公遺像面貌衣冠一模一樣精神意氣曲盡形狀頰上三毫惟肖惟對象之欲語恍吐昂藏愧我拙筆難寫雄況願公子孫時時記在心頭上

跋

先生拳法精妙無比哲嗣品三圖畫講義前伏後應始終一氣潛心揣摩義理精細發憤忘食不可輕棄我國強兵在此一振

中華民國三年五月五日大梁劉毓南楠卿誌

太極拳跋語

惜乎英義之未竟其用也當其聚徒衆衞鄉里獻齒髮逆之鋩而殲厥渠魁功亦偉矣若使握兵柄總戎機出其智計憑其英勇以剷平僭亂爲國干城不且焜耀寰區震爍古今名垂

靑史圖象紫光哉徒以老母辭徵田園終老而其生平抱負僅如石火電光倏然一見良可慨矣雖然忠孝不能兩全想英義當日思之爛熟必不忍以功名易天性彼絶裾之温嶠遠志之姜維千古猶有憾遺也吾聞之急人之急者必享人之報易名立傳鄉里已不忍沒其績厥嗣品三復勤舉業蒸蒸日上他年擢巍科膺顯官爲國宣勞以繼先生忠孝之報不於其身而於其子此固理之必然而事之當然者也陳生勉乎哉

中華民國元年二月大梁張檠栽臣謹跋

讀英義先生傳題句

英義如公孰與儔文才獨抱轉風流林泉自得優游趣一觸豪情纖國讎

欲報君恩有老親逮驅魔厲頓忘身從來立德立功者半是蓬廬孝道人

馳告邑侯奏凱歌鄉軍聲勢振干戈搴旗斬將稱無敵太極神拳湊力多

紅旗捷報入神京恩賜頭銜翠羽榮欣有達人綿德澤笙簧協和鹿鳴聲

西淮唐縣同澤舖如侄李式濂拜草濂素不能詩讀

先生傳情莫能禁用紓鄙懷以誌欽仰詞之工拙所不計也

陳仲甡傳

陳仲甡字宜箎號石厂明初陳卜精拳道子孫世習者衆陳仲甡技稱最咸豐三年五月林氏李氏率衆數十萬由鞏渡河踞温東河干柳林中勢張甚仲甡倡義率鄉人逐寇與弟季甡耕耘從子淼長子垚并其徒數百鄉勇萬人助二十一日迎戰仲甡陷陣殺僞指揮數十人又追殺數百人明日寇大肆焚殺所過皆墟縱其驍騎來薄仲甡督衆與搏皆一當百寇擋易死者相屬斬其二酋首又敗去寇連不得志悉自柳林出約十萬餘人仲甡命季甡伏溝左耕耘率衆伏溝右淼垚爲接應自率衆當敵一悍賊身長六尺腰數圍殊死戰仲甡奇其貌誘入溝伏發以鎗札其項賊匿馬腹摶之下復飛身據鞍仲甡單手出鎗中其喉取其元乃寇中驍將破武昌時曾挾銅砲一躍登城號大頭王楊氏賊劃然四潰比李棠階率鄉勇至寇已竄柳林寇自造亂轉略數省所至披靡以鄉勇禦寇自仲甡始因此仲甡名振天下六年袁甲三團練大臣檄仲甡隨營攻薄州五戰五克追至陳州又三戰三捷擊殺千餘人七年隨營克六安州八年張落行犯氾水仲甡率衆防河九年團練大臣毛昶熙檄隨營攻蒙城阜陽十餘州縣皆恢復同治元年山東長鎗會匪李占標率衆十萬掠覃懷至武陟

河營團練大臣聯檄仲甡禦之於木欒店賊聞風東竄同治六年十二月十四日張總愚率衆百餘萬由太原省犯懷慶仲甡率子鑫猶子淼及其徒數千禦之自晨至午斬其將五人執旗指揮者三四人寇黨數千人始大敗淼鎗斃數寇身被鎗猶死戰馬蹶忽中砲陣亡仲甡時年者十餘未幾卒遠邇惜之私謚曰英義仲甡事親純孝教子嚴與朋友交信然風雅宜人靄然可親有古名士風季甡字倣隨亦入武庠傳其學者曰陳花梅曰陳耕耘曰陳復元曰陳峯聚曰陳同曰李景延曰任長春然皆不及陳仲甡此傳列中州文獻輯志義行傳中中華民國四年歲次乙卯汲人李時燦敬敘

民國四年歲次乙卯敏修先生徵中州文獻得温邑陳氏家乘採先大人事績列中州文獻輯義行傳中愚因先生作敘猶推論先大人實錄故將是傳錄之於前以便閱者知太極拳有功於世可演習也 男鑫謹誌

太極拳原序

古人云莫爲之前雖美而弗彰莫爲之後雖盛而弗傳此傳與受之兩相資者也我陳氏自陳國支流山左派衍河南始於河内（民國改爲沁陽縣）而卜居繼於蘇封（周武王

司寇於蘇國後改爲蘇忿王封温今屬懷慶府）而定宅明洪武七年我始祖諱卜耕讀之餘而以陰陽開合運動週身者教子孫以消磨飲食之法理本太極故名太極拳傳十三世至我曾祖（諱公兆）學業宏富尤精家傳及我祖（諱有恆）文武全才兄弟齊名於是以其訣傳我先大人（諱仲甡）與我先叔大人（諱季甡）藝臻神化智勇絕倫搴旗斬將名振華夷（咸豐三年殺大悍匪大頭王楊氏後徵歸德陳州亳州土匪復淸故土）儻非有先達者作之於前安得述之於後以有功於當世乎昔我先大人命我先兄習武命愚習文習武者武有成章習文者文無所就是誠予之罪也夫所可幸者少小侍側耳聞目見薰陶日久竊於是藝管窺一班雖於法華三昧未通其妙而於是藝之一闔一闢循環無間細玩亦時覺旨味無窮迄今老大不能用功苟不即少壯所聞之一知半解傳述於後不又增一辜哉愚今者年逾七旬衰憊日甚既恐時序遷流迫不及待又恐分門別戶失茲眞傳不得已於課讀餘暇急力顯微闡幽以明先人教授精粗悉陳不敢自祕自光緒戊申以至民國庚申十有三年而後其書始成又强振精神急書於簡雖六月盛暑不敢懈也譜中所言不知於前人立法之意有合萬一與否而要於先大人六十年精勤功業與平時誨人不倦者庶不至

掩沒不彰也亦不至以祖宗十六世之家傳至我身而廢絕愚無學問字裏行不間能道以風雅而遂以淺言俗論聊寫大意未能愜心貴當道出眞諦（卽所以然之故）而世有與吾同好者惠而好我不以齊東野語唾而棄之且動大手筆恐正背謬使理精法密不流偏倚是誠余之師友也且書成完璧學者演習世世相傳於弗替庶寶塔圓光廣爲流傳而使一世之人旣有益於己又有益於人並有益於天下後世衞身衞國兩收其美豈不快哉而況矩規謹嚴並有益於理學家身心性命之學內外交修文武並粹是又前人立法傳世之苦心也豈徒爲一人已哉

前清光緒三十四年初創太極拳草稿書於孟邑養蒙書館陳鑫謹誌

自序

明洪武七年，余始祖卜，由山西洪洞縣大槐樹遷居河南温縣常陽村。茲因我族生嗣繁衍，遂以陳家溝易名；西距城十里；背負一嶺，名爲清風嶺。當時內匿匪類甚夥，擾刼村民，官兵莫敢捕。余始祖以夙精太極拳，慨然奮起，率子弟及村中少壯數百人，攻入匪穴，殲之後一方得安。自是以來，學者日衆，因就村內設武學社，廣傳其技焉。清康熙年間。先世奏庭公，係武舉，拳尤高超，曾降服河南登封縣玉岱山巨寇李積玉，隻身入山，衆不能敵，一寨驚拜投焉；後在山收孝子蔣發爲弟子，授以眞傳，負名當世，奏庭公老年，繪一肖像，以蔣侍立，用示後人至今像存祠中。

至明末季，天下多故，寇亂蜂起，同邑北平皋村王鈞博者，以多財稱，山東悍匪數百人，欲刼而飽慾焉。王聞耗，求救於先世所樂公，未抵村，中途適遇所樂公之二子，長申如，次恂如，(別號大天神二天神)說明所請，兄弟毅然應之，時兩少年年纔十六，係黌生，嫻拳術，王遂邀之往，預爲部署一切，及夕，匪果至，一舉殲之，立解危難，邑人美兩少年能殺賊也；編劇爲戲，名曰雙英破賊，村社時常演唱，余少年尚及觀之。嘉慶年間，先世敬伯公，拳藝神化。往來山左保鏢數載，刼掠之徒，罔不聞風逃遁；其在青州府打僕，少林寺派著名和尚王定國，尤嘖嘖爲遠爾傳美。

余高祖長興公，字雲亭。生於乾隆三十六年八月十六日巳時。終於咸豐三年三月初三日戌時，享壽八十三歲。至道光年間，拳極好，矗立千百人中，無論衆如何推擁擠，脚步絲毫不動，近其身者，如水觸石，不抗自顛。時人稱長興公爲牌位大王云，所教名弟子，有廣平府楊福魁字露禪，頗著事蹟，而溯其成名，不過僅得陳氏拳學之一體。

余曾祖耕耘公拳藝冠當時，繼長興公保鏢山東，時萊州府有粮店掌櫃田獨旺者，擅拳技，徒衆三百餘人，稱霸一方，耕耘公至萊，田聞其名，率衆徒猝圍刧之，耕耘公時僅持一長杆烟袋，隨意向兩傍一撥，笑說：借光！借光！衆即四面紛倒，田大驚服，待以優禮，而締交焉。耕耘公在魯，歷十餘年，所遇匪盜，歛迹，魯人爲立碑敍其事誌之。

咸豐年余伯曾祖仲甡季甡公耕耘公率子弟軍及鄉勇，桿禦捻匪，林鳳翔殺大頭王楊甫清諸事，蹟載英義先生傳中，茲不贅。

光緒二十六年，袁大總統督魯，見耕耘公碑記，知太極拳爲陳氏所專精，因派人來訪，聘余先叔祖延熙公往教其子姪；他各拳師，凡遇延熙公比較，靡不心服，自是由魯而津，授教亘六年。後以母老辭歸，以行醫終。

余從祖品三公，係清貢生得英義先生親傳，造詣精邃。彙集先世歷傳拳學眞詮，詳加稽考，益以己意，編眞詮四卷，並武術雜技附本，數十年心血畢殫此中。見者賞讚，惜未梓也。

余少習拳術，稍窺門徑，嗣以遠遊經商，未得專純研練，民十歸里，復續前業，經延熙公品三公及福生季叔指示，略有進境，愧鮮心得。邇年國術振興，館校增設，余同福生季叔先在縣立國術社任教，並助剿鎗匪，保衞桑梓，戊辰秋旅平諸鄉先生友好，謬採虛聲，邀余及福生季叔先後至平授教，十九年供職京市府，承各界同人愛垂，備荷獎勖，曾手編拳學入門總解取便初學，若欲要造及高深，非有拳書不足以發其蘊，今春返里，將長興公品三公遺著，攜之來京。刊印供世，俾陳氏數百年拳學，免致淹沒失傳耳。

河南溫縣陳家溝　績甫陳照丕　于民二十四・五・九　謹誌

太極拳學入門總解

弁言

比年國術振興，拳學崛起；競相授受，所至風靡；强國之基，茲或先兆。惟學者須取法上乘，專一簡練，期有心得，崇之力行方可。納於小，以健氣體，用諸大，而資抗禦。否則選擇不慎，誤入岐途：或激於過剛，摧及筋骨；或流於太柔，莫益身軀；是皆昧於學拳之道也。考吾國拳術，有少林，達摩，八卦，行意，大紅，小紅，等名稱；門類繁多，純駁不一，求其能合陰陽變化之理，動靜闔闢之妙，剛柔互濟，虛實錯綜，渾然一圓，而發自號極，瞬焉萬變，而莫窮其極者，當推太極拳；爲國術唯一正宗。惜今之精斯拳者綦罕，雖間有假借斯名，儳樹一幟，不過竊得形似，以僞混眞，誘惑一時，讕學者流耳。河南温縣陳家溝，陳氏嫡傳之太極拳，淵源正宗，代著奇績，一脈纘紹，愈研愈進；此爲當世留心國術者，所概知。其嗣有陳君復生績甫者：早負大小阮拳擘並齊之目，客歲諸友延之來平，宣揚國術，各界人士，往學爭先，凡受其教者，因材力高下，時期長短，雖參差未齊，要已頗能約略有所會悟，窺得一體，而眞正之拳學上乘，至斯始見。績甫爲便初學，手編太極拳學入門總解一册，內分七十四節，逐一說明，姿勢及動作，定規氣行竅穴。余閱之，喜其簡明，有裨學者，爰弁數語。聊爲導言。至於詳細講解此拳眞締，另有專編待刊，他日出而共世，則拳學針航，肯於是在，企余望之。

中華民國十九年八月古温敬莊李慶臨識於津門

陳長興太極拳歌訣

縱放屈伸人莫知，情葦纏繞我皆依。
劈打推壓得進步，搬撂橫採也難敵。
鈎掤逼攬人人曉，閃驚巧取有誰知。
佯輸詐步雖云敗，引誘回衝致勝歸。
滚拴搭掃靈微妙，横直劈砍奇更奇。
截進遮攔穿心肘，迎風接步紅炮捶。
二換掃壓掛面脚，左右邊簪庄根腿。
截前壓後無縫鎖，聲東擊西要熟識。
上攏下提君須記，進攻退閃莫遲遲。
藏頭蓋面天下有，攢心剁脇世間稀。
教師不識此當理，難將武藝論高底。

陳長興太極拳總歌

攬插衣立勢高强，丢下脚云步單鞭。七星拳手足相顧。探馬拳太祖留傳。當頭炮勢衝人怕。中單鞭誰敢當先。騎虎勢那移發脚。拗步勢手足和便。獸頭勢如牌挨進。抛架子短當休延。孤身炮下代着翻花舞袖。腰鸞肘上連着左右紅拳。玉女穿梭倒騎龍。連珠炮打的是猛將雄兵。猿猴看菓誰敢偸。鐵甲將軍也難走。高四平乃封脚套子。小神拳使火焰攢心。斬手炮打一個順鸞藏肘。窩低炮再打個井攔直入。庇身拳弔打指襠勢。剪鐮踢膝。金雞獨立。朝陽起鼓。護心拳專降快腿。拈肘勢逼退英雄。嚇一聲小禽休走。拏陰捉兔硬開弓。下插勢閃警巧取。倒插勢誰人敢攻。朝陽手遍身防腿。一條鞭打進不忙。懸腿勢誘彼輕進。騎馬勢衝來敢當。耍耍步往裏就蹉。抹眉紅蓋世無雙。下海擒龍。上山伏虎。野馬分鬃。張飛擂鼓。雁翅勢穿庄一腿。劈來脚入步連心。雀地龍按下朝天鐙。立起鷂子解胸。白鵝亮翅。黑虎攔路。胡僧托鉢。燕子啣泥。二龍戲珠。賽過神鎗。丘劉勢左搬右掌。鬼蹴脚。補前掃後。轉上紅拳。霸王舉鼎。韓信埋伏左右山。前衝後衝。觀音獻掌。童子拜佛。翻身過海。回回指路。敬德跳澗。單鞭救主。青龍獻瓜。餓馬提鈴。六封四閉。金剛搗碓。下四手秦王拔劍。存孝打虎。鍾魁伏劍。佛頂珠。反堂莊。望門簪。掩手橫拳。下壓手。上一步封閉捉拿。往後一收推仙二掌。羅漢降龍。左轉身紅拳右騎馬。右轉身紅拳左騎馬。左搭袖。右搭袖。回頭擄膝拗步。打一掌轉身三請客。掩手橫拳雙架梁。轉身橫拳丹鳳朝陽。回頭高四平。金雞晒膀托天叉。左搭肩。右搭肩。天王降妖。上一步鐵翻竿。下一步子胥拖鞭。上一步蒼龍擺尾。雙拍手神仙摘乳。仙人捧盤。夜叉探海。劉海捕蟾。玉女捧金盒。丢手。收手。刷掌。撇手。推手。直符送書。回頭閃通背。打一窩裏砲掩手紅拳。回頭插腳。五子轉換。鬢邊斜插兩枝花。收回去雙龍抹馬。窩裏一砲誰敢當。上一步邀手不差。擄膝一拳推倒。收回交手可誇。招上顧下最無住。偷腳一腿跳殺。急三鎗鍾打如風快。急回頭智遠看瓜。往前收獅子抱尿。展手一腳踢殺。回頭二換也不差。直攢雙拳轉回身。護膝勢當場安定。收回看肘並看誰敢當我大捉立下。上一步蛟龍出水。後一打反上情莊。急三錘往前棚打。開弓射虎誰不怕。收回來馬前斬草。上一挑叉帶紅沙。刺面安定滿天星。誰敢與吾比並。

陳長興太極拳十大要論

第一章　理

夫物散必有統，分必有合，天地間四面八方，紛紛者各有所屬，千頭萬緒，攘攘者自有其源。蓋一本可散爲萬殊，而萬殊咸歸於一本，拳術之學亦不外此公例。夫太極拳者，千變萬化，無往非勁，勢雖不侔，而勁歸於一；夫所謂一者，自頂至足，內有臟腑筋骨，外有肌膚皮肉，四肢百骸相聯而爲一者也。破之而不開，撞之而不散，上欲動而下自隨之，下欲動而上自領之，上下動而中部應之，中部動而上下和之，內外相連，前後相需，所謂一以貫之者，其斯之謂歟！而要非勉强以致之，襲焉而爲之也。當時而動，如龍如虎，出乎而爾，急如電閃。當時而靜，寂然湛然，居其所而穩如山岳。且靜無不靜，表裏上下全無參差牽掛之意，動無不動，前後左右均無遊疑抽扯之形，洵乎若水之就下，沛然莫能禦之也。若火機之內攻，發之而不及掩耳。不暇思索，不煩擬議，誠不期然而已然。蓋勁以積日而有益，工以久練而後成，觀聖門一貫之學，必俟多聞強識格物致知方能有功；是知事無難易，功惟自進，不可躐等，不可急就，按步就序，循次漸進，夫而後百骸筋節，自相貫通，上下表裏不難聯絡，庶乎散者統之，分者合之，四肢百骸總歸於一氣矣。

第二章 氣

天地間未有一往而不返者，亦未常有直而無曲者矣；蓋物有對待，勢有迴還，古今不易之理也。常有世之論捶者，而兼論氣者矣。夫主於一何分爲二；所謂二者卽呼吸也，呼吸卽陰陽也，捶不能無動靜。氣不能無呼吸，呼則爲陽，吸則爲陰，上昇爲陽下降爲陰，陽氣上昇而爲陽，陽氣下行而爲陰，陰氣上昇卽爲陽，陰氣下行仍爲陰，此陰陽之所以分也。何謂淸濁；昇而上者爲淸，降而下爲濁。淸者爲陽，濁者爲陰，然分而言之爲陰陽，渾而言之統爲氣：氣不能無陰陽，卽所謂人不能無動靜，鼻不能無呼吸，口不能無出入，而所以爲對待迴還之理也。然則氣分爲二，而貫於一，有志於是途者，甚勿以是爲拘拘焉耳。

第三章 三節

夫氣本諸身，而身節部甚繁，若逐節論之，則有遠乎拳術之宗旨，惟分爲三節而論，可謂得其截法；三節上，中，下，或根，中，梢，也。以一身言之；頭爲上節，胸爲中節，腿爲下節。以頭面言之：額爲上節，鼻爲中節，口爲下節，以中身言之：胸爲上節，腹爲中節。丹田爲下節。以腿言之：胯爲根節，膝爲中節，足爲梢節。以臂言之：膊爲根節，肘爲中節，手爲梢節，以手言之：腕爲根節，掌爲中節，指爲梢節，觀於此，而足不必論矣。然則自項至足，莫不各有三節也；要之，既莫非三節之所，卽莫非着意之處；蓋上節不明，無依無宗，中節不明，滿腔是空。下節不明，顚覆必生，由此觀之，身三節部，豈可忽也，至於氣之發動，要從梢節起，中節隨，根節催之而已。此固分而言之；若合而言之，則上自頭頂，下至足底，四肢百骸，總爲一節，夫何爲三節之有哉！又何三節中之各有三節云乎哉！

第四章　四梢

試於論身之外，而進論四梢。夫四梢者，身之餘緒也；言身者初不及此，言氣者亦所罕聞，然捶以由內而發外，氣本諸身而發梢，氣之爲用，不本諸身，則虛而不實；不行於梢，則實而仍虛；梢亦可弗講乎！若手指足特論身之梢耳！而未及梢之梢也。四梢惟何，髮其一也，夫髮之所係，不列於五行，無關於四體，是無足論矣；然髮爲血之梢，血爲氣之海，縱不本諸髮而論氣，要不可離乎血以生氣，不離乎血，即不得不兼乎髮，髮欲冲冠，血梢足矣。抑舌爲肉之梢，而肉爲氣之囊；氣不能行諸肉之梢，即氣無以充其氣之量；故必舌欲催齒，而肉梢足矣。至於骨梢者，齒也，筋梢者，指甲也，氣生於骨而聯於筋，不及乎齒，即不及乎骨之梢，不及乎指甲，即不及乎筋之梢，而欲足爾者，要非齒欲斷筋，甲欲透骨不能也。果能如此，則四梢足矣。四梢足，而氣自足矣，豈復有虛而不實，實而仍虛之弊乎！

第五章　五臟

夫捶以言勢，勢以言氣，人得五臟以成形，即由五臟而生氣，五臟實爲性命之源，生氣之本，而名爲心，肝，脾，肺，腎，也。心屬火，而有炎上之象。肝屬木，而有曲直之形。脾屬土，而有敦厚之勢，肺屬金，而有從革之能。腎屬水，而有潤下之功。此乃五臟之義而猶準之於氣，皆有所配合焉。凡世之講拳術者，要不能離乎斯也。其在於內胸廓爲肺經之位，而肺爲五臟之華；蓋故肺經動，而諸臟不能不動也。兩乳之中爲心，而肺抱護之。肺之下膈之上，心經之位也。心爲君，心火動，而相火無不奉命焉；而兩乳之下，右爲肝，左爲脾，背之十四骨節爲腎，至於腰爲兩腎之本位，而爲先天之第一，又爲諸臟之根源；故腎足，則金木，水，火，土，無不各顯生機焉。此論五臟之部位也。然五臟之存乎內者，各有定位，而見於身者，亦有專屬，但地位甚多，難以盡述，大約身之所係，中者屬心，窩者屬肺，骨之露處屬腎，筋之聯處屬肝，肉之厚處屬脾，想其意，心如猛，肝如箭，脾之力大甚無窮，肺經之位最靈變，腎氣之動快如風，是在當局者自爲體驗，而非筆墨所能盡罄者也。

第六章　三合

五臟既明，再論三合，夫所謂三合者，心與意合，氣與力合，筋於骨合，內三合也。手與足合，肘與膝合，肩與胯合，外三合也。若以左手與右足相合，左肘與右膝相合，左肩與右胯相合，右三與左亦然。以頭與手合，手與身合，身與步合，孰非外合。心與目合，肝與筋合，脾與肉合，肺與身合，腎與骨合，孰非內合。然此特從變而言之也。總之。一動而無不動一合而無不合，五臟百骸悉在其中矣。

第七章　六進

既知三合，猶有六進。夫六進者何也？頭爲六陽之首，而爲週身之主，五官百骸莫不體此爲向背，頭不可不進也。手爲先鋒，根基在膊，膊不進，則手却不前矣；是膊亦不可不進也。氣聚於腕，機關在腰，腰不進則氣餒，而不實矣；此所以腰貴於進者也。意貫週身，運動在步，步不進而意則索然無能爲矣；此所以必取其進也。以及上左必進右。上右必進左。共爲六進，此六進者，孰非着力之地歟！要之：未及其進，合週身毫無關動之意，一言其進，統全體全無抽扯之形，六進之道如是而已。

第八章　身法

夫發手擊敵，全賴身法之助，身法維何？縱，橫，高，低，進，退，反，側而已。縱，則放其勢，一往而不返。橫則理其力，開拓而莫阻。高，則揚其身，而身有增長之意。低，則抑其身，而身有攢促之形。當進則進，殫其力而勇往直前。當退則退，速其氣而迴轉扶勢。至於反身顧後，後卽前也。側顧左右，左右惡敢當我哉。而要非拘拘焉而爲之也。察夫人之强弱，運乎己之機關，有忽縱而忽橫，縱橫因勢而變遷，不可一概而推。有忽高而忽底，高底隨時以轉移，豈可執一而論。時而宜進不可退，退以餒其氣。時而宜退，卽以退，退以鼓其進。是進固進也，卽退亦實以助其進。若反身顧後。而後不覺其爲後。側顧左右，而左右不覺其爲左右。總之：觀在眼，變化在心，而握其要者，則本諸身。身而前，則四體不命而行矣。身而怯，則百骸莫不冥然而處矣。身法顧可置而不論乎。

第九章　步法

今夫四肢百骸主於動，而實運以步；步者乃一身之根基，運動之樞紐也。以故應戰，對戰，本諸身。而所以爲身之砥柱者，莫非步。隨機應變在於手。而所以爲手之轉移者，又在於步。進退反側，非步何以作鼓動之機，抑揚伸縮，非步何以示變化之妙。卽謂觀察在眼，變化在心，而轉彎抹角，千變萬化，不至窮迫者，何莫非步之司命，而要非勉強可致之也。動作出於無心，鼓舞出於不覺，身欲動而步以爲之週旋，手將動而步亦早爲之催迫，不期然而已然，莫之驅而若驅，所謂上欲動而下自隨之，其斯之謂歟！且步分前後，有定位者，步也。無定位者，亦步也。如前步進，而後步亦隨之，前後自有定位也。若前步作後步，後步作前步，更以前步作後步之前步，後步作前步之後步，前後亦自有定位矣。總之：捶以論勢，而握要者步也。活與不活，在於步，靈與不靈亦在於步。步之爲用大矣哉！

第十章　剛柔

夫拳術之爲用，氣與勢而已矣。然而氣有強弱，勢分剛柔，氣強者取乎勢之剛，氣弱者取乎勢之柔，剛者以千鈞之力而扼百鈞，柔者以百鈞之力而破千鈞，尙力尙巧，剛柔之所以分也。然剛柔既分，而發用亦自有别，四肢發動，氣行諸外，而內持靜重，剛勢也。氣屯於內，而外現輕和，柔勢也。用剛不可無柔，無柔則還遶不速。用柔不可無剛，無剛則催逼不捷。剛柔相濟，則粘，遊，連，隨，騰，閃，折，空，掤，攄，擠，捺。無不得其自然矣。剛柔不可偏用，用武豈可忽耶。

用武要言

要訣云：捶自心出。拳隨意發，總要知己知彼，隨機應變。心氣一發，四肢皆動，足起有地，動轉有位，或粘而遊，或連而隨，或騰而閃，或折而空，或掤而攄，或擠而捺。

拳打五尺以內，三尺以外，遠不發肘，近不發手，無論前後左右，一步一捶，遇敵以得人爲準，以不見形爲妙。

拳術如戰術，擊其無備，襲其不意，乘擊而襲，乘襲而擊，虛而實之，實而虛之，避實擊虛，取本求末，出遇衆圍，如生龍活虎之狀，逢擊單敵，似巨炮直轟之勢。

上中下一氣把定，身手足規距繩束，手不向空起，亦不向空落，精敏神巧全在活。

古人云：能去，能就，能剛，能柔，能進，能退，不動如山岳，難知如陰陽，無窮如天地，充實如太倉，浩渺如四海，眩耀如三光，察來勢之機會，揣敵人之短長，靜以待動，動以處靜，然後可言拳術也。

要訣云：借法容易，上法難，還是上法最爲先。

戰鬥篇云：擊手勇猛，不當擎稍，迎面取中堂，搶上搶下勢如虎，類似鷹鷂下雞場；翻江撥海不須忙，單鳳朝陽最爲強；雲背日月天交地，武藝相爭見短長。

要訣云：發步進入須進身，身手齊到是爲眞，法中有訣從何取，解開其理妙如神。

古有閃進打顧之法：何爲閃，何爲進，進卽閃，閃卽進，不必遠求。何爲打，何爲顧，顧即打，打即顧，發手便是。

古人云：心如火藥，手如彈。靈機一動，鳥難逃。身似弓弦，手似箭。弦响鳥落顯奇神。起手如閃電，電閃不及合眸。擊敵如迅雷，雷發不及掩耳。左過右來，右過左來；手從心內發，落向前落。力從足上起，足起猶火作。

上左須進右，上右須進左，發步時足根先着地，十指要爬地，步要穩當，身要莊重，去時撒手，着人成拳，上下氣要均停，出入以身爲主宰；不貪，不歉，不即，不離。拳由心發，以身催手，一肢動百骸皆隨；一屈，統身皆屈；一伸，統身皆伸；伸要伸得盡，屈要屈得緊。如捲砲捲得緊，崩得有力。

戰鬥篇云：不拘提打，按打，擊打，衝打，膊打，肘打，胯打，腿打，頭打，手打，高打，低打，順打，橫打，進步打，退步打，截氣打，借氣打，以及上下百般打法，總要一氣相貫。

出身先佔巧地，是爲戰鬥要訣。骨節要對，不對則無力。手把要靈，不靈則生變。發手要快不快則遲悞。打手要很，不很則不濟。脚手要活，不活則擔險。

存心要精，不精則受愚。

發身：要鷹揚猛勇，潑皮胆大，機智連環。勿畏懼遲疑；如關臨白馬，趙臨長板，神威凛凛，波開浪裂，靜如山岳，動如雷發。

要訣云：人之來勢，務要審察，足踢頭前，拳打膞乍，側身進步，伏身起發。

足來提膝，拳來肘撥，順來橫擊，橫來捧壓，左來右接，右來左迎，遠便上手，近便用肘，遠便足踢，近便加膝。

拳打上風，審顧地形，手要急，足要輕，察勢如貓行，心要整，目要淸，身手齊到始成功，手到身不到，擊敵不得妙。手到身亦到，破敵如催草。

戰鬥篇云：善擊者，先看步位，後下手勢。上打咽喉，下打陰。左右兩脇並中心。前打一丈不爲遠，近打只在一寸間。

要訣云：操演時面前如有人，對敵時有人如無人。面前手來不見手，胸前肘來不見肘。手起足要落，足落手要起。

心要佔先，意要勝人，身要攻人，步要過人，頭須仰起，胸須現起，腰須豎起，丹田須運起，自項至足，一氣相貫。

戰鬥篇云：胆戰心寒者，必不能取勝。不能察形勢者，必不能防人。先動爲師，後動爲弟，能教一思進，莫教一思退。胆欲大而心欲小，運用之妙，存乎一心而已。一而運乎二氣，行乎三節，現乎四梢，統乎五行。時時操演，朝朝運化，始而勉强，久而自然。拳術之道學，終於此而已矣。

太極拳學入門總解運動目次

週身相隨　切勿妄動

河南温縣陳家溝陳績甫編

(1) 太極拳初勢

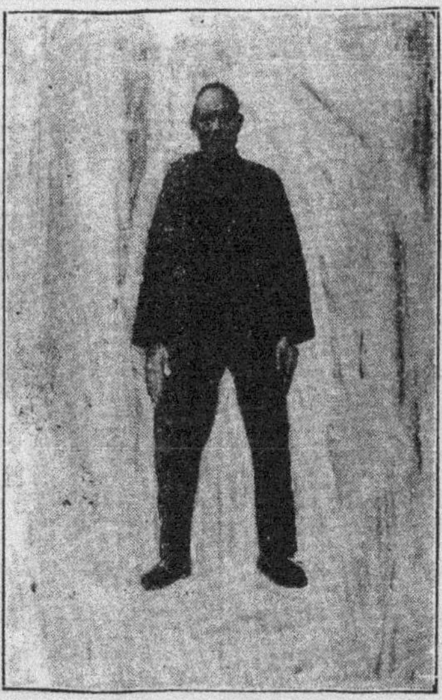

站立當場，沉心靜氣，兩足跟相離六寸許，兩足尖微向外擺，反手往下捺，手指向前，身手正，二目平視。

（2）金剛搗碓

兩手同時由下而上，自左而右，轉一圈。左手轉到胸前，右手半面向前。左足往前伸，足尖朝上，足根用力，左手往前引，右手與右足往前跟。右手將拳向左手外，由上而下，落于左掌上。右足尖朝下，輕輕點地，落于左足中節，相離六寸許，左足踏實。右手與右足齊起，齊搗。右足與左足跟，各相離六寸許。右拳

(2)金剛搗碓

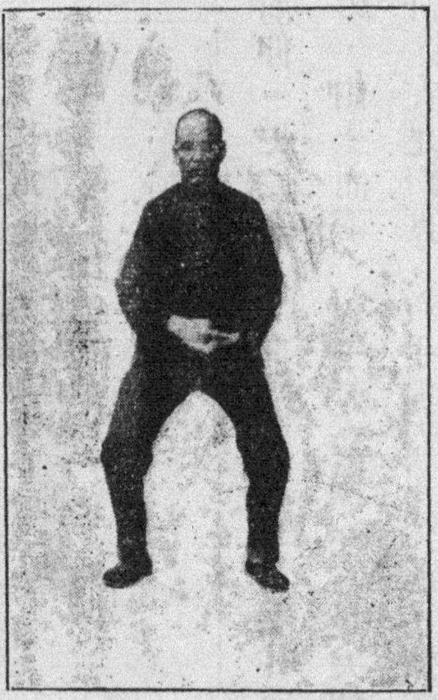

(3)攬扎衣

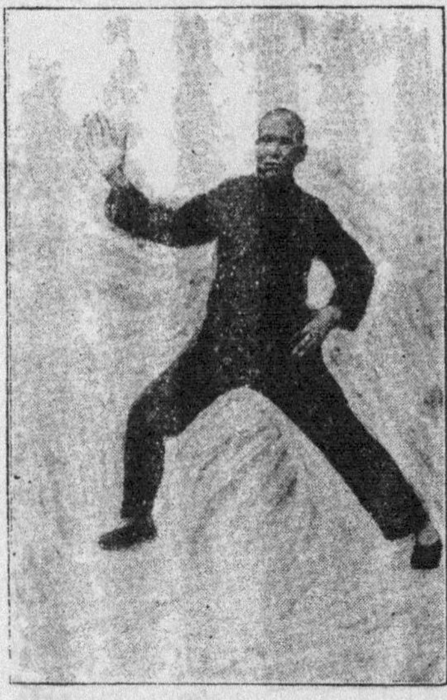

仍落于左掌上，雙手離心口六寸許。雙肘各向外露，二目平視，項勁貫足。心氣降下。

（3）攬扎衣

雙手分開，右手由上而下轉，左手由下而上轉，雙手轉一大圈，不分先後，齊轉到胸前，雙手交叉，左手在裏，右手在外，右足向右伸，足尖微向外擺，膝露襠開，開襠要圓。左足尖向裏鈎，腿肚往上綳，左手往下轉，轉開到左脇，五指叉腰。大指在後，四指在前，肘往下沉。右手由胸前往右轉出，五指揜掌展開，半面向前，身正直，鬆肩塌腰二

(4) 六封四閉

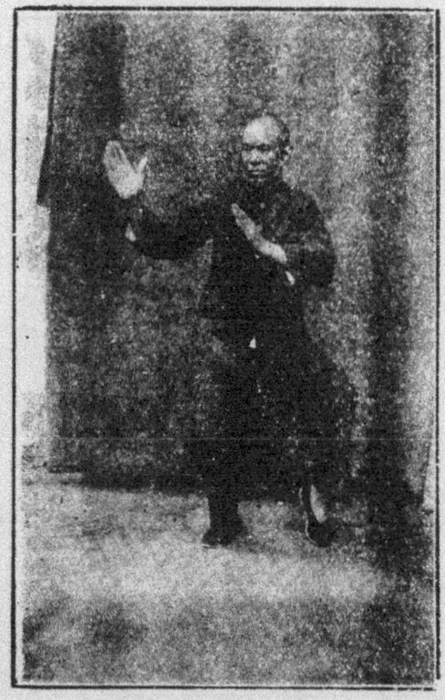

(5) 丹變

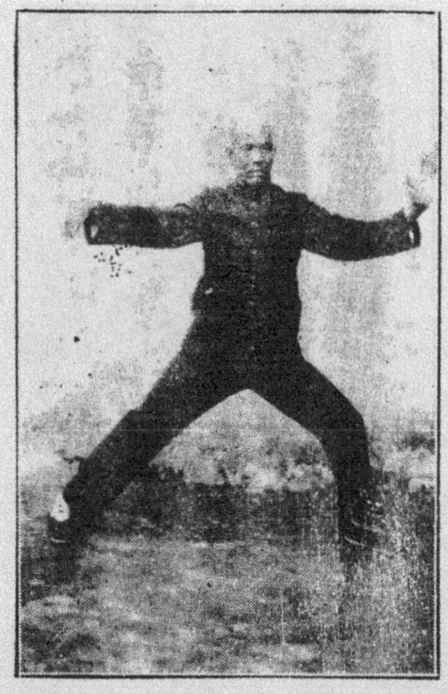

目斜視右手梢，心氣下降。

(4)六封四閉

左手去到胸前。二足不動；引往右手由下而上，自左而右，雙手向右推出。待左手往右推時，左足隨往左手勁，跟到右邊。左足尖朝下，輕輕點于右足中節相離六寸許。右手在前，手梢朝上，手心向外，左手在後，手梢朝上，手心向裏。兩手相離一尺許。

(5)丹變

雙足不動，右手由外向裏合，自上而下，五指揑齊，往外開。左肘往左開。手到胸前。心氣沈右腿。左足往左伸，足

(6)金剛搗碓

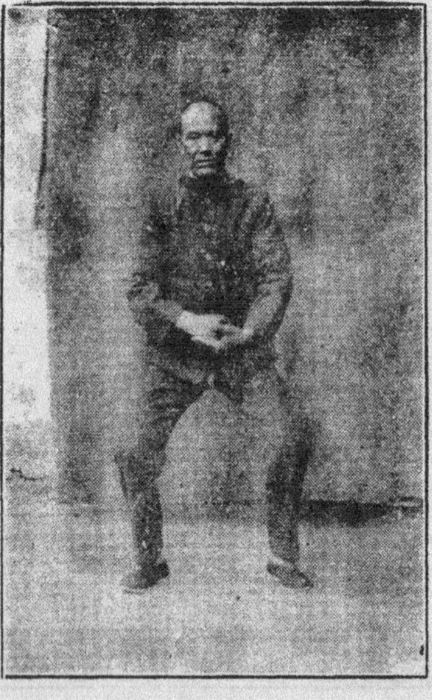

(7)白鵝亮翅

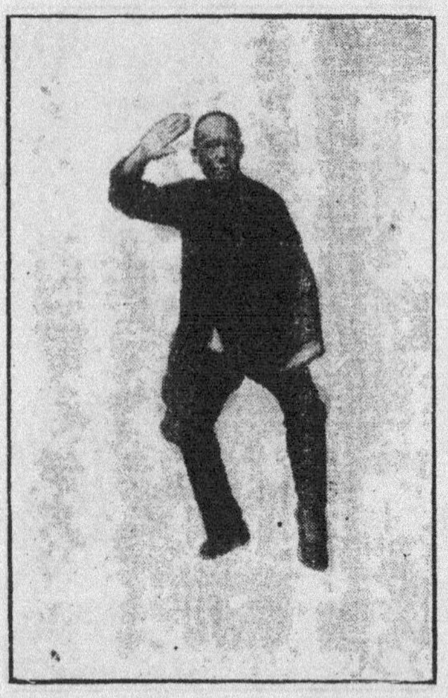

尖往左擺。右足尖往內鈎。左膝露。右腿肚往上綳。右手五指並齊，往下微鈎。左手由胸前往右轉出。越慢越好，五指朝上伸開，半面向前。兩膊展開，微向內合。肩往下鬆。肘往下沉，正直。心氣下降，二目斜視左手梢。

(6)金剛搗碓

同前。但第一金剛搗碓向前，此勢面向左轉一方向。

(7)白鵝亮翅

兩足不動，兩膊伸開，右手由上而下轉，左手由下而上轉，雙手轉一大圈，合于心口。右足向右邊斜下半步，兩手再開，右手往上開，開到左腿角上邊。左手往下開。開到左膝上邊。左足隨兩手開時，亦往右跟，足尖往下，點于右足中節。相離六寸許。兩膝微曲，曲則襠開，腰勁下沉，眼向前看。

（8）斜形

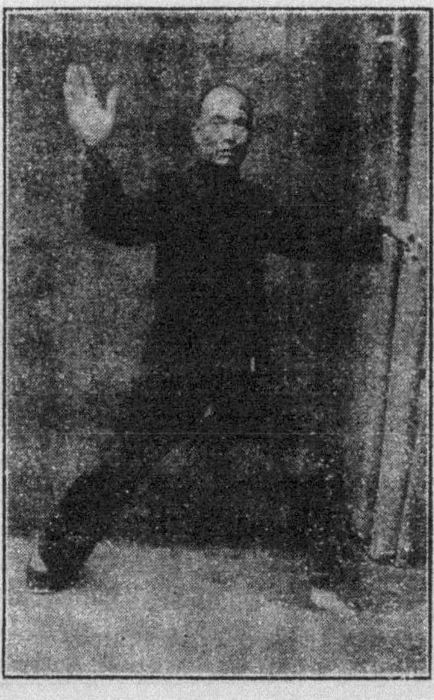
（8）斜形

右手由右往左斜轉，與右耳梢平，手心向前，左手往後由下而上，過左耳，落到胸前，氣歸于右腿。左足向左斜伸，足踏實地，足尖微向裏合。膝露，襠開，開襠貴圓。右足尖往內勾，腿肚往上綳。左肘由左膝底下，向左轉出，臂膀伸開，五指揑齊、向下勾。右手向右耳邊轉出，五指朝上展開，目視右手梢。鬆肩沉肘。氣往下降。兩手梢遙遙相對。合住，勁如弓形。手足落于四斜方，如八卦四隅方向，故爲斜形。

(9)摟膝

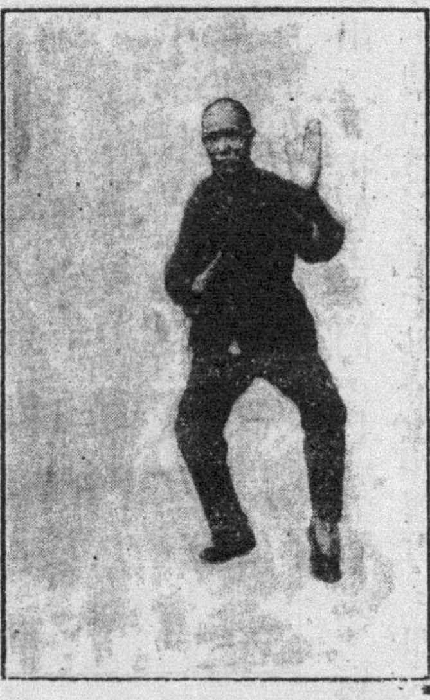

(10)拗步

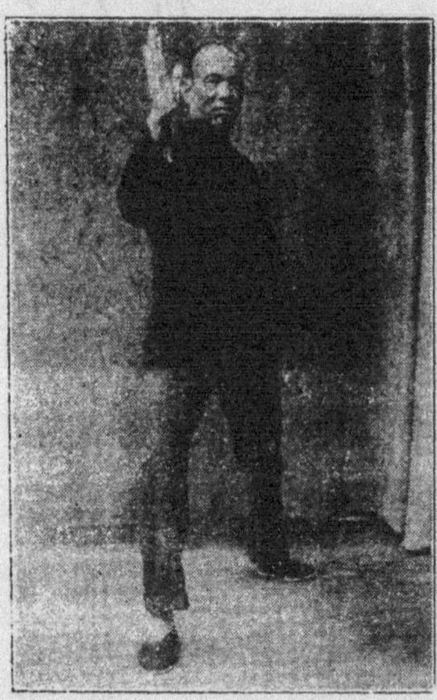

(9)摟膝

雙手摟左膝，將左足收回，足尖朝下，點于右足前。右足實，左足虛，兩膝微灣，襠勁微合，兩肘微屈，兩手展開，兩手指均朝上豎。左手在左膝上邊，隨左足。右手在右膝上邊，隨右足，眼往左手稍前看，此謂縮身法。

(10)拗步

左手向前引。左足往前斜開一小步，左手由前而後轉一圈。隨左腿。右手往後開一小圈。隨右腿。往前蹚。右足跳到左足前邊。氣沉于右腿。左腿左足由後而前、向左邊斜伸，左手向裏合。右手由前而後，向外開，下拉斜形勢。

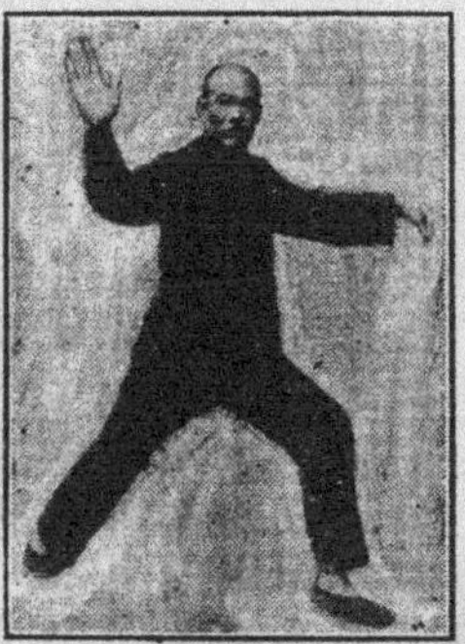
(11)斜形

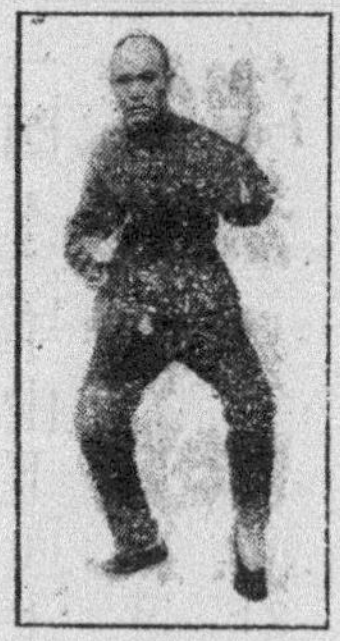
(12)摟膝

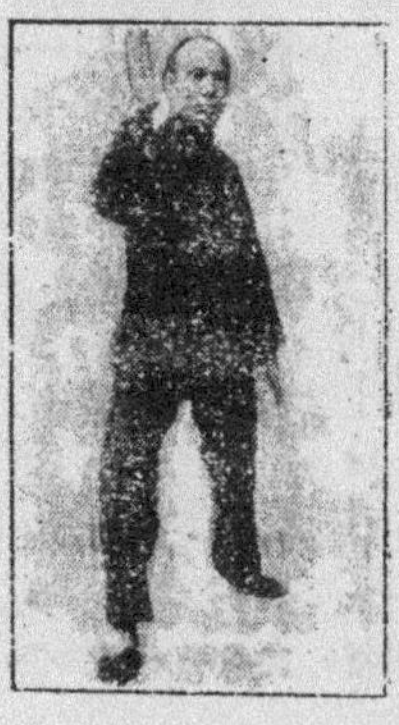
(13)拗步

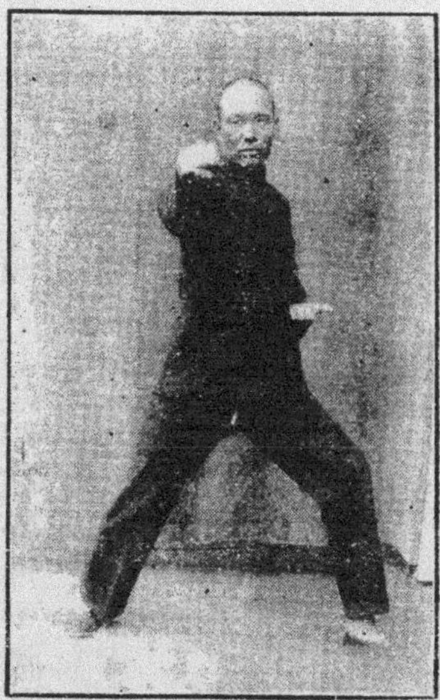
(14)演手肱拳

（14）演手肱拳

拗步跳右足時，氣沉于右腿。左腿往左斜伸半步，兩足踏實，左足尖微向內擺，右足尖微向內勾，右腿綳展向內合，左腿露膝，兩手右拳左掌，右拳向後微拉。左掌往外合，拳與心口平，向前打出。左肘向後出一肘，左手面朝上，靠于左脇。右拳未打時，手背向下，外陰內陽，沿路打沿路轉，打出時，手背向上，外陽內陰。心氣下降，氣發于四梢。身正直。目視右拳頭，右足跟往外撐，腰勁下沉，項勁貫足，切忌身往前栽。

(16)撇身捶　一

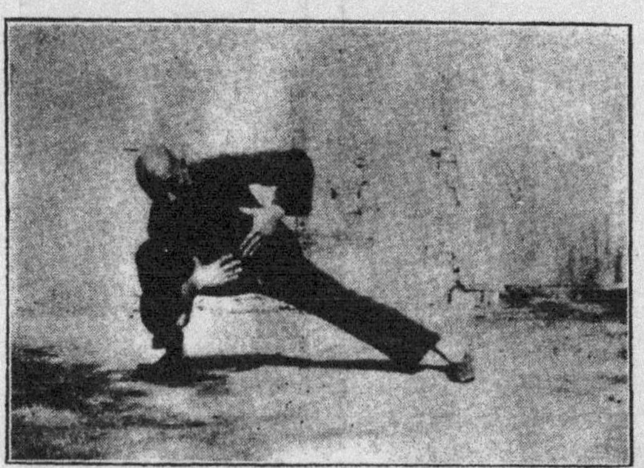

(15)金剛搗碓

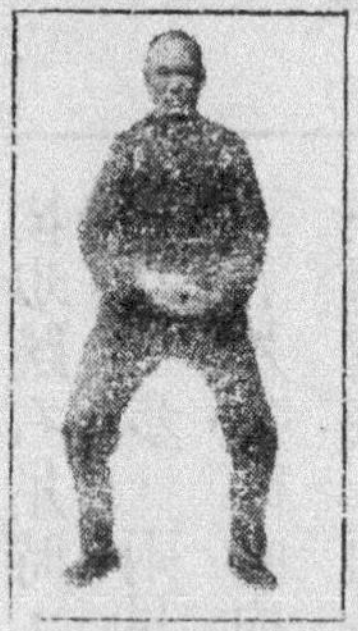

(15)金剛搗碓

同前第三金剛搗碓。與第一金剛搗碓方向同。

(16)撇身捶

雙手向下分開，左足向左開尺許，兩肱各向外轉一圈，雙手由下而上，轉一大圈，雙手交叉，合於胸前，離心口四寸許，氣歸左腿。右腿往右伸一大步，足尖微向外擺，露膝，左足尖往內勾，腿肚朝上圈綳，右腿伸時，右肩，右肘，向右膝底下轉出去，內藏有七寸靠之意。左手向左開，

撇身捶 二

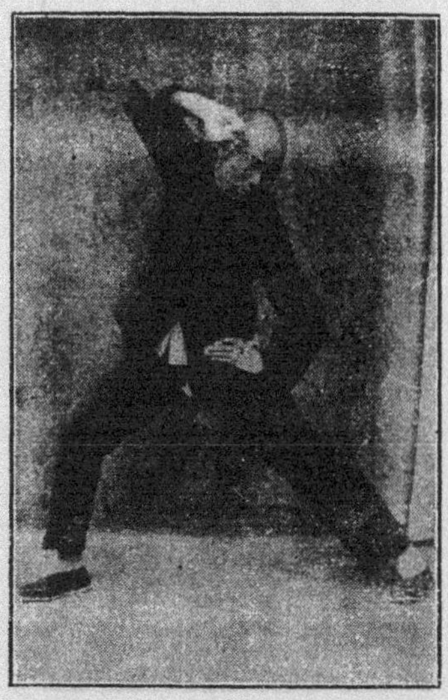

(17)青龍出水 一

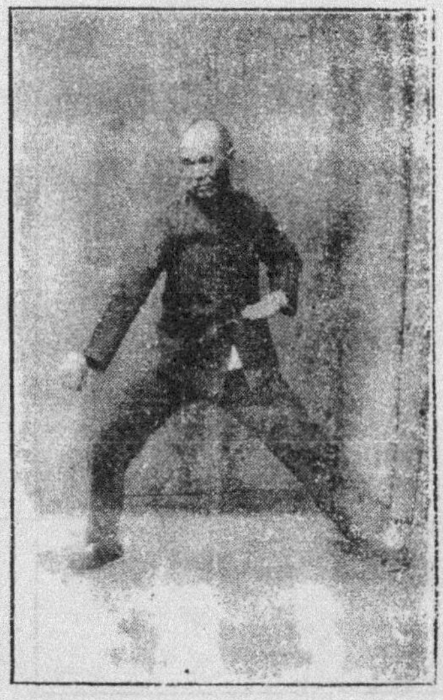

左肱由外而內轉一大圈，手向左耳梢下到胸前往外開，五指叉腰，大指在後，四指在前，肘向內撇。右手將拳由外而內，拳拉於右眼角，右肱撐圓，二目視左足尖，右拳尖、左肘尖，左足尖，三尖如直線。右脇由右開，左脇向內合，心氣降於丹田，行於四梢。此勢全體勁皆合於左邊；助下勢青龍出水往右打時之縮勁也。此謂聲東擊西之意。

(17)青龍出水

二足不動，右拳往下沉，肱向外轉，向內合，拳向右膝前斜往下打。左手往外

三　靠折背勢又

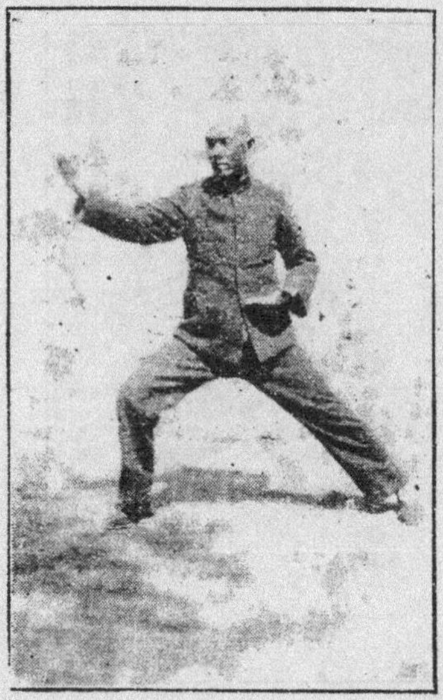

(18)雙推手

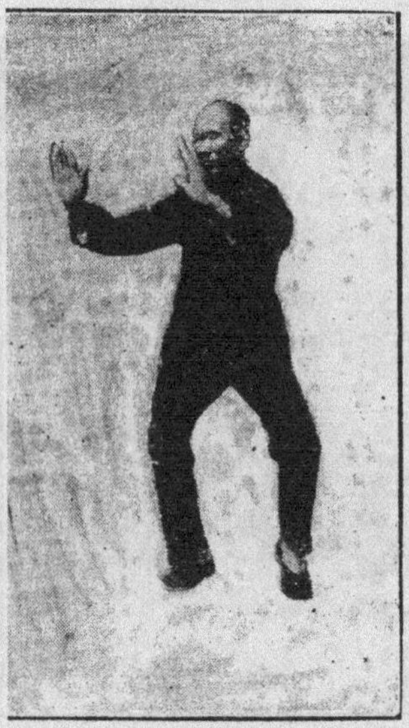

開，由下而上，自後而前，將手轉到胸前。當右拳發時，左肘與右拳同時急向左出一肘，手面朝上，斜靠於左脇。當左右手轉時，襠勁在內轉一圈，二膝輪流一轉，拳發出時，下半身原照撇身捶之形勢，合於原位。右肩向內合，左肩向外開，內含有金絲纏杆之意。

(18)雙推手

左手先去到胸前引住右手，兩手由右往左轉。右足往右橫上一步，雙手向右推。左足往右跟，足尖朝下，點於右足尖中節，相離六寸許，二目看兩手梢。

一

(19)肘底看拳

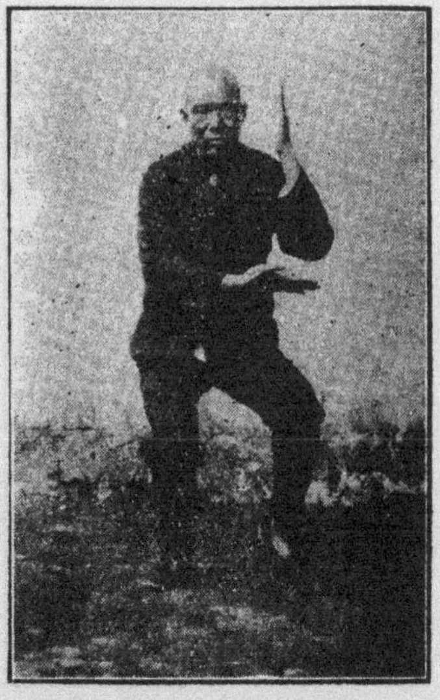

(20)倒捻肱

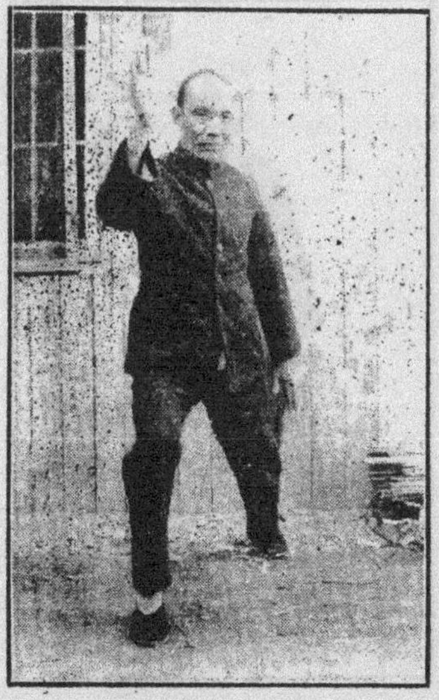

(19)肘底看拳

右足根用力，如車軸一轉，足尖往裏一搬。左足往左提，還照原勢點於左邊。左肱由前而後，由下而上，轉一大圈。肘往下沉。手梢往上領，五指朝上，右肱由內而外，自右而左，手心朝上，合於左肘底下。右肘成圓形，離身六寸許，二目往前視，腰勁下塌，氣歸丹田。

(20)倒捻肱

右手往前轉，隨住右足。左手往後轉，隨住左足。左足往後蹬，足尖著地。左手領左半身。右手領右半身。左右肱各由外往內轉。左右手各由下而上，轉一

倒捻肱　二

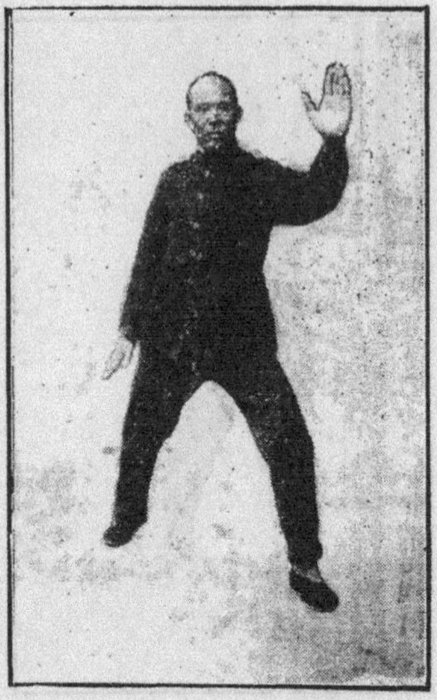

(21)白鵝亮翅

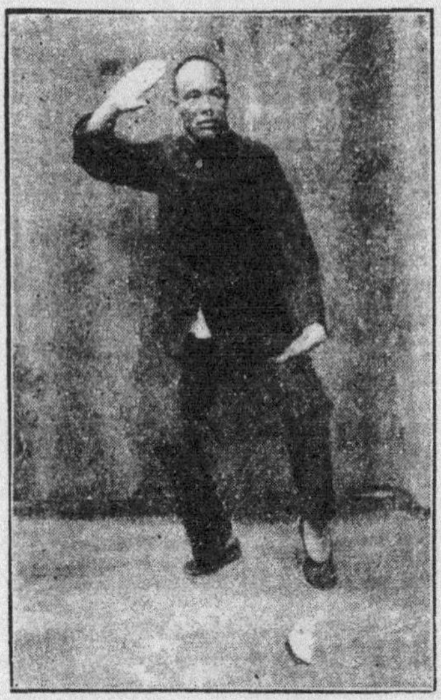

大圈。左右脚，輪流往後蹬，各領各半身，輪流週轉。腰勁下沉，心虛襠實，丹田氣往外運動，如風催車輪。二目往前視，左足後退二步。右足後退一步。雙手往左攏。雙手交叉。

(21)白鵝亮翅　同前。

(22)斜形

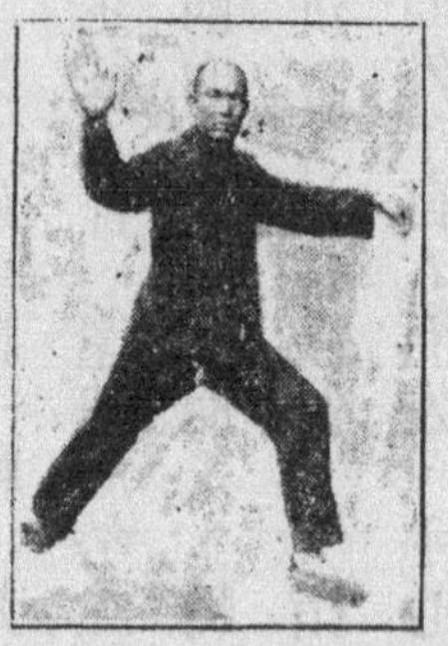

(23)閃通背

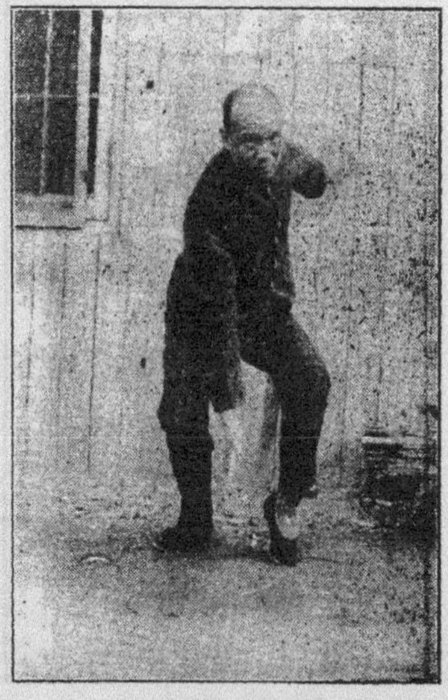

(23)閃通背

兩肘下沉，兩足不動，兩手向右攏，左手到胸前等右手，右手攦到右脇外隨右肱往外而內，由下而上，轉一大圈，與右手齊向左攦，左足收面，當左足收時，右足根一擰，足尖往內攏，左足尖朝下，點於右足中節，左手攦到脇外，手往上翻，右手攦到右脇前，手往下合，肩往下順，臂往上撅，右手與左足相合，手掌卽往上托，左手往下捺，平捺到臂後，右手順左腿托到左膝上邊，左足卽跳於右足前，氣歸左足，足如磨軸向內轉一圈，右足卽跳於左足後，右肱往上翻，隨右足，齊往下落，氣歸於右腿，左肱往內轉圈一，手往內合，左足向左攏半小步，打演手肱拳，此勢乃運用丹田之氣，及於週身翻轉，虛而實，實而虛，引誘之勢。

(24)掩手肱拳

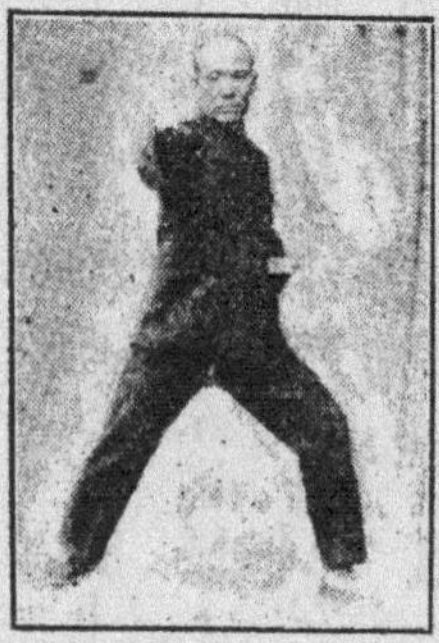

(25)六封四閉

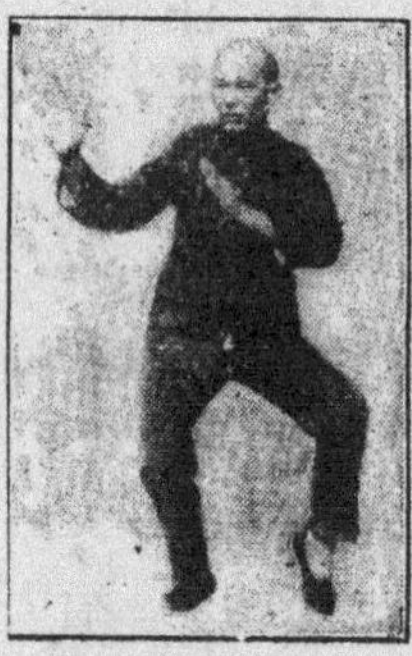

(26)丹變

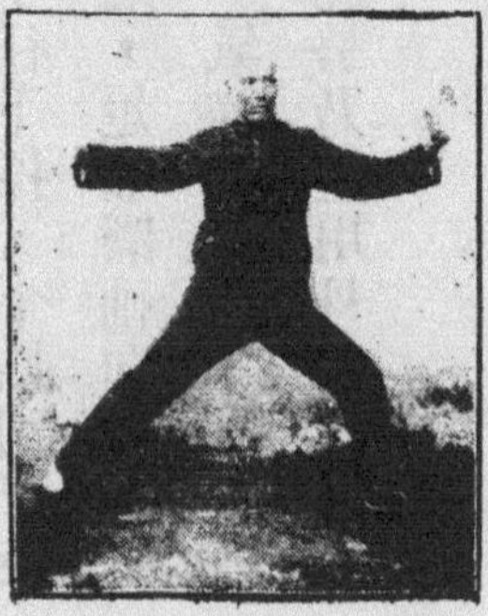

上三勢同前。

一

(27)運手

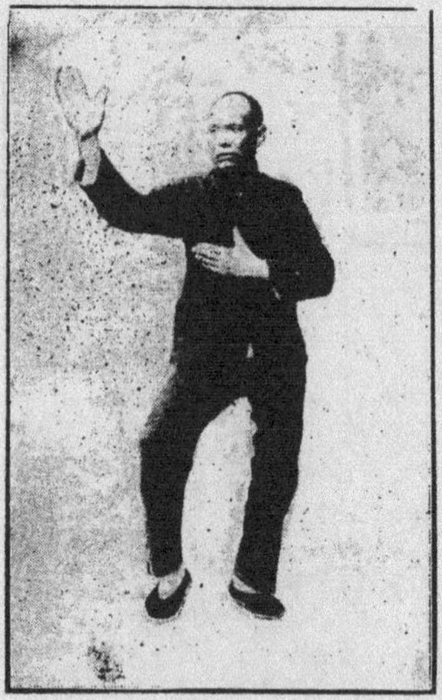

(27)運手

左手向內，合於胸前，由上向左轉出，左足亦隨左手由內而外，隨手轉出，左手左足向左轉時，右手與右足亦往左跟，右手轉到胸前，亦由上而下往右轉，左右手輪流旋轉，往裏轉。手到胸前往

運手二

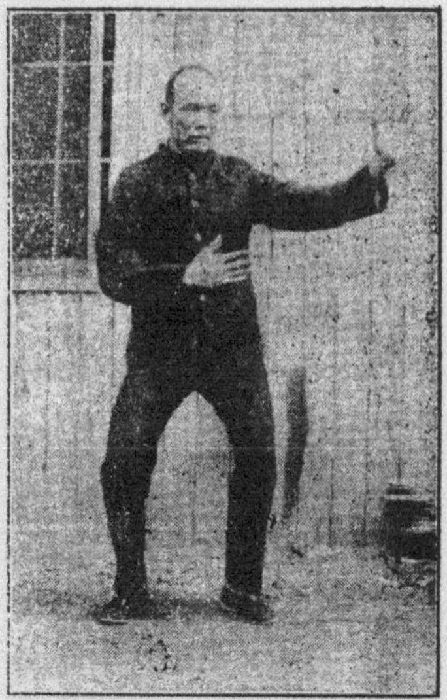

(28)高探馬

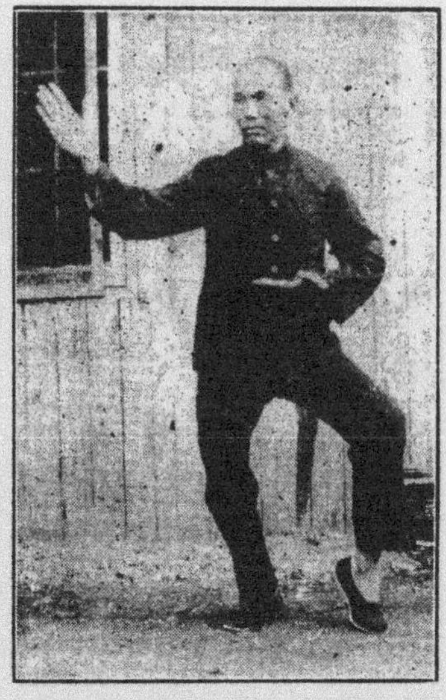

外轉，只進八分，上不能過鼻，下不能過臍，左右足輪流往左沿，兩足皆要與地踏實，左手往左轉，眼看左手，右手往右轉，眼看右手，沉肘，束脇，鬆肩，活潑身體，循環不息，此謂欲抑先揚，欲揚先抑之意。

(28)高探馬

待運手往左運時，右足往右斜擺半步，左右手向胸前互相交合，手離心口六寸許。兩手齊開，右足根用勁，足尖往內擺，左足往後提，足尖朝下，點於右足中節，相離六寸許。左手往胸前轉一小圈，手面朝上，靠於左脇前，右手向右

(29)右插

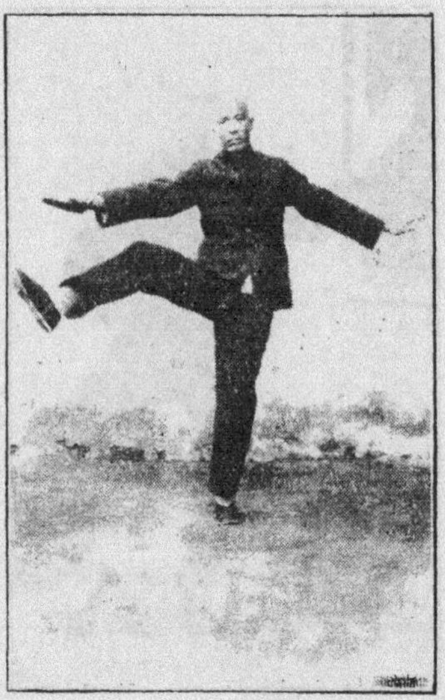

(30)左插

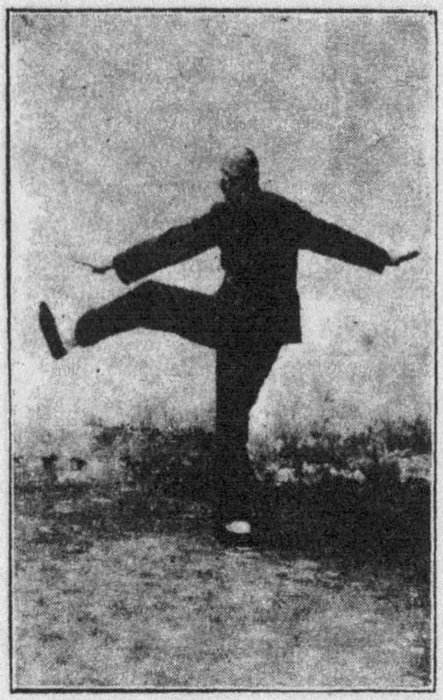

耳梢往前推出，五指朝上，半面向前，兩膝微彎，臂往上翻，心氣下降，二目右看手梢。

(29)右插

兩肩鬆。兩手往左，左足往前跳半步，跳於右足前，兩手交叉，合於胸前，手離心口四寸許。右足往上踢，兩手一齊開，左手往後打，右手往前打，當右足踢時，右手打於右足面，氣歸於左腿，眼向前看。

(30)左插與右插同

(31) 蹬一跟子

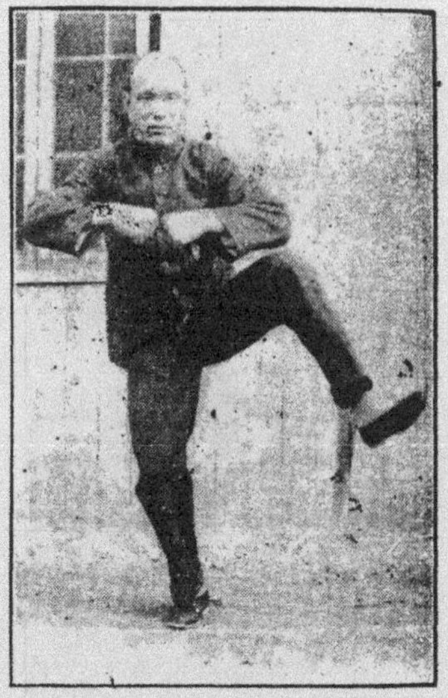

(32) 前蹬抝步

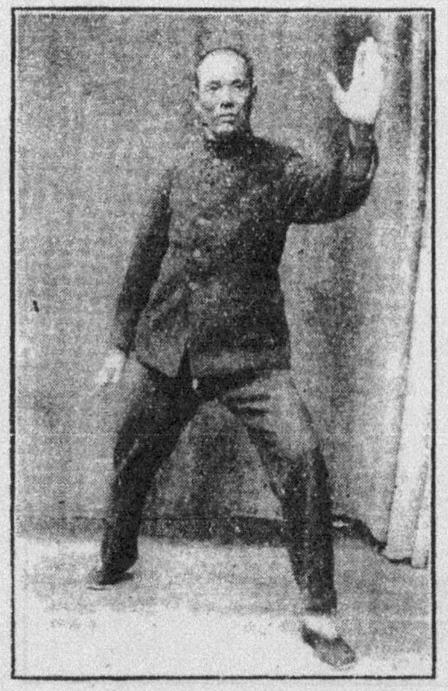

(31)蹬一跟子

打左插足飛起，莫往下落、懸於襠內，右足跟用勁，足尖往內擺，二手合於心口，相離四寸許，右足用力，往下踏，右足往外蹬，二手往西邊開。

(32)前蹬抝步

左足往下落，右手往後轉，右足往前蹬，右手往前展，左足再往前跳，跳於右足前，左手由外而內隨左足往前展，右手向內而外往後轉。

(33)神仙一把抓

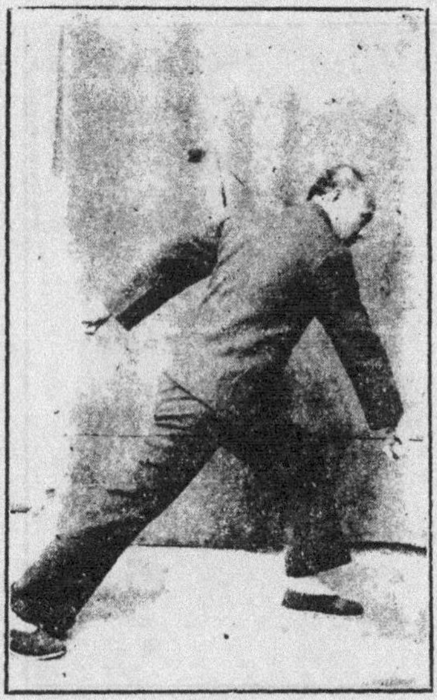

(34)踢二氣

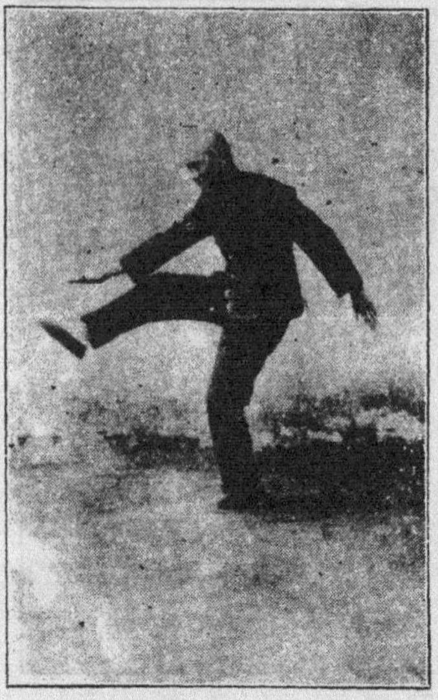

(33)神仙一把抓

左腿露膝，足尖往內擺，右足往內勾，腿肚往上繃，左手將拳往左斜，往上展，右手將拳向前面往下打，左肩往外開，右肩往內合，內含背摺靠之意。

(34)踢二氣

右拳往上冲，左足尖往內擺，右足往右提，足尖朝下，點於左足中節，相離六寸許。左手由下而上，由內而外，往左脇轉出，起左足，右手由外而內，手向耳梢打出，右足飛起，右手打於右足面，氣發於四梢。此勢是上縱身法。

(35)護心拳

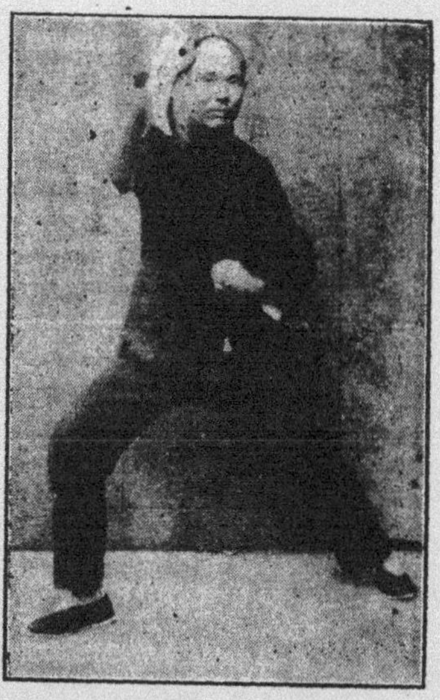

(36)旋風脚

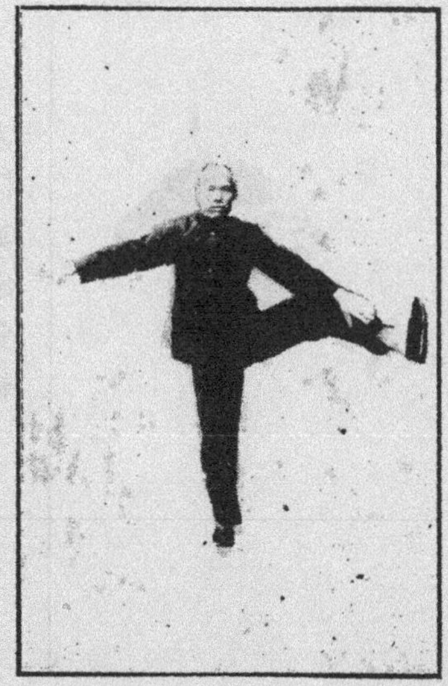

(35)護心拳

兩手往左攦，右足隨手收回，氣歸於左腿，右足再往右斜伸，足尖微向內攦，露膝，左足尖往內勾，腿肚往上綳，右肘往右膝底下轉出，左手往外左開，由外而內，轉到胸前，將拳護於心，拳離心口三寸許，手心向裏，氣往下降，歸於丹田，內藏有七寸肘之意。

(36)旋風脚

兩手往左攦，雙手交叉，合於胸前，離心口三寸許，右足往前拗半步，氣歸於右足跟，兩手分開，左足飛起，往裏旋，右手往右打於左足裏邊，右足跟用力

(37)蹬一跟子

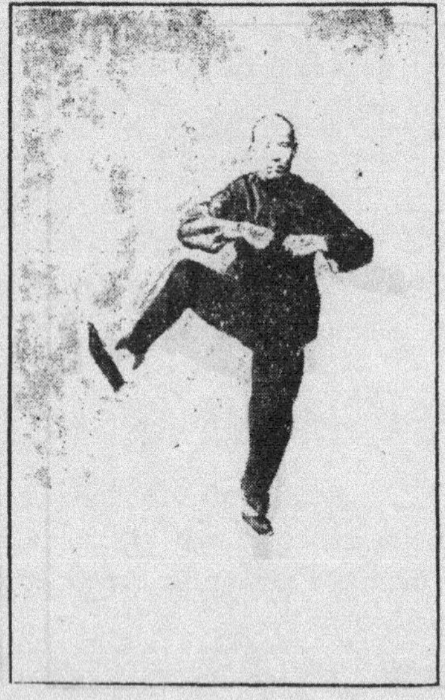

(38)掩手肱拳

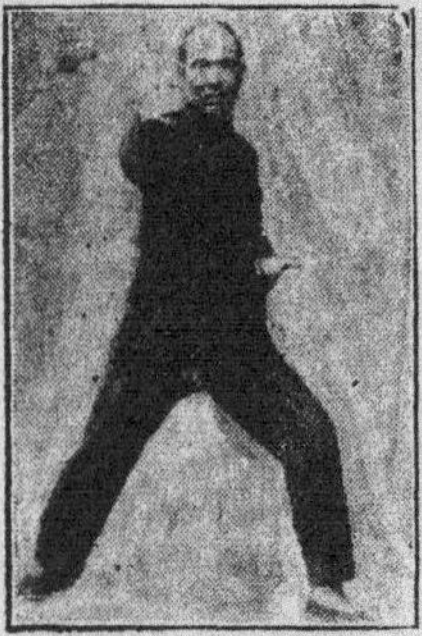

、足尖往右轉一圈，面轉一方面，左足與右足皆實踏於地，相離八寸許，二膝微灣，臂微向上翻，兩手合於胸前，相離六寸許。

(37)蹬一跟子

同前，前蹬一跟，是左足，此蹬一跟，是右足。

(38)掩手肱拳　同前

(39)小擒打

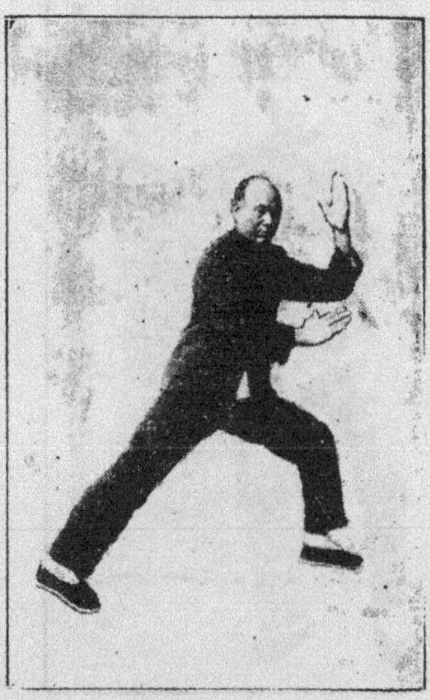

(40)抱頭推山

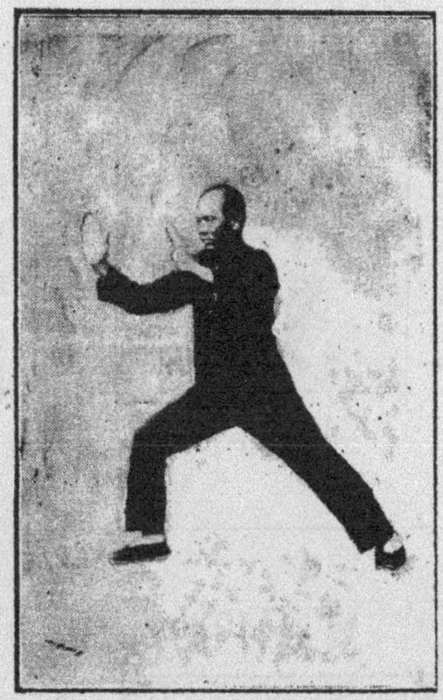

(39)小擒打

右手先往前引，右足往前跳，右手由上往後轉，左手由下轉，向裏合，左足往前伸，足尖微向外擺，露膝，右足尖往內勾，腿肚往上綳。右手由右脇邊起，往左肘底下，往左打一拳，右肱由內而外，轉一圈，含有打肘之意，心氣下降，氣貫於右掌。

(40)抱頭推山

身體往右轉，右足提起，足尖朝下，點於左足前，兩手向右膝底下分開，兩肱由外而內轉，手由下而上分，兩手向兩耳梢往右推出，右足隨兩手推時，往前伸，露膝，左足尖往內勾，腿肚往上繃，腰勁下沉，氣往下降，眼看右手梢。

(41)六封四閉

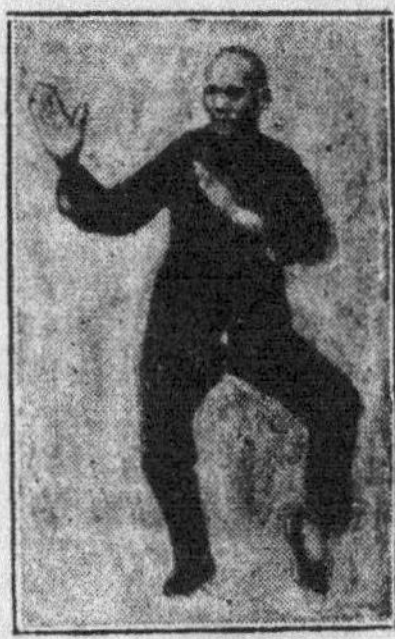

同前

(42)丹變

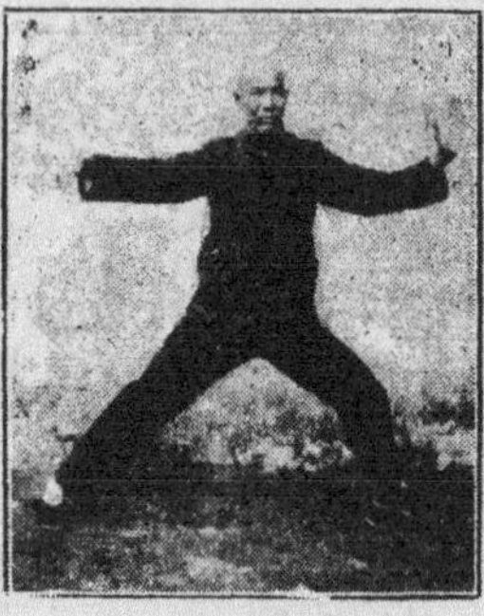

同前

(43)前招

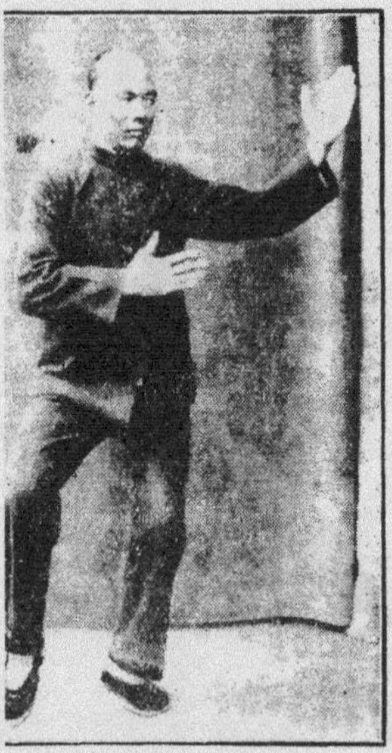

(43)前招

左手往心口由下而上，左肱由裏而外，向左轉，左足往左斜提半步，足往下踏氣歸左腿。

(44)後招

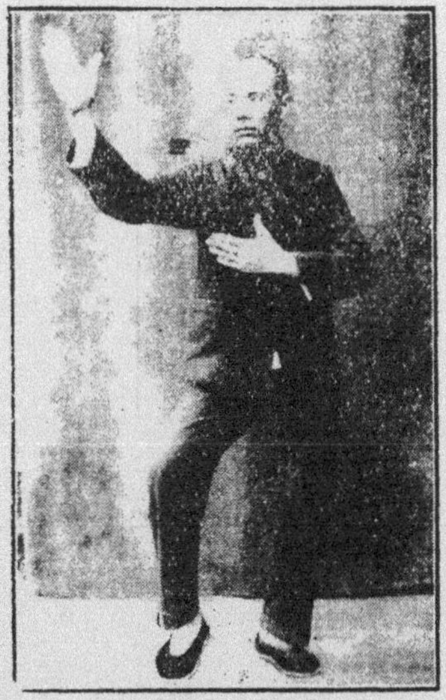

(45)野馬分鬃 一

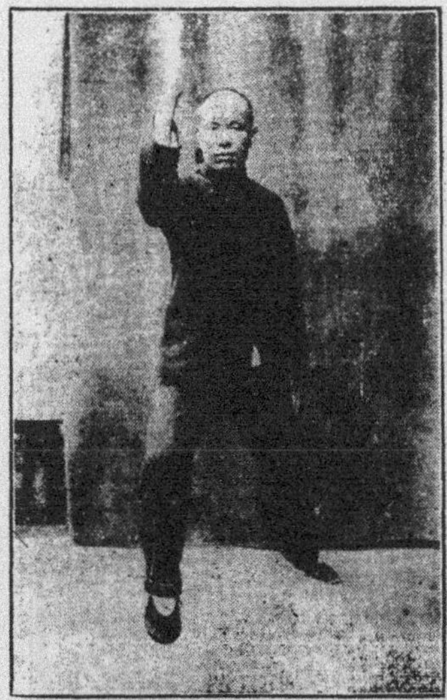

(44)後招

右手往心口由下而上，右肱由裏而外，向右轉，右足往左提，足尖朝下，點於左足中節，相離六寸許。

(45)野馬分鬃

兩足不動，左手往左轉，右手往左跟，手到心口，再往右轉，右足隨右手轉時，往前邁，左右足輪流往前邁。左右手上下飛舞，左右肱輪流由裏往外轉，活潑身體，心氣下降，分於四梢，內含有藏頭蓋面攢心剜膝之意，此勢是往前進攻之法。

野馬分鬃 二

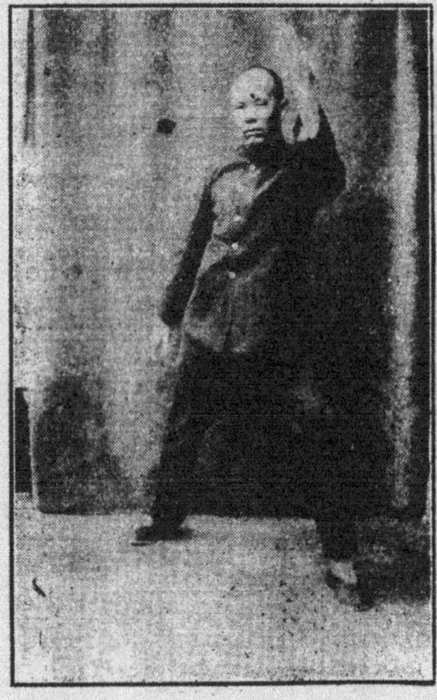

六封四閉(46)

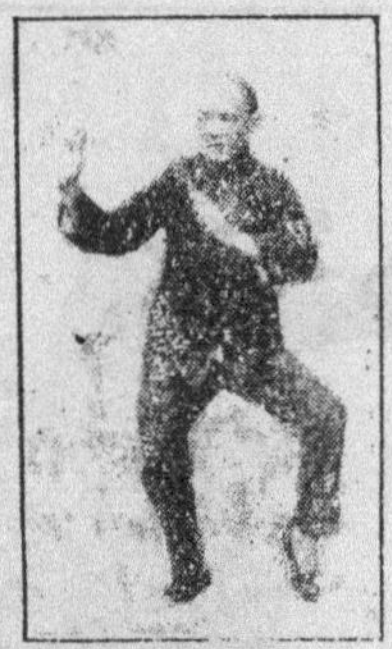

同前

丹變(47)

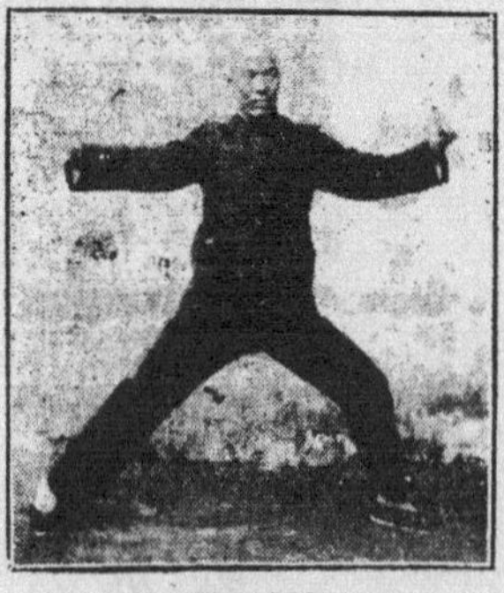

同前

梭穿女玉（48）

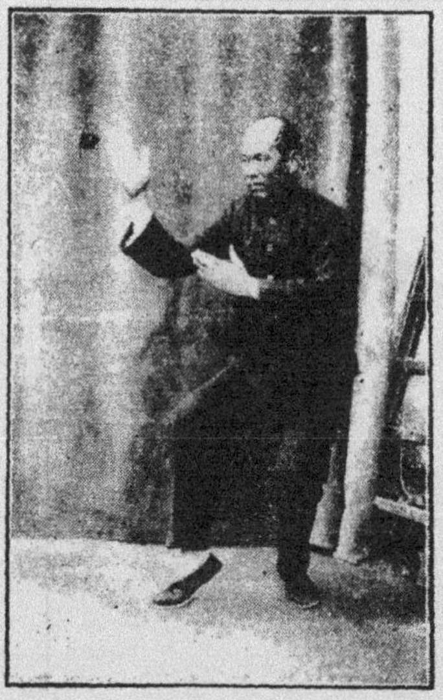

（48）玉女穿梭

兩手往右合，雙手交叉，右足往後提，足尖朝下，點於左足之前，相離六寸許，雙足先左後右，往下裂，爲令周身，身力震發，全體皆是縮勁，左掌往前推，右掌往後打，左足往前跳，越快越好，如靈貓撲鼠，週身轉一圈，兩手合於心口，此是平縱身法。

衣插攬（49）

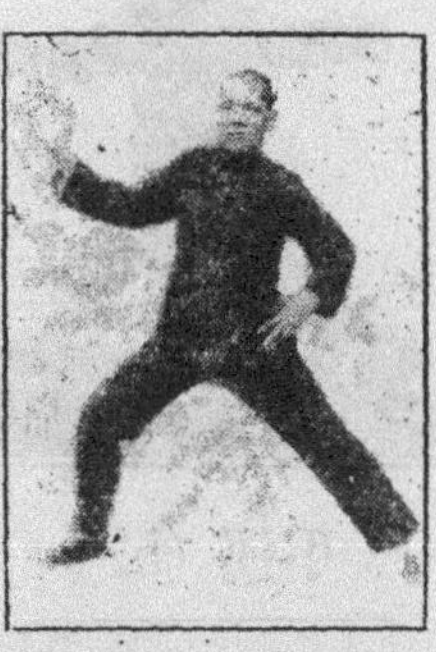

前同

閉四封六（50）

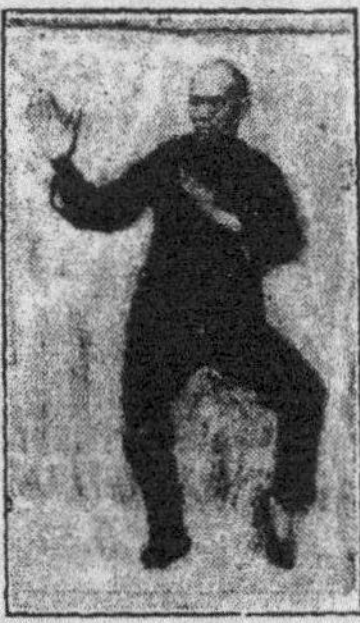

前同

(51) 丹變

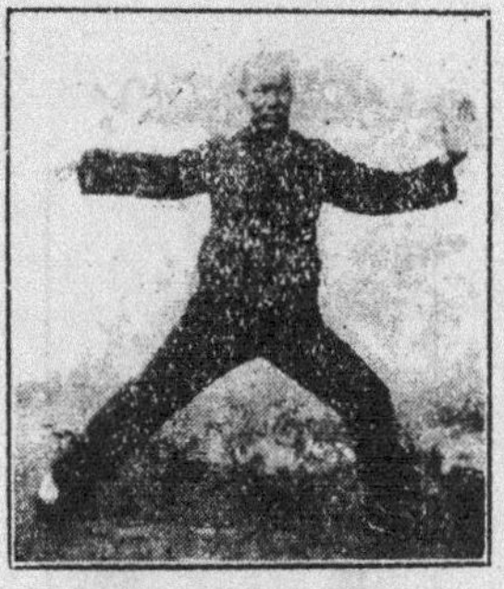

(52) 運手 一

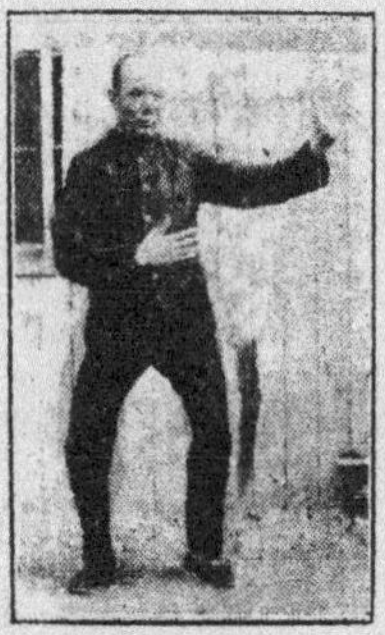

運手 二

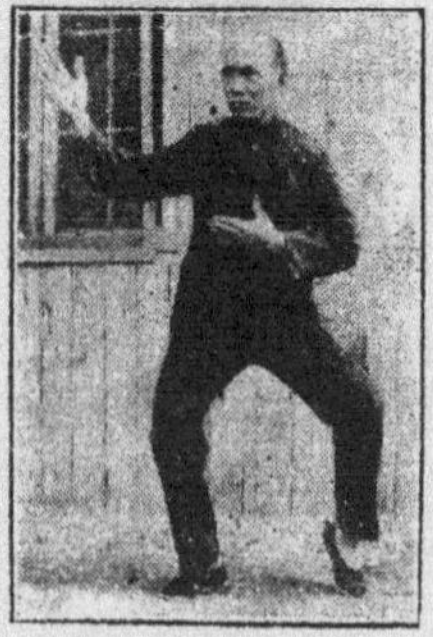

以上三勢同前

(53) 擺脚

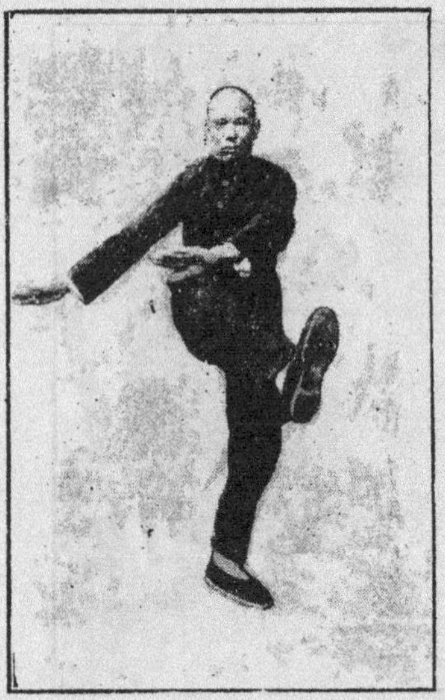

（53）擺脚

運手至第四次時，右手與左手一齊由下而上，轉一大圈，左掌轉到胸前，放在心口之下，右掌轉到右膝上邊，氣歸於左腿，右足飛起，由左往右擺。兩手由右往左迎，兩手心打右足外側，右足落地，氣歸於右腿。

(54)(鐵叉)

擺脚氣歸於右腿時，兩臂展開，如兩翼之形，左足跟用力，往左蹬，右膝往裏合於地上，右腿伸，左腿掘。氣歸於襠，此爲伏身法引誘之勢。

(54)跌叉

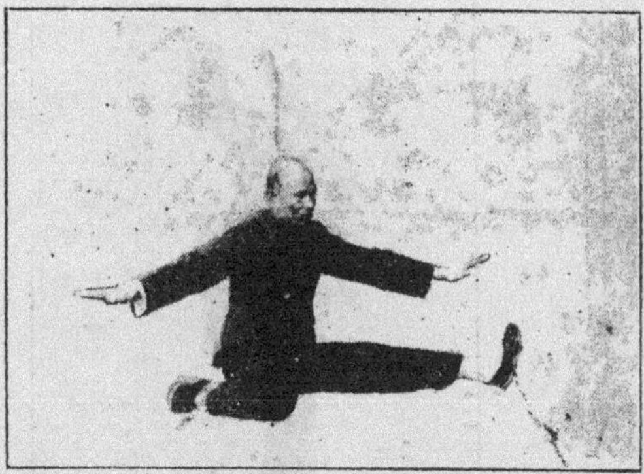

(55)金雞獨立

(55)金雞獨立

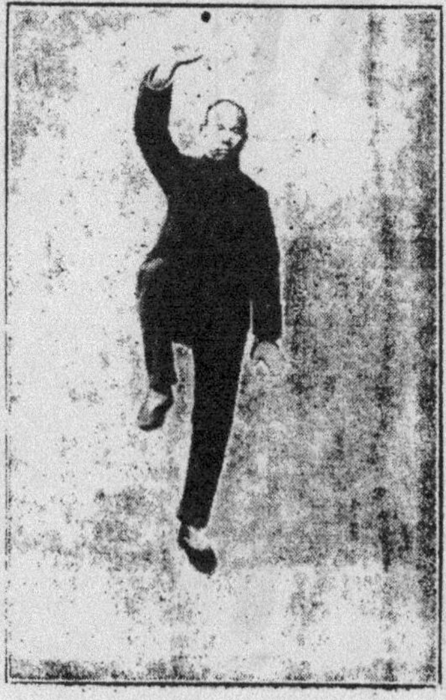

一

兩膀向上微提，襠勁一擰，身體往上起；左手往下按，右手往上推，左足踏實，氣歸於左足。右膝往前露，右足飛起，懸於襠內，右足落於地。兩手往下分，由後而前，轉一大圈，左手由胸前往上推，右手往下按，氣歸於右腿，左膝往前露，左足飛起，懸於襠內，目向前視。

金雞獨立 二

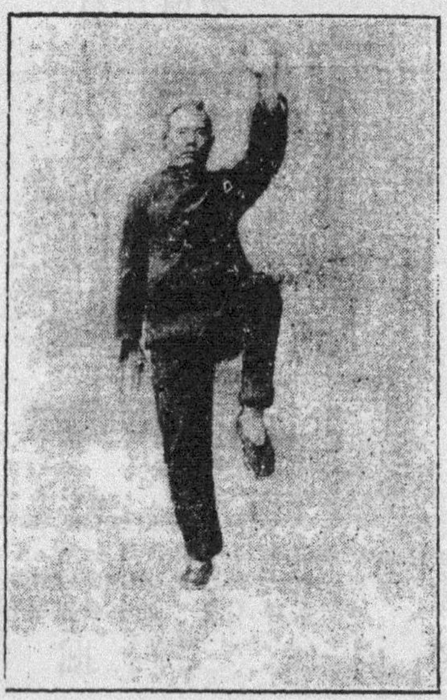

(56)倒捻肱

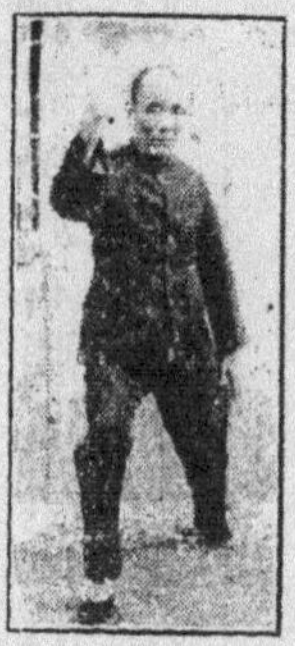

(57)白鵝亮翅

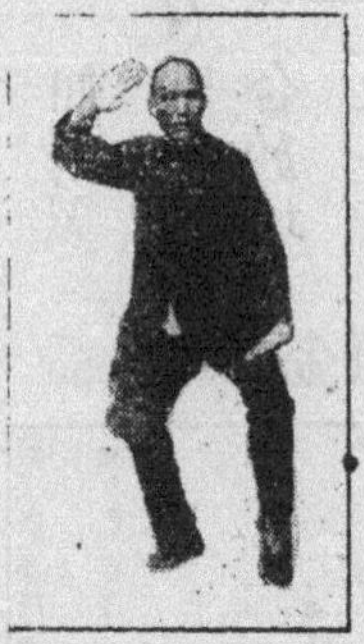

(58)斜形

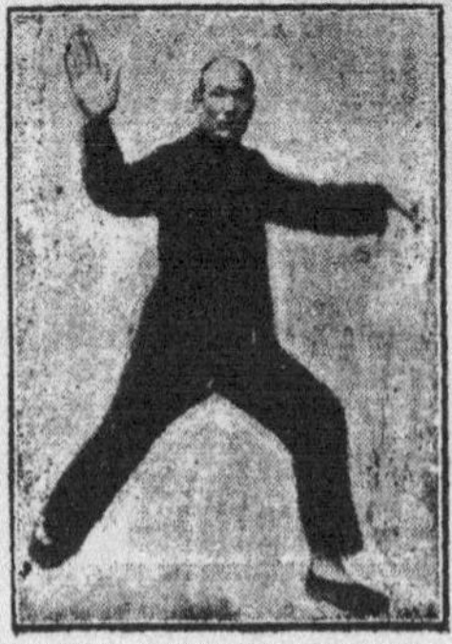

以上三勢同前

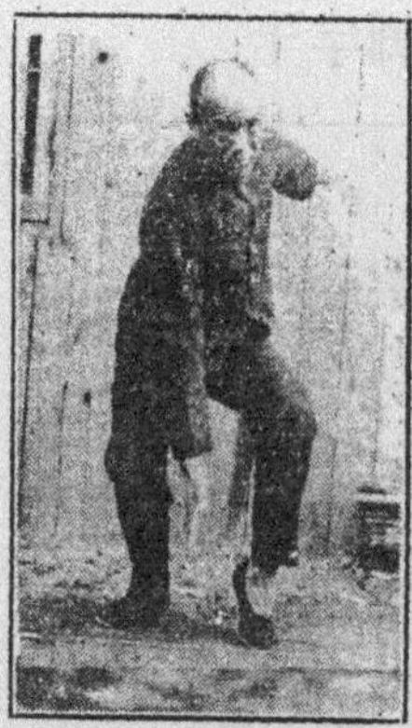

（59）閃通背

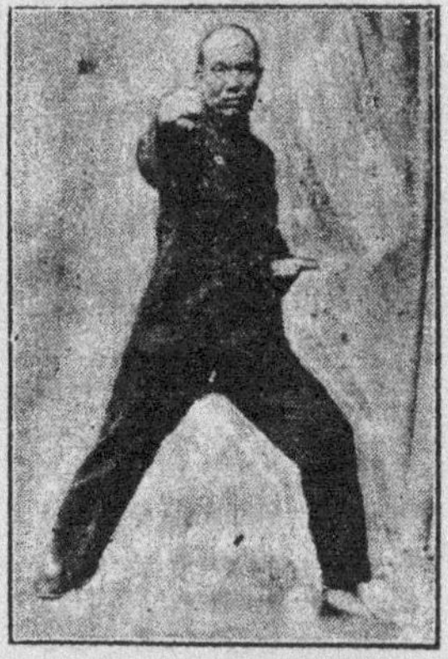

（60）掩手肱拳

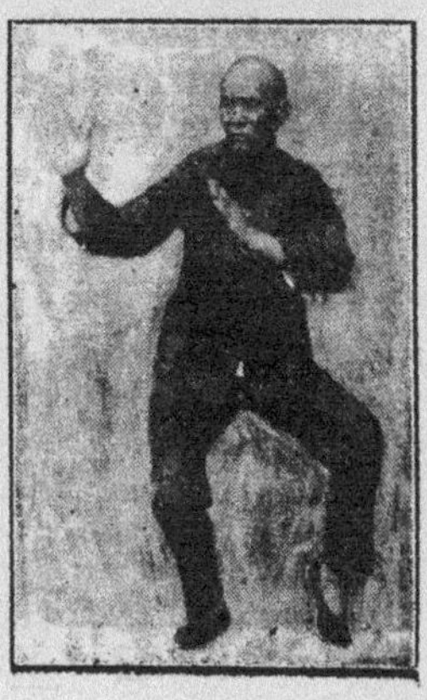

（61）六封四閉

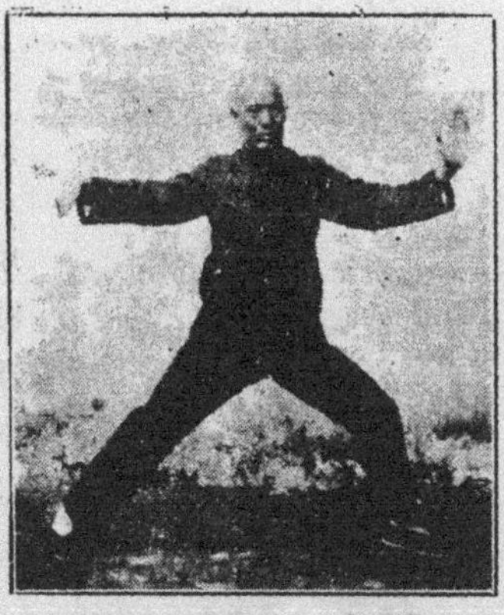

（62）丹變

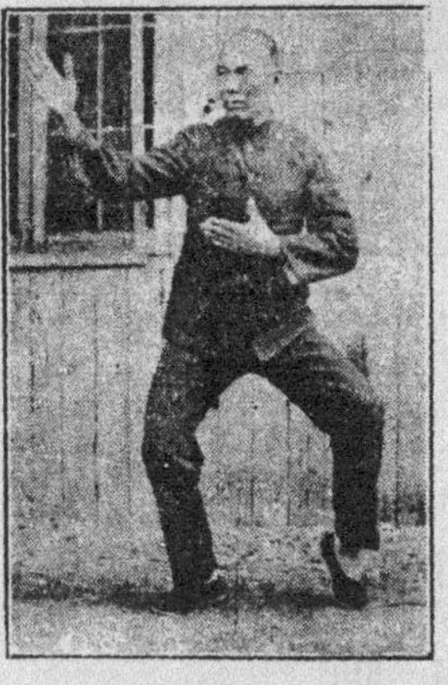

（63）運手

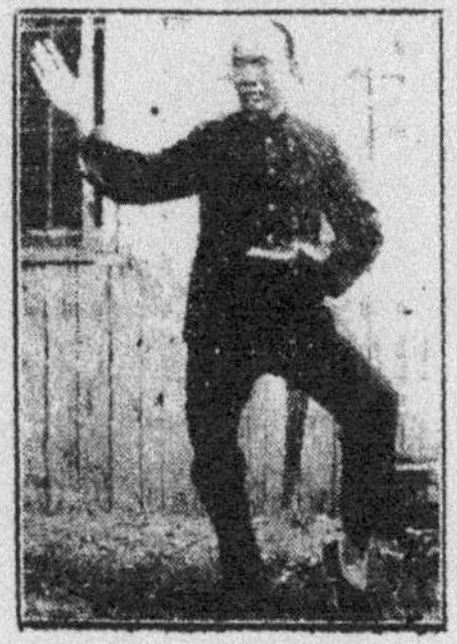

（64）高探馬

以上六圖同前

(65)十字脚一　十字脚

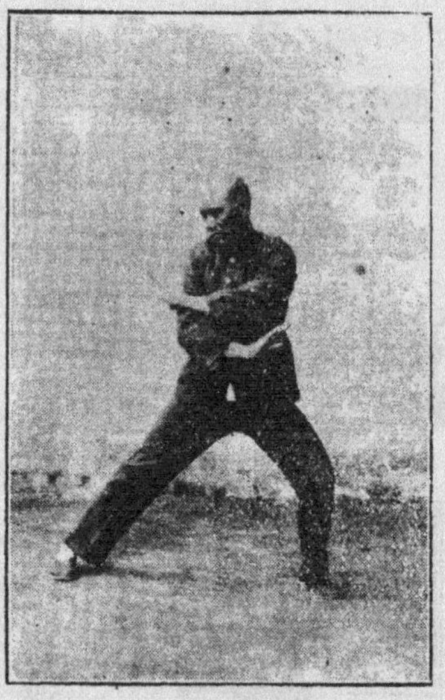

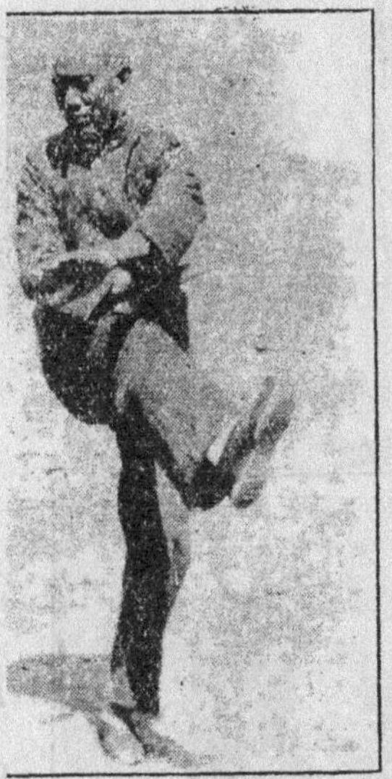

(65)十字脚

左手往左向下開，右手往右向上開。左足往左斜邁半步，足尖向裏擺，露膝。右足尖往裏勾，腿肚往上綳，左手往上合，右手往下合，兩手交叉，合於心口，臂微往上翻，心氣下降，歸於丹田。

指襠捶 (66)

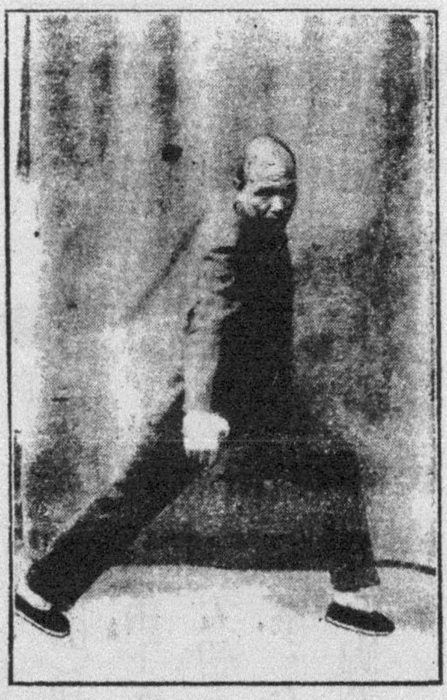

猿猴探窠 (67)

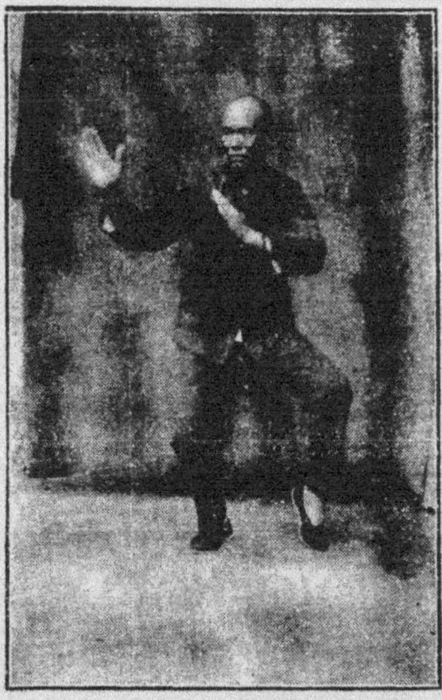

太極眞拳彙編

(66)指襠捶

左腿用力，右足飛起，由左往右擺，左手腕擰一圈，手往裏合，左手打右足，足跳右手往下摔，左手往上領，身轉一方向。右足落於左足所站之位，左足提起，氣歸於右腿，左足向左斜伸半步，露膝，右足尖往裏勾，腿肚往上綳。左肘往左膝底下轉出，五指叉腰，右手由下往上轉，由右耳梢往下斜打一捶。腰勁下沉，襠要開圓，眼看右捶頭。

(67)猿猴探窠

與六封四閉同

三一

(68)丹變

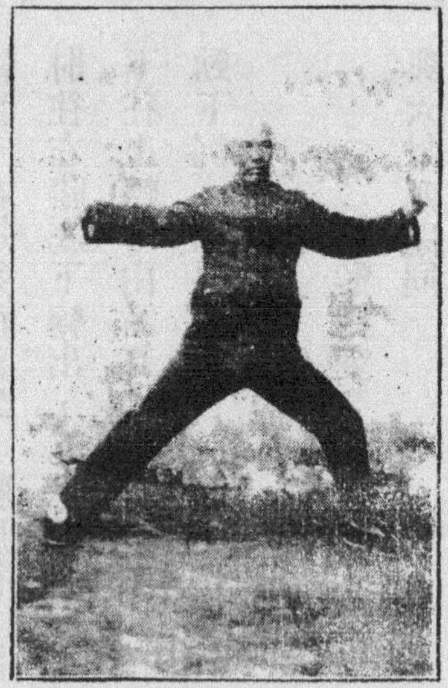

同前

(69)切地龍

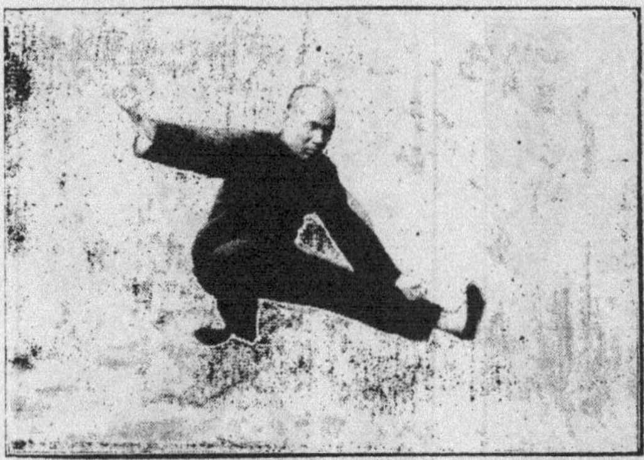

(69)切地龍

右手由下而裏，往後轉。左手由上而裏，往前轉，左足尖朝上，腿肚舖地，右足踏實，臂往下沉，兩手攢拳。右手往後斜往上伸，左手往前斜往下伸，眼看左脚尖。

(70)上步七星

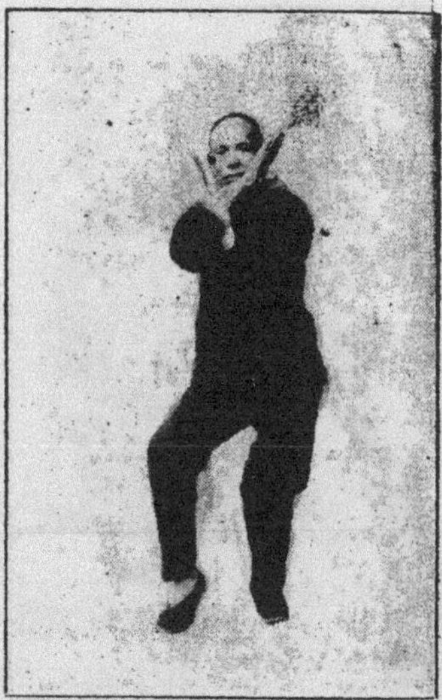

(71)下步跨肱

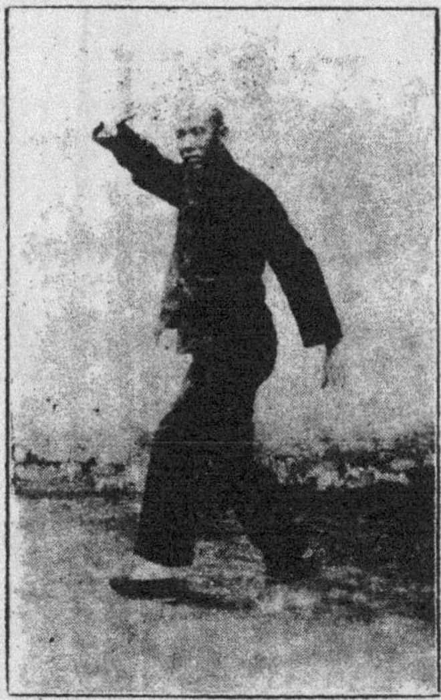

太極眞拳彙編

(70)上步七星

左手往前冲、右手與右足往前跟，右手往左手外套一小圈，雙手交叉。右足尖朝下，點於左足中節，相離六寸許，兩膝微灣、眼往前看。

(71)下步跨肱

兩手先轉一小圈，右足往下下半步，兩手往左膝底下分開，由外而裏，轉一大圈。左足往下跟，足尖朝下，點於右足中節。右手心朝上，左手心朝下，兩手交合。右手心再朝上推，左手心再朝下按，左足往左跳，右足尖由裏往外轉，足後跟擰一圈，右手由上而下，轉到右

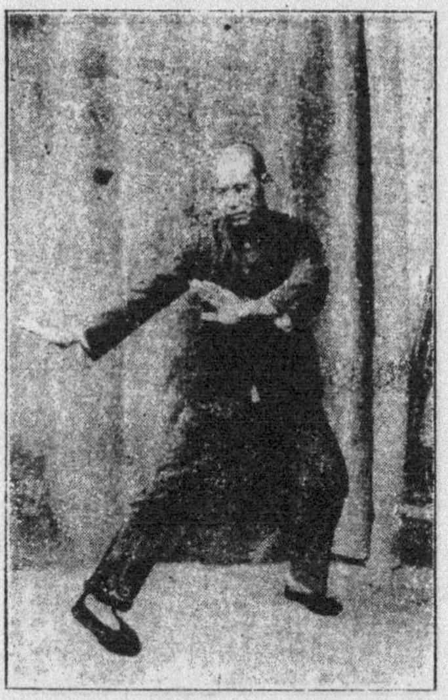

擺脚（72）

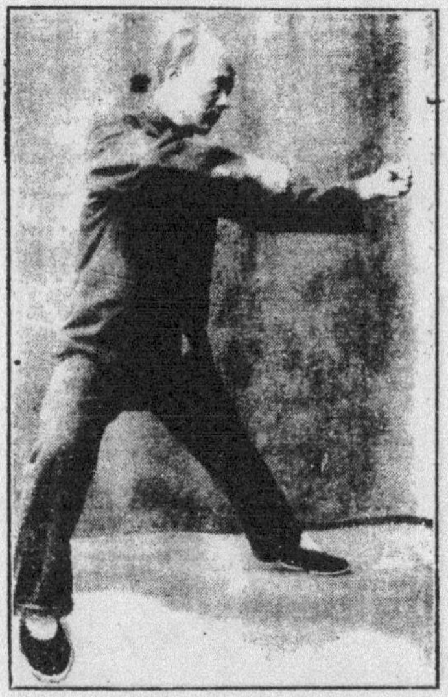

當頭炮（73）

膝上邊，左手由下而上，轉到心口。左腿掘，右腿繃。

（72）擺脚

左腿用力，右腿飛起，由左往右擺。兩手往右迎，兩手心打右足之跗。

（73）當頭砲

兩手往右擺，由下而上往左轉。兩手攢拳；右拳在胸前，離胸八寸許，左拳與右拳平，斜伸於左膝上邊右腿露膝，左腿肚往上繃，足尖往裏勾，眼看左拳。

(74)金剛搗碓

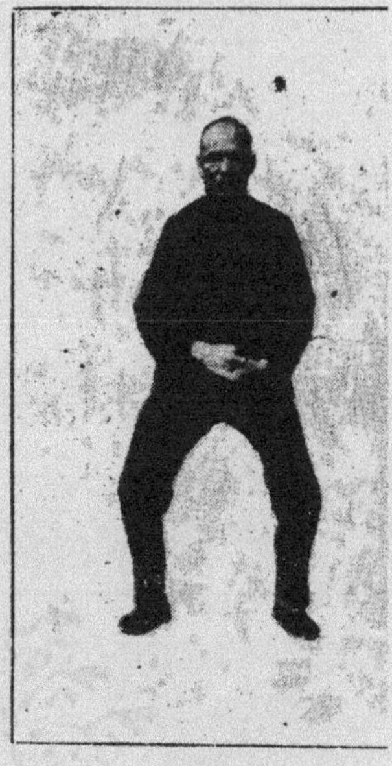

(74)金剛搗碓

同前。

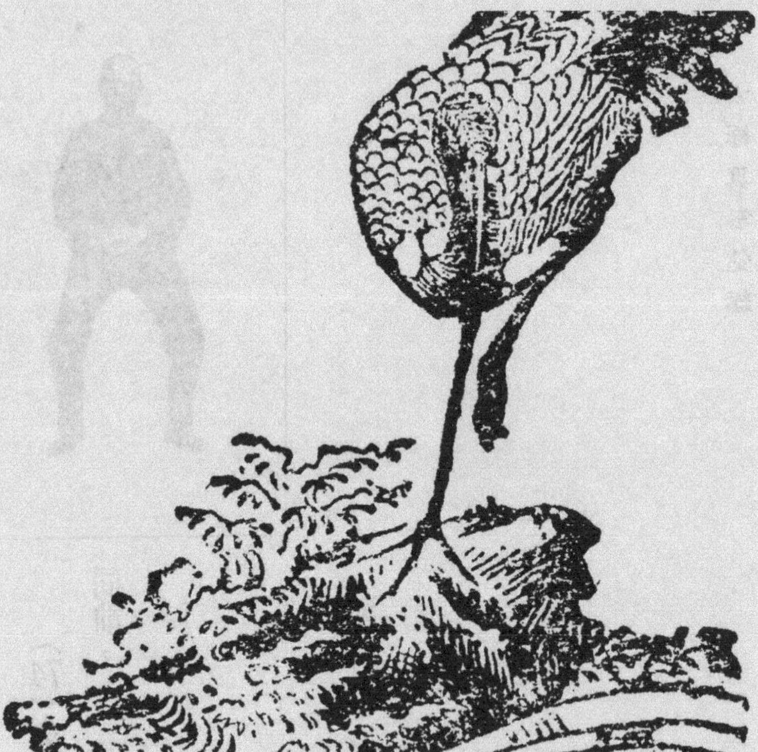

太極拳圖畫講義初集拳譜

凡例

一　學太極拳以敬爲主不敬則外慢師友内慢身體心不斂束何能學藝

一　學太極拳不可手狂言狂手狂則多生事端言狂則多增口過事雖屬武必學文人風雅不然輕於外必失於中

一　學太極拳不可自滿滿則招損非徒無益且有害能謙則虛心受教人孰不樂告之以善積衆善以爲善則其善愈大

一　學太極拳着着當細心揣摩一着不揣摩則此勢機致情理終於隔閡即承上啓下尤當留心此處不留心則來脈不眞轉關不靈且一着自成一着不能自始至終貫成一氣不能貫成一氣則於太和元氣終難領會

一　學太極拳先讀書書理明白學拳自然加數倍容易

一　學太極拳學陰陽開合而已吾身中自有陰陽開合非教者所能加損也能復其自有

之陰陽開合則教者即止

「是書刊印倉卒或有差字或有漏字或有錯字未經查明補換閱者當改正勿吝」

太極拳雖無大用處然當今之世列國爭雄若無武藝何以保存惟取是書演而習之於陸軍步伐止齊之法不無小補苟我國中人人演習精神强健輾轉靈活或有時遇交手敵仗雖衆多其奈我何是亦保存國家之一端也願無以弁髦輕之

太極拳傳之必得其人如盜賊搶奪奸情偸旮諸匪類祕而不傳可也若誠實端方則當盡心竭力以誨之必令務廣其傳竊勿慳恪

學太極拳不可仗恃武藝凌虐鄉里平人一有凌虐之事必犯衆惡不惟身無所容亦是藝中之罪魁也學者戒之

太極拳初集目錄上卷一之一

目錄上

目錄下卷卷一之二

目錄下

太極拳卷三目錄

太極拳譜卷四目錄

太極拳分爲十三節（俗名十三勢帶閏月以象十三月）

首勢金剛搗碓（言太極陰陽之理皆具）　攬擦衣至金剛搗碓（此三勢爲一節第二節言太極生兩儀繼以金剛搗碓旨不離宗意）　第三節白鵝亮翅摟膝拗步（兩勢爲一節言兩儀生四象以白鵝亮翅爲起勢摟膝拗步象乾坤坎離四卦方位）　第四節初收至斜行拗步（二勢作一節以初爲起勢斜行拗步象兌震巽艮四卦八卦成矣）　第五節再收

前堂拗步演手紅捶金剛搗碓（四勢作一節是以蓄精發發爲出精復歸太極原象）

卷三

第六節庇身捶演手捶肘底看拳倒捲紅白鵝亮翅摟膝拗步（六勢爲一節其中正身法倒身法屈身法退行身法勢中變格雜取爻象以證之以後不依八卦相生次序　第七節閃通背演手捶攬擦衣單鞭（四勢爲一節此是大轉身法由危險以歸平坦身法以後取象各因其勢之近似者）　第八節（左右上運手高探馬右插脚左插脚中單鞭蹬跟下演手捶）二起獸頭勢左踢一脚右蹬一跟演手捶小擒拿單鞭（十四勢爲一節左右運手横身法左右插脚右蹬左踢皆用足法下演手捶伏身法二起飛身法補獸頭勢護頭護心護行膝法此是與羣相角不能割斷故爲一節）

卷四

第九節前昭後昭野馬分鬃單鞭玉女攢梭攬擦衣單鞭（七勢爲一節前後昭是前後相顧手法眼法野馬分鬃是前進步法上乘左右手分披法玉女攢梭是右轉身法乘平縱身法單鞭氣歸丹田平心靜氣使太和元氣復其本位取象因其近似者取之）　第十節左右

中運手擺脚跌岔金鷄獨立朝天蹬後倒捲紅白鵝亮翅摟膝拗步閃通背演手捶攬擦衣單鞭（十三勢爲一節擺脚是橫腿法跌岔是低身蹬法金鷄獨立朝天蹬是上用手法下用膝法）第十一節左右下運手高探馬十字脚指膛捶青龍出水單鞭（七勢爲一節十字脚十字即十字靠指膛捶制命法也青龍出水躍身前縱法亦進身法）第十二節鋪地鷄上步七星下步跨虎（鋪地鷄是坐地身法上步七星是前進上步法下步跨虎是上下前後相顧法）第十三節擺脚當頭炮（擺脚是倒轉身法亦是上棚下打法當頭炮是護心法

太極拳終

以上共分十三節金剛搗碓始以文象起端當頭炮終以武象殿後此文武起結爲照應雖屬武藝天然自成章法初集止此

補十二地支人神逐日所在歌

子髁丑腰寅在目　卯面辰期巳手執　午胸腹未中在心　酉背戌期亥股續

人神所在最忌搏擊此與鳩尾穴腦戶穴腎子臁骨並重故收入譜內令人便閱

河圖

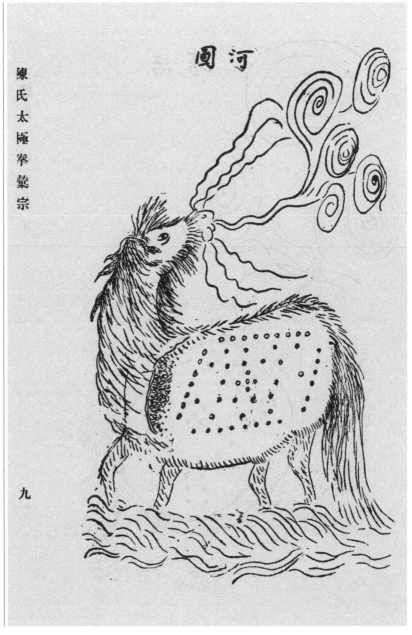

洛書

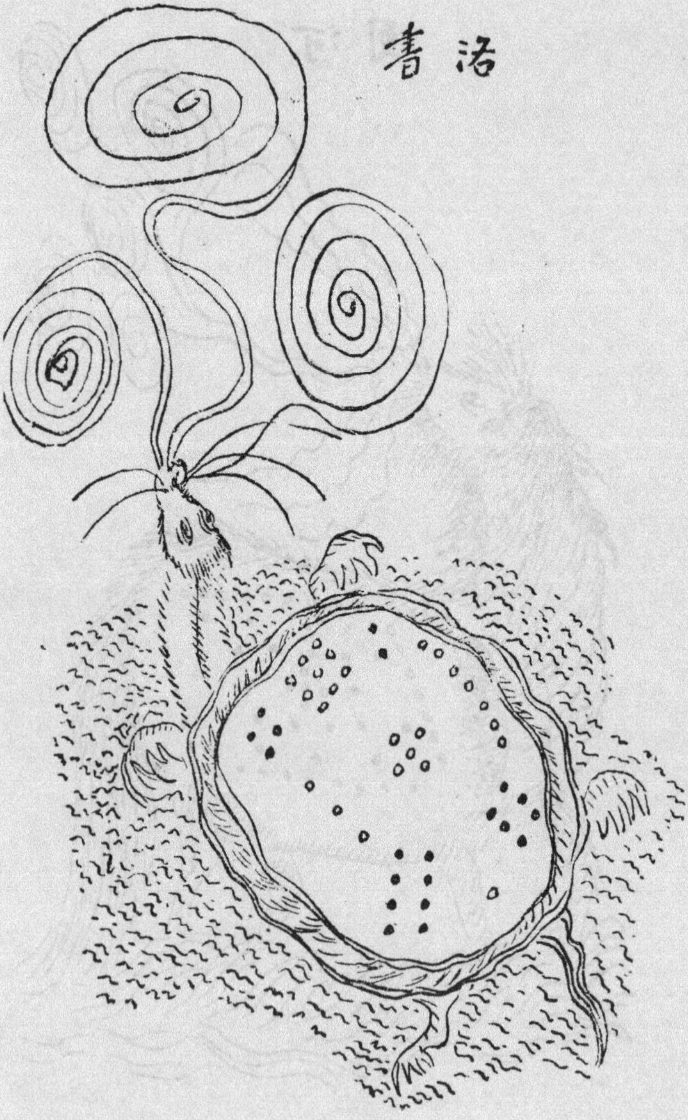

心易發微伏羲太極圖

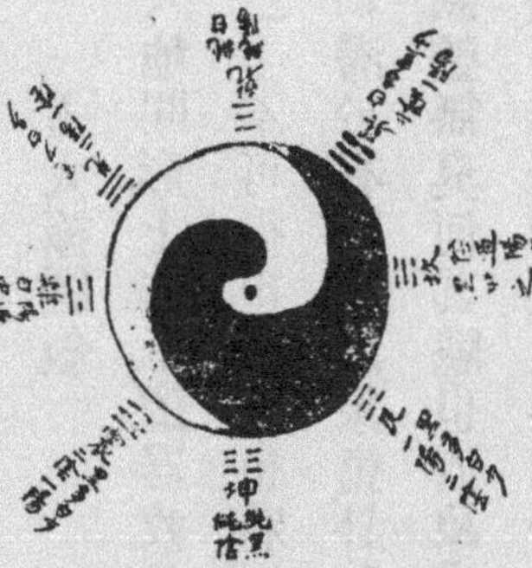

正南純陽方也故畫爲乾正北純陰方也故畫爲坤畫離於東象陽中有陰也畫坎於西象陰中有陽也東北陽生於陰下於是乎畫震西北陰生於陽下於是乎畫巽觀陰陽於消長是以畫兌於東南觀陰盛陽微是以畫艮於西北此圖乃伏羲氏所作也世不顯傳或謂希夷所作雖周子亦未之見焉乃自作太極圖觀任道遜之詩可見矣詩云太極中分一氣旋兩儀四象五行全先天八卦渾淪具萬物何嘗出此圈又云造化根源文字祖圖成太極自天然當時早見周夫子不費鑽研作正傳夫既謂八卦渾淪文字祖則知此爲伏羲所作而非希夷明矣其外一圈者太極也中分黑白者陰陽也黑中含一點白者陰中陽也白中含一點黑者陽中陰也陰陽交互動靜相倚周詳活潑妙趣自然其圈外左方自震一陽馴至乾之三陽所謂起震而歷離兌以至於乾是已右方自巽一陰馴至坤之三陰所謂自巽而歷坎艮以至於坤是已其間四正四隅陰陽純雜隨方布位自有太極含陰陽陰陽含八卦之妙不假安排也豈淺見近識

者所能及哉伏羲不過模寫出來以示人耳予嘗究觀此圖陰陽渾淪蓋有不外乎太極而亦不離乎太極者本先天之易也觀周子太極圖則陰陽顯著蓋皆太極之所爲而非太極之所倚者實後天之易也然而先天所以包括後天之理後天所以發明先天之妙明乎道之渾淪則先天天弗違太極體立也明乎道之顯著則後天奉天時太極用行矣使徒玩諸畫象談諸空玄義周作圖之意荒矣故周子有詩云兀坐書房萬事休日暖風和草色幽誰道二十年前事而今只在眼前頭豈非以孔子所論太極者之旨容有外於一舉目之間哉是可默識其妙而見於性理旨要可考也

古太極圖敘

天地間形上形下道器攸分非道自道器自器也器即道之顯諸有道卽器之泯於無雖欲二之不可得也是圖也將以爲淪於無耶兩儀四象八卦與夫萬象森羅者已具在矣抑以爲滯於有耶凡儀象畫卦與夫羣分類聚森然不可紀者曾何形迹之可拘乎是故天一也無聲無臭何其隱也成象成形何其顯也然四時行百物生莫非其穆穆之精神無方易無體不離乎形象之外自一而萬自萬而一即此圖是也默識此圖而太極生生之妙完

具胸中則天地之化機聖人之治教吾人之運動不待他求而三才一貫萬物一體備是矣可見執中執此也慎獨慎此也（運動運動此也）上古之心傳傳此也可以圖象忽之哉

古太極圖說

道必至善而萬善皆從此出則其出爲不窮物本天然而萬物皆由此生則其生爲不測包羅主宰者天載也泯聲臭於俱無纖巧悉備者化工也渾彫刻之不作赤子未嘗學問言知能之良必歸之聖人絕無思仁義之至必歸之蓋凡有一毫人力布置皆不可以語至語至物也況謂之太極則盤天地亘古今瞬息微塵悉統括於茲矣何所庸其智力哉是故天地之造化其消息盈虛本無方體無窮盡不可得而圖也（理本無二故拳莫能外之）不可得而圖者從而圖之將以形造化之機耳若以人爲矯強分析於其間則天地之自然反因之而晦矣惟是圖也不知畫於何人起於何代因其流傳之久名爲古太極圖焉嘗讀易繫辭首章若與此圖相發明說卦天地定位數章卽闡明此圖者也何也總圖卽太極也黑白卽陰陽兩儀天地卑高貴賤動靜剛柔之定位也黑白多寡卽陰陽之消長太陰太陽少陰少陽羣分類聚成象成形寒暑往來乾男坤女悉於此乎見也以卦象觀之乾坤定

位上下坎離並列東西震巽艮兌隋陰陽之升降而布於四隅八卦不其具矣乎然太極兩儀四象八卦吉凶大業雖畢見於圖中而其所以生生者莫之見焉其實陰陽由微至著循環無端即其生生之機也太極不過陰陽之渾淪者耳原非先有太極而後兩儀生既有兩儀而後四象八卦生也又豈兩儀生而太極遯四象生而兩儀亡八卦生而四象隱兩儀四象八卦各爲一物而別有太極宰其中統其外哉惟於潛神玩味則造化之盈虛消息隱然呈象效法皆可意會何必別立圖以生之又何必別名象以分析之也此之謂至道而不可離此之謂至物而物格至也若云孔子以前無太極圖而先天圖畫於伏羲後天圖改於文王考之易皆無據今盡闕之可矣雖然乾坤之易簡久大之業即於此乎見而虞廷執中孔門一貫此外無餘蘊也但按圖索驥則又非古人畫象垂訓之意矣故曰神而明之存乎其人默而成之不言而信存乎德行

古太極圖聖人發洩造化之秘示人反身以完全此太極也是極也在天地匪巨人身匪細古今匪遙呼吸匪暫也本無形象本無聲息聖人不得而畫之圖焉陰陽剛柔翕闢摩蕩盪凡兩儀八卦皆於此乎具而吉凶之大業生焉即所謂一陰一陽之道生生之易陰陽

不測之神焉惟於此圖反求之身（運動亦宜反求）而洞徹無疑焉則知吾身卽天地而上下同流萬物一體（拳豈外此）皆吾身所固有而非由外鑠我者然而有根源焉培其根則枝葉自茂濬其源則流脈自長細玩圖象由微至著渾闢無窮卽易所謂乾元資始乃統天是也何也分陰分陽而陰卽陽中之翕也純陰純陽而純陽卽陽中之積也一陽起於下者雖甚微而天地生生化化變通莫測悉由此以根源之耳況以此觀之河洛則知河圖一六居下洛書戴九履一其位數生尅不齊而一之起於下者寧有二哉以此觀之易六十四卦始於乾而乾初九潛龍勿用謂陽在下也先天圓圖起於復者此也橫圖復起於中者此也方圖震起於中者此也後天圖帝出乎震者也亦此也諸卦爻圖象不同莫非其變化特其要在反身以握乎統天之元於以完全造化與天地同攸久也是故天之所以爲天者此也故以乾爲易知地之所以爲地者此也故曰坤以簡能人之所以爲人者此也故曰易簡理得而成位乎其中否則天地幾乎毀矣況於人乎信乎人一小天地而天地人統同一太極也以語其傳則盡乎造化之運動以語其約則握乎造化之樞惟太極圖爲然故揭此以冠諸圖書編云

先天六十四卦圓圖解

或問易有先天何也曰先天不可說也有說非先天也然則伏羲何以有圖曰凡圖皆後天也伏羲之圖何以稱先天曰先天不可圖也不可圖而不圖伏羲懼無以示天下故以不可圖者寓於圖以示之意使天下卽圖而求其所以然之故則是不可圖者庶乎緣圖而並傳圖之所畫陰陽而已矣由震歷兌至乾爲陽由巽歷艮至坤爲陰震之初陽畫也漸長而然純乎乾巽之初陰畫也漸反而純乎坤一動一靜一順一逆（運動之道純是如此）昭陰陽之象是可得而圖者也至乎坤則靜之極逆之至氣機歛於無而造化幾乎息矣一陽之氣又來復而爲震是孰使之然哉是不得圖而假圖示之意者也生生之謂易先天者生生之本也陽不胎於陰則陰彊彊則竭動不根於靜則動妄則凶故無者有之原反者道之柄乾反乎坤則至陰之際實至陽之精凝焉造化之根底天地之大始而易於是乎不窮矣故聖人示之欲人觀象有默焉而先天有可覩也然則先天之學奈何曰其在人爲未發之中世之人蕩於耳目思慮而不知反也久矣必也斂耳目之華而反於志洗神知之原而藏於密研未形之幾而極其深庶其慮凝氣靜淵然存未發之中浩浩純純天下之大本立矣

謂幾先之吉夫强陽非用也妄動非常也天地日月四時且不能違而況於人乎是以君子戰戰兢兢戒慎恐懼必先之乎大本易焉呼圖之所示之意深矣

三才圖說

氣者神之宅也體者氣之宅也天六地四天以氣爲質而以神爲神地以質爲質而以氣爲神人以體爲宅以氣爲質以神爲神而以理宰乎氣體而神乎其神本至靈也人能靈（順其自然）乎其靈則週身運動自無不靈矣

來瞿唐先生圓圖

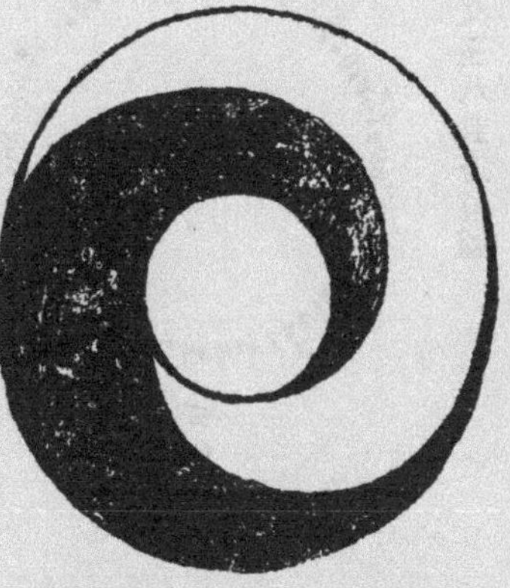

對待者數
主宰者理
流行者氣

此聖人作易之原也理氣象數陰陽老少往來進退常變吉凶皆寓乎其中孔子繫易首章至易簡而天下之理得及一陰一陽之謂道易有太極形上形下數篇以至幽贊於神明一章卒歸於義命皆不外此圖神而明之一部易經不在四聖而在我矣或曰伏羲文王有圖矣而復有此圖何耶德曰不然伏羲有圖而文王之圖不同於伏羲豈伏羲之

伏羲六十四卦圓圖　伏羲八卦方位圖

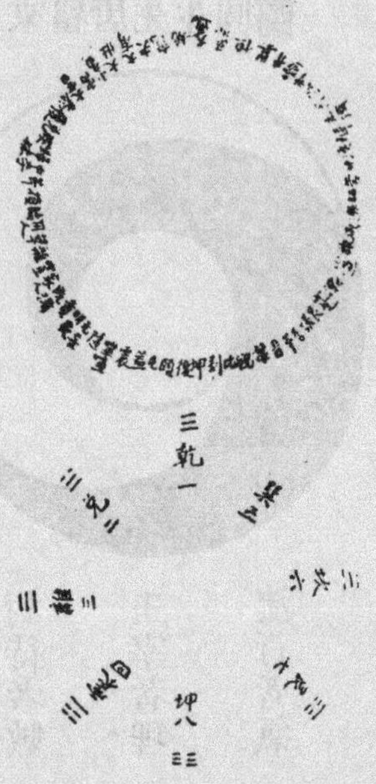

文王八卦方位圖

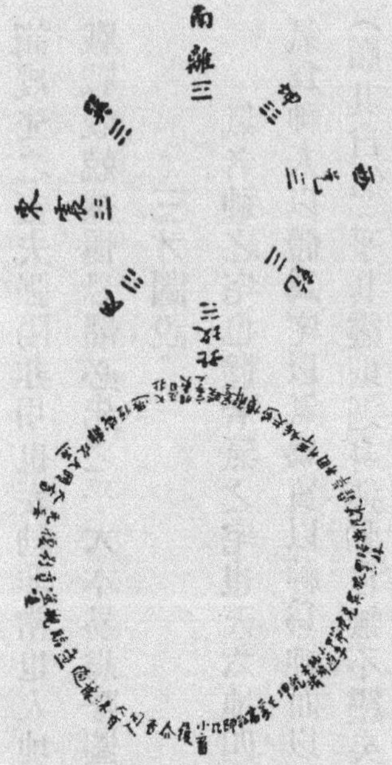

圖差耶蓋伏羲之圖易之對待文王之圖易之流行而德之圖不立文字以天地間理氣象數不過如此此則兼對待流行主宰之理而圖之也故圖於伏羲文王之前（以上以下凡旁加小圈者皆以所言者拳之運動關係確切故特圈以示人）

弄圓歌

我有一丸黑白相和雖是兩分還是一箇大之莫載小之莫破八卦九疇縱橫交錯今古參前乾坤在坐堯舜孔周約爲一堂我弄其中琴瑟鏗鏘孔曰太極惟陰惟陽是定吉凶大業斯張形即五行神卽五常惟其能圓是以能方孟子弄此有事

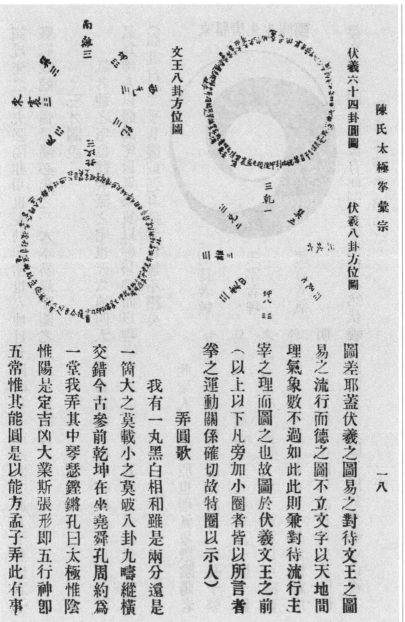

勿忘名爲浩然至大至剛充塞天地長揖羲皇

來瞿唐先生分伏羲文王錯綜圖說

文王序卦六十四卦除乾坤坎離大過頤小過中孚八筒卦相錯其餘五十六卦皆相綜雖四正之卦如否泰既濟未濟四卦四隅之卦如歸妹漸隨蠱四卦此八卦可綜可錯然文王皆以爲綜也故五十六卦只有二十八卦向上成一卦向下成一卦其相錯之卦三十六卦所以上經分十八卦下經分十八卦其相綜自然而然之妙亦如伏羲圓圖相錯自然而然之妙皆不假安排穿鑿所以孔子贊其爲天下之至變者以此漢儒至宋儒止以爲上下篇之次序不知緊要與圓圖同諸象皆藏於二圖錯綜之中其[illegible]不知序卦緊要之妙則易不得其門而入矣因此將二圖並列之

上下經篇義

上經首乾坤者陰陽之定位萬物之男女也易之數也對待不移者也自乾坤歷屯蒙需訟師比小畜履十卦陰陽皆各三十畫則六十矣陽極於六陰極于六至此乾坤變矣故坤綜乾而爲泰乾綜坤而爲否否泰者乾坤上下相綜之卦也乾坤既迭相否泰則其間萬

物吉凶消長進退存亡不可悉紀自同人以下至大畜無非否泰之相推無否無泰非易矣水火者乾坤所有之物皆天地也體也無水火則乾坤爲死物故必山澤通氣雷風相搏而後乾坤之水火可交頤大過者山澤雷風之卦也頤有離象大過有坎象故上經首乾坤必乾坤歷否泰至頤大過而後終之以坎離下經首咸恆者陰陽之交感一物之乾坤也易之氣也流行不已者也自咸恆歷遯大壯晉明夷家人睽蹇解十卦陰陽各卅畫則六十矣陽極于六陰極于六至此則男女變矣故咸之男女綜而爲損恆之男女綜而爲益損益者男女上下相綜之卦也男女既迭相損益則其間萬事吉凶消長進退存亡不可悉紀自夬以下至節無非損益之相推無損無益非易也既濟未濟男女所交之事皆人道也用也無既濟未濟則男女爲死物故必山澤通氣雷風相薄而後男女之水火可交中孚小過者山澤雷風之卦也中孚有離象小過有坎象故下經首咸恆必咸恆歷損益至中孚小過而後終之以既濟未濟要之天道之體雖以否泰爲主而未必無人道人道之用雖以損益爲主而未必無天道上下經之篇義蘊蓄其妙至此若以卦爻言之上經陽爻八十六陰爻九十四陰多于陽者凡八下經陽爻一百有六陰爻九十有八陽多于陰者亦八上經陰多于陽下

經陽多于陰皆同八焉是卦爻之陰陽均平也若以綜卦作一卦論之上經十八卦成三十卦陽爻五十二陰爻五十六陰多于陽者凡四下經十八卦成三十四卦陽爻五十六陰五十二陽多陰者亦四上經陰爻多于陽下經陽爻多于陰皆同四焉是綜卦之陰陽均平也上下經之篇義卦爻其精至此孔子贊其至精至變至神厥有由矣（此言卦爻陰陽勻停拳之運動氣息亦宜陰陽勻停）

象

卦中立象有不拘說卦乾爲馬坤爲牛乾者坤腹之類者有自卦情而立象者如乾卦本馬而言龍以乾道變化龍乃變化之物故以龍言之朱子語錄或問卦之象朱子曰便是理會不得如乾爲馬而說龍如此之類皆不通殊不知以卦情立象也且荀九家亦有乾爲龍又如咸卦艮爲少男兌爲少女男女相感之情莫如季之少者故周公立爻象曰拇曰腓曰股曰憧憧曰脢曰輔頰舌一身皆感焉蓋艮止則感之專兌悅則應之至是以四體百骸從悔而止自舌而下無往而非感矣此則以男女相感之至情而立象也又如豚魚知風鶴知秋鷄知旦三物皆有信故中孚取之亦以卦情立象也又如漸取鴻者以鴻至有時而羣

有序不失其時不失其序于漸之義爲切且鴻又不再偶于文王卦辭女歸之爲爲切此亦以卦情立象也有以卦畫之形取象者如剝言宅言床言廬者因五陰在下列于兩旁一陽覆于其上如宅如床如廬此以畫之形立象也鼎與小過亦然又有卦體大象之象凡陽在上者皆象艮巽陽在下者皆象震兑陰在上下者皆象坎如益象離故言龜大過象坎故言棟頤亦象離故亦言龜又如中孚君子議獄緩死亦取噬嗑火雷之意以中孚大象離而中孚則雷也故凡陽在下者動之象在中者陷之義在上者止之象凡陰在下者入之象在中者離之象又有以中爻取象者如漸卦九三婦孕不育以中爻二四合坎中滿也九五三歲不育孕以中爻三五合離中虚也有將錯卦立象者如履卦言虎以下卦兑錯艮也有因綜卦立象者如井與困相綜巽爲市邑在困爲兑在井爲巽則改爲邑矣有卽陰陽取象者如乾爲馬本象也坎與震皆得乾之一畫亦言馬坤爲牛本象也離得坤之一畫亦言牛皆其類也有相因而取象者如革卦九五言虎者以兑錯艮艮爲虎也上六卽以豹言之豹次于虎故相因而言豹也故其象多是無此事此理而止立其象如金車玉鉉之類金豈可爲車玉豈可爲鉉蓋雖無此事此理而爻內有此象也朱子語錄云卦要看得親切須是兼象看

但象失其傳了殊不知聖人立象有卦情之象有卦畫之象有大象之象有中爻之象有錯卦之象有綜卦之象有占變之象有占中之象正如釋卦名義有以卦德釋者有以卦象釋者有以卦體釋者有以卦綜釋者皆言象也所以說擬諸其形容象其物宜但形容物宜可擬可象卽是象矣自王弼不知文王序卦之妙掃除其象後儒泥滯說卦所以說象失其傳而不知未失其傳也善乎蔡氏曰聖人擬諸其形容而立象至纖至悉無所不有所謂其道甚大百物不廢者也其在上古尚此以制器其在中古觀此以繫辭而後世之言易者乃曰得意在忘象得象在忘言一切指爲魚兔筌蹄殆非聖人作易前民用以教天下之意矣此言蓋有所指而發也

錯（七各反）

錯者陰與陽相對也父與母錯長男與長女錯中男與中女錯少男與少女錯八卦相錯六十四卦皆不外此錯也天地造化之理獨陰獨陽不能生成故有剛必有柔有男必有女所以八卦相錯八卦既相錯所以象卽寓於錯之中如乾錯坤乾爲馬坤卽利牝馬之貞履卦兌錯艮艮爲虎文王卽以虎言之革卦上體乃兌周公九五爻亦以虎言之又睽卦上

九純用錯卦師卦王三錫命純用天火同人之錯皆其證也又有以中爻之錯言者如小畜言雲因中爻離錯坎故也六四言血者坎爲血也言惕者坎爲加憂也又如艮卦九三中爻坎爻辭曰薰心坎水安得薰心以錯離有火烟也

綜（作弄反）

綜字卽織布帛之綜或上或下顛之倒之者也如乾坤坎離四正之卦則或上或下巽兌艮震四隅之卦則巽卽爲兌艮卽爲震其卦名則不同如屯蒙相綜在屯則爲雷在蒙則爲山是也如履小畜相綜在履則爲澤在小畜則爲風是也如損益相錯綜損之六五卽益之六二特倒轉耳故其象皆十朋之龜夬姤相綜夬之九四卽姤之九三故其象皆臀无膚綜卦之妙如此非山中研究三十季安能知之宜乎諸儒以象失傳也然文王序卦有正綜有雜綜如乾初爻變姤坤逆行六爻變與姤相綜所以姤綜夬遯綜大壯否綜泰觀綜臨剝綜復所謂乾坤之正綜也八卦通是初與五綜二與四綜三與六綜雖一定之數不容安排然陽順行陰逆行與之相綜造化玄妙可見矣文王之序卦不其神哉卽陽本順行生亥死午陰本逆行生午死亥之意若乾坤所屬尾二卦晉大有需比之卦類術家所謂魂歸魂出

於乾坤之外者非乾坤五爻之正變故謂之雜綜然乾坤水火四正與四正相綜艮巽震兌四隅之卦四隅與四隅相綜雖雜亦不雜也八卦既相綜所以象卽寓於綜之中如噬嗑利用獄賁乃相綜之卦亦以獄言之旅豐二卦亦以獄言者皆以其相綜也有以上六下初而綜者則自外來而爲主於內是也有以二五而綜者柔得中而上行是也蓋易以道陰陽陰陽之理流行不常原非死物膠固一定者故顚之倒之可上可下者以其流行不常耳故讀易者不能悟文王序卦之妙則易不得其門而入既不入門而宮牆外望則改邑不改井之玄辭其人天且劓之險語不知何自而來也噫文王不其繼伏羲而神哉

變

變者陽變陰陰變陽也如乾卦初變卽爲姤是就於本卦變之宋儒不知文王序卦如屯蒙相綜之卦向上成一卦向下成一卦詳見前伏羲文王錯綜圖如訟剛來而得中乃卦綜也非卦變也以爲自遯卦變來非矣如姤方是變卦變玄之又玄妙之又妙蓋爻一動卽變如漸卦九三以三爲夫以坎中滿爲孕婦及三爻一變則陽死成坤離絕夫位故有夫征不復之象既成坤則並坎中滿不見矣故有孕婦不育之象又如歸妹九四中爻坎月離日

期之象也四一變則純坤日月不見矣故愆期豈不玄妙

中爻

中爻者二三四五所合之卦也繫辭第九章孔子言之詳矣大抵錯者陰陽横相對也綜者陰陽相顚倒也變者陽變陰陰變陽也中爻陰陽内外相連屬也周公作爻辭不過此錯綜變化中爻四者而已如離卦居三同人曰三歲既濟曰三年明夷曰三日皆以本卦三言也若坎之三歲困之三歲解之三品皆雜之錯也漸之三歲巽之三品皆以中爻合離也豐之三歲以上六變而爲離也卽離而諸爻用四可知矣孔子韋編三絶于陰陽悅心研慮已久故于圓圖看出錯字于序卦看出綜字所以説錯綜其數又恐後人將序卦看成一連不知有錯綜二體故雜亂其卦惟令二體之卦相連如乾剛坤柔比樂師憂是也又説出中爻宋儒不知乎此將孔子繫辭所居而安者文王之序卦所樂而翫者周公之爻辭認序字爲卦爻所著事理當然之次第故自孔子沒而易已亡至今日矣

來瞿塘先生改正分卷圖

上經分卷（共十八卦相綜者兩卦止作一卦相錯者一卦自爲一卦此卽文王序卦）

乾　坤　屯　蒙　需　訟　師　比　小畜履　否　泰　同人大有　謙　豫　隨　蠱　臨　觀　噬嗑賁　剥　復　旡妄大畜

頤　大　過　坎　離

下經分卷（共十八卦即文王序卦）

咸　恆　遯大壯　晉明夷　家人睽　蹇　解　損　益　夬　姤

萃　升　困　井　革　鼎　震　艮　漸歸妹　豐　旅　巽　兑

渙　節　中　孚　小　過　既　濟　未　濟

右舊分卷前儒不知文王立序卦之意止以爲上下篇之次序取甚多寡均平乃以屯附坤需附蒙小畜附比泰附復謙附大有隨附豫噬嗑附觀剥附賁頤附大畜坎附大過遯附恆晉附井震附鼎深失文王立序卦之意矣今依孔子雜卦傳改正

伏羲四圖 一左一右謂之錯 此謂相錯

文王序卦圖 相綜一上一下謂之綜

	伏羲四圖	文王序卦圖
乾一	乾䷀ 坤䷁ 錯	見而不失其居 屯䷂ 蒙 雜而著
兌二	夬䷪ 剝䷖ 錯	不進也 需䷄ 訟 不親也
離三	大有䷍ 比䷇ 錯	憂 師䷆ 比樂
震四	大壯䷡ 觀䷓ 錯	寡也 小畜䷈ 履 不處也
巽五	小畜䷈ 豫䷏ 錯	反其類也 泰䷊ 否 反其類也
坎六	需䷄ 晉䷢ 錯	親也 同人䷌ 大有 眾也
艮七	大畜䷙ 萃䷬ 錯	輕 謙䷎ 預 怠也
坤八	泰䷊ 否䷋ 錯	无故也 隨䷐ 蠱 則飭也

	伏羲四圖	文王序卦圖
乾一	履䷉ 謙䷎ 錯	
兌二	兌䷹ 艮䷳ 錯	或與 臨䷒ 觀 或求
離三	睽䷥ 蹇䷦ 錯	食也 噬嗑䷔ 賁 无色也
震四	歸妹䷵ 漸䷴ 錯	爛也 剝䷖ 復 反也
巽五	中孚䷼ 小過䷽ 錯	
坎六	節䷻ 旅䷷ 錯	災也 无妄䷘ 大畜 時也
艮七	損䷨ 咸䷞ 錯	速也 咸䷞ 恒 久也
坤八	臨䷒ 遯䷠ 錯	則退也 遯䷠ 大壯

乾一　同人　師　錯

兌二　革　蒙　錯　晉　晝也　明夷　誅也

離三　離　坎　錯

震四　豐　渙　錯　家人　內也　睽　外也

巽五　家人　解　錯　蹇　難也　解　緩也

坎六　既濟　未濟　錯　損　盛衰之始　益　盛衰之始

艮七　賁　困　錯

坤八　明夷　訟　錯　夬　決也剛決柔也　姤　遇也柔遇剛也

乾一　无妄　升　錯　萃　聚　升　不來也

兌二　隨　蠱　錯　困　相遇也　井　通

離三　噬嗑　井　錯　革　去故也　鼎　取新也

震四　震　巽　錯　震　起也　艮　止也

巽五　益　恒　錯　漸　女歸待男行也　歸妹　女之終也

豐　多故　旅　親寡

坎六　屯　鼎　錯　巽　伏也　兌　見也

艮七　頤　大過　錯　渙　離也　節　止也

坤八　復　姤　錯　既濟　定也　未濟　男之窮也

拳之中有金鋼搗碓白鵝亮翅一堂蛇七星錘即爻之借龍虎馬牛以立象攬擦衣錯單鞭披身錘錯下演手首演手錯第二演手野馬分鬃錯倒捲紅亦如卦之乾錯坤離坎金鷄獨立綜跌岔朝天蹬綜鋪地鷄亦如卦之剝綜復否綜泰未濟綜既濟摟膝拗步變斜行拗步斜行拗步變前堂拗步演手錘上雲手末高探馬中雲手末變擺脚亦如漸卦九三以三爲夫以坎中滿爲婦孕及三爻一變則陽死成坤離絶夫位故有夫征不復之象既成坤則並坎中滿通不見矣故有婦孕不育之象艮爲手閃通背先以手劈下身倒轉過來仍以手擊震爲足左右插脚以足中間踢一脚蹬一根二起就中變勢不離手足亦如離卦居三同人曰三歲明夷曰三日皆以本卦三言也若坎之三歲解之三品皆離之錯也漸之三歲巽之三品皆以中爻合離也豐之三歲以上六變而爲離也蓋天地萬物本一體而易之道最大包括最廣雖事有千變萬化皆莫能外故吾於拳之運動亦竊有取焉非敢妄也蓋物體不遺者太極之理也寧於拳之運動而可遺乎哉

太極拳分段解

太極拳者實本太極之理自然而然者借官骸以呈其象有非人力所能爲者聖賢以

此理實行於人倫日用之間拳家以此理實運於耳目手足之際其保全身心性命之理以儲其用行舍藏之理道無二致也故此拳首一段自金剛搗碓以下言太極生兩儀兩儀生四象第二箇金剛搗碓至第三箇金剛搗碓形四象生八卦第三箇金剛搗碓至上步七星中間共分六段前後倒捲紅兩段是倒退身法野馬分鬃一段是前進身法上中下三雲手是左右相顧身法作三大段三大段中或開或合或進或退或上下相綜或反正相錯其虛虛實實忽奇忽正變態無窮者雜取六十四卦以象之正以形太極所蘊無盡藏也末以七星捶收束通篇之大局作結以下二勢推衍太極拳之餘波取坎離二卦見中男中女氣體正壯生化無窮以開將來未有之拳勢氣機活潑有不可預以言傳者皆太極拳理所自具也妙哉斯拳名爲太極意深矣

拳經譜

太極兩儀天地陰陽闔闢動靜惟柔與剛屈伸往來進退存亡一開一合有變有常虛實兼到忽見忽藏健順參半引退精詳或收或放忽弛忽張錯綜變化欲抑先揚必先有事勿助勿忘日就月將質而彌光盈虛有象出入無方神以知來智以藏往賓主分明中道皇

皇經纕互用補短截長神龍變化疇測汪洋沿路纏綿（即纏絲精）靜運無慌肌膚骨節處處開張不先不後迎送相當前後左右上下四旁轉接靈敏緩急異常高驚低取如顯相償不滯於迹不涉於虛至誠（至實也即太極理與氣之實處）運動擒縱由余天機活潑浩氣流行虛中有實制勝權衡順來逆往令彼莫測因時制宜中藏妙訣外引（外面引誘）內擊（內擊者以內精進而擊之即半引半進也）中行無偏聲東擊西由來皆然寒往暑來誰識其端千古一日至理循環上下相隨未可空談循序漸進仔細研究果能攻苦終蹻渾然至疾至迅纏繞迴旋離形得似何非月圓精練至極小亦圈日中則昃月滿則虧敵如詐誘不可緊追若蹈界限實難轉囘况一失勢雖悔何追我守我疆不卑不亢九折羊腸不可稍讓若讓他人魂飛魄喪急與爭鋒能上能下多佔一分我據形勢一夫當關萬人失勇沾連粘隨會神聚精運我虛靈彌加慎重細膩幦帖中權後筋勁虛籠詐誘只爲一轉來脈得勢轉關何難實中有虛預防中變（中變者中徒變勢當預防之）虛中有勢孰策機關不遮不架不頂不延（遲也）不軟不硬不脫不沾突如其來人莫知其所以然只覺如風搯擺葉捲速而不速靈敏難言試一形容有經有權宜輕則輕斟酌無偏宜重則重如虎下山

引視彼來進由我去來宜聽眞進貴神速先窺其勢繼覘其隙隙有可乘卽時而入一失此機恐難再得一點靈境爲君指出至於身法原無一定無定有定在人自用橫竪顚倒立坐臥伏中心莫亂自有妙術前俯後仰左倚右側中氣貫通無不皆得變象無窮難盡其形氣不離理一言可罄開合虛實卽是拳經用力日久豁然貫通默會融貫漸臻神聖渾然無迹妙手空空若有鬼神助我虛靈惟有此心默持以敬

太極拳發蒙

太極拳纏法也纏法如螺絲形運於肌膚之上平時運動恆用此精故與人交手自然此精行乎肌膚之上而不自知非久於其道不能也其法有進纏退纏左纏右纏上纏下纏裏纏外纏順纏逆纏大纏小纏而要莫非以中氣行乎其間卽引卽進皆陰陽互爲其根之理也或以爲軟手手軟何能接物應事若但以迹象視之似乎不失於硬故以爲軟手其周身規矩項精上領膽精下去要撐圓要合住兩肩鬆下兩肘沉下兩手合住胸向前合目勿旁視以手在前者爲的項不可倒塌胸中沉心靜氣兩膝合住精腰精下去兩足常用鉤精須前後合住精外面之形秀若處女不可帶張狂氣一片幽閒之神盡是大雅風規至於手

中其權衡皆本於心物來順應自然合進退緩急輕重之宜此太極之陰陽相停無少偏倚而爲開合之妙用也其爲道豈淺鮮哉

太極拳大用

掤摟擠捺此是兩人交手四支運用之大法

掤者人以兩手相推我以右肱膊向上掤之此之謂掤摟者我以右肱掤住人手我卽以右肱之掤者橫而進之人卽將身先向後一退而以兩手摟住我之右肱此之謂摟何謂擠如我以右肱前進人旣摟住吾肱我以肩向前進是之謂擠何謂捺如我以左手撥人之手人卽隨勢捺住我之左肱是之謂捺

兩人交手彼棚我摟彼擠我捺或我棚彼摟我擠彼捺棚與擠皆用一肱一肩左右同摟與捺是用兩手左右亦同卽此棚摟擠捺兩人來往互用循環不已而其中隨勢變化存乎其人學者先學要拳節節用心揣摩迨功夫旣久上下相隨然後搊手不然人硬氣欺壓我以硬氣相抗膊肱亦用硬氣不惟不能過著且生多少病故功夫必須用

到八九分然後再學擖手則滯礙之弊鮮矣

擖手十六目

較 較是較量高低 **接** 接是兩人手相接也 **沾** 沾是手與手沾住如沾衣欲溼杏花雨之沾 **粘** 粘如膠漆之粘是人既粘住我手不能脫 **因** 因是因人之來 **依** 依是我靠住人之身 **連** 連是手與手相接連 **隨** 隨是隨人之勢以爲進退 **引** 引是牽引誘之使來 **進** 進是令人前進 **落** 落如落葉之落 **空** 去聲是空虛處 **得機** 得機是得其機勢 **卽擊** 卽就也我既得勢不可失時得打且打

掤攦擠捺四字是擖手之大綱十六目是擖手中運行之意皆是一字一意一字一句不可強爲牽合一強牽合卽沒講矣惟末四字可以聯成一句

擖手重戒

抽 抽者進不得勢將身抽回 **拔** 拔者拔回逃走 **遮** 遮是以手遮蓋 **架** 架是以手遮架也 **欺** 欺是棋人 **壓** 壓是以我手強壓人之手 **侵凌** 侵凌者欲入人之界內凌而壓之 **挺霸** 挺霸者硬往後霸 **猛撞** 此是恃勇力向前硬撞 **騰挪搓挂** 騰挪者此手不得勢而以他手上棚人手騰出此手搓

者不能擊以手捲之挂者或以手挂之或以彎足挂之又有鈎鈎者如鐮之鈎從前往後鈎之挑挑者從下往上挑之閃閃者閃過一旁擋擋者人來擊我以手硬擋人手直直者不設勢直往前進拏拏如背其節以拏之滾滾者恐己被傷滾過一旁撥撥者以己之手撥人之手之類種種病證不可枚舉然則擄手將如之何亦曰人以手來我以手引之使進令其不得勢擊是之謂走走者引之別名何以既名引又名走引者誘之使進走者人來我去不與頂勢是之謂走然走之中自帶引進之精此是拳中妙訣非功久不能

太極拳規矩

身

自身至神九則皆品三作

拳之一藝雖云小道然未始不可卽小以見大蓋以理之無二故也故肄業之時不可視爲兒戲，而身體必以端正爲本身一端正則運動無不端正矣故規矩爲方圓之至況此藝全以心運手以手領肘以肘領肩以肩領身以全體論則身領乎手以運動論則手領乎身是猶孝弟也者其爲仁之本與之意身雖有時倚斜而倚斜之中自寓中正不可徒以表面而失大中至正之法能循規蹈矩不妄生枝節自然合拍

心

天地間人爲萬物之靈而心又爲五官百骸之靈故一身之中心爲主心一動則官骸無不順從官骸不循規矩非官骸之不檢實檢官骸者之隅不及檢焉孟子曰出入無時莫知其鄉者惟心之謂與又曰其一人專心致志惟變秋之爲聽一人雖聽之一心以爲有鴻鵠將至此言人心之操與不操耳能操則心神內歛無論自己運動與聽受師訓此心常存腔子弟內學之皆爲有益不能操則心神外馳故視不見聽不聞凡一切運動皆以荒唐忽之心常不在雖學無益打拳之道口授居多著述甚少故當耳提面命尤得留心聽受其義理亦不過順吾性中之自然者使之無過不及以運於週身四體之中雖然其運動中之開合擒縱與夫一起一落接骨逗筍沿路情形莫不有自然之機勢不假強焉惟習心體會始能得之如躐等而進或中道而止以及恃氣助長終不能窮其精微以臻神化故學以操心爲貴

理

夫理者人所得於天以爲性者也自古聖賢帝王其淑身淑世皆本此一個理豈至於拳藝而能另有一理乎何世之運動家不研究其理但練習其氣無惑乎手之多失於硬也

氣固不可無要必以理爲主而氣則借之以運其理者也無論帝王之御世五霸之爭雄莫非理直者氣壯況拳藝乎運動者苟能順其性之自然行其勢之當然合乎人心之同然而深究理之所以然則得矣故善學者以理爲尚不言氣而氣自在其中矣（理順則氣亦順）

氣

氣體之充也天以陰陽五行化生萬物得之以生運動者也易曰天行健而天之所以行健者氣也人之運動亦然不用氣何以運動然用之亦自有辨離理以言氣血氣也即理以言氣者道義之氣也運動家本此氣以運動是爲正氣是爲中氣是即孟子所謂浩然之氣機不停留行無滯礙抑揚頓挫縱橫如意自非然者橫氣填胸逆氣叢生運動之間絕無游行自如之趣滯何知也惟本其自然之理以行其自然之機則其氣自順而無生硬滯澁之弊

意

心之所發謂之意人之運動如作文寫字下筆代意之意意如何見於手見之意發於心手即喻之而形諸五官百體莫非其意之所發故心正則意之所發者皆正心邪則意之

所發者皆邪故人之運動必先正心正心必先誠意意既誠則心之所發有正而無邪嘗見人心平氣和則發於言者皆和順可聽此意之由和而發者然也肝氣過盛其發於言皆帶激烈之氣此意之由怒而發者然也故觀人者觀其運動和順即知其意之所發者無不和順而周中規折中矩一片輕靈之氣呈於耳目手足間者殊覺爽快絶倫令人無可厭斁者此意之所以貴於誠也惟專心致志者庶幾近焉

志

志者心之所知也志藏於腎意念一發而志即隨之是意之所向而能堅其意者謂之志人不立志無由成立人不致志尤難成立果能立志以求成立又能推至其志始終不懈雖天下極難之事皆可馴致其境況運動一藝較之爲聖爲賢容易多多然而無志者終莫問其津梁此運動者之先貴立志也有志者事竟成古人所言豈虛語哉

情

情之存於中者謂之性情之發於外者謂之情情之始動而始發者即有理以宰乎其中亦即有氣以行乎其内然理不能自動惟賴氣以動之理不能自發惟賴氣以發之是理

爲氣之主宰而氣爲理所役使者也故前人曰氣非理無以立理非氣無以行由是言之心機一動則氣之載理以出者是謂眞情眞情所發足以動人如樂之淸濁高下極有聲情現其中憂思哀樂足以動人歌泣者皆眞情所發足以感人者也拳中情致亦然運動苟無情致如死蛇塌地泥塑木人有何趣味惟機朕初動或發以纏綿或發以雄壯其一種淸爽之機渾灝之氣抑揚反覆流行於肢體間者殊令觀者拍案驚奇是皆眞情之發動者然也故運動者當思運動之有情無情耳

景

層巒疊嶂者山之景也波瀾瀠洄者水之景也萬紫千紅百花齊放者物之景也春夏秋冬四季不同者時之景也至拳之運動獨無景乎其高下背向亦如山之層巒疊嶂也動蕩團結亦如水之波瀾瀠洄也千變萬化彼此不侔者亦如百花之千紅萬紫也陰陽闔闢往來相續者亦如四時之春夏秋冬也種種開合擒縱曲折如畫雖善丹靑亦難畫繪惟心有妙趣者可以意會而局外者不知也

神

神也者妙萬物而爲言者也神有精神之神有神妙之神精神之神以神之存於中者言之神妙之神以神之形於外者言之存於中者如道家所言者積精歸氣積氣歸神之謂也人苟精神充足則心手眼一齊俱到無論如何運動則精神自足絕無疲弊之態形如外者如孔子贊老子曰老子其猶龍乎蓋龍之爲物變化不測而老子體段亦如神龍變化人莫測其端倪拳家運動忽見忽藏變化無端人第見其收放之迹究莫知其何以收何以放何以收中有放放中有收也是之謂神技至此則過半矣

人之精神全在於目目之所注而全體之精神注焉如攬插衣一勢右手從左脅起先轉（去聲）一小圈然後從脅上行過七星神庭前高不過項低不下目越左耳前徐徐展開肱膊向右運行其肐膊展到七八分運行卽止不可十分滿足太過則肐膊無力不及則肐膊亦無力故以七八分爲的右手初轉圈時手腕向下及上行手腕漸漸向外至肐膊展到七八分時側欜住手手腕仍然向外其內精由筋骨充至肌膚用纏絲精由內脅上行至肩再由肩下行斜而纏於右肱以至指肚止此右手用順纏法下體右足隨右手亦是先轉一小圈用順纏法向右開步先落足大踵（卽脚後跟）漸運以至足五指肚爲止至於左手右

手轉一小圈時左手與右手一齊並起隨住右手一齊轉圈但右手是順轉左手則用倒轉精自裏而外自下而上復轉至裏面岔住腰大指向後四指在前其內精由肩背往裏斜纏至五指甲止（左手是人所最易忽者故宜留心）左足在原位不動但脚踵向裏微一扭轉令足指微向於左而已以上是四肢規格而以右手爲主故眼神視其右手矣如此則攬擦衣一勢自覺詡詡欲活奕奕有神一勢如是勢勢無不如是某勢當令眼神卽注視某勢某手不可旁視以弛其神而且心手眼必使之一齊俱到是爲合格又上勢之下下勢之上其夾縫中之接落尤不可忽略過去

太極拳體

太極拳之道開合二字盡之一陰一陽之謂拳其妙處全在互爲其根

太極拳用

拳之運動惟柔與剛彼以剛來我以柔往彼以柔來全在稱量（以我手稱住人之手如稱稱物以我之心度量人之心量其上下遲速或半路變換機勢）剛中寓柔與人不侔柔中寓剛人所難防運用在心不矜不張中有所主無任猖狂（言敵也）隨機應變終不驚

惰

學拳要訣

運動家往往嘻戲從事多不珍重或畏難苟安不肯用力或今日學之明日卽間此勢何以打人此皆欲速心勝不能長久用功犯此諸病終難學成惟先將我心妄念掃除淨盡胸中惟有一團天理無絲毫擾亂然後恭敬從事必使淸氣上升淸氣上升則上體輕靈足應萬事濁氣下降下則體安定莫能搖撼以吾身之運動任天機之往還一闔一闢上下相隨一氣貫通儼然如太極之循環無間也然亦實吾身所具太極之理以爲運動者也洋洋灑灑一片神行如畫樂何如也

太極拳五言俚語

理境原無盡學拳意貴誠三年三窺園志一並神凝始則從明師繼則訪良朋誘掖合獎勸循循啓靈明一層深一層層層意無窮一開連一合開合遞相承引我以入勝才欲罷不能卓爾如有見再加以涵泳一旦心有悟豁然皆貫通

七言俚語

動則生陽靜生陰一動一靜互爲根到得悟有環中趣一動一靜見天眞

其二

陰陽無始亦無終往來屈伸寓化工絕妙消息眞參透何事不在一環中

其三

一陣清來一陣迷陰陽循環賴撕提理經三昧方了亮一片靈境奇更奇

太極拳倣河圖作纏絲精圓圖河圖爲纏絲精之祖展開卽爲一字兩頭接往週圍撑開則爲太極圓圖錯之則爲纏絲精圖雙之則爲徧圖再雙之四角撑開則爲方圖至於三角五角六角七角八角九角諸圖皆方圖也要皆由一生二二生三而推之此圖即堯典所載日月運行四時纏次各有不同而要其遲行之圓則一也拳之運動

太極拳纏絲精圓圖

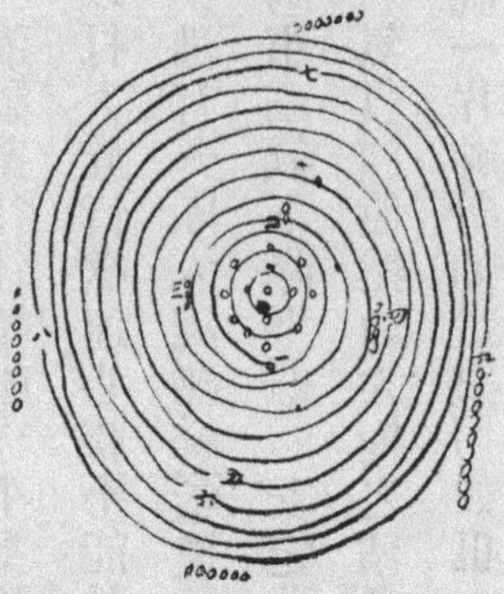

左右手足（言手足而股肱皆在其中）非用纏絲法度不足爲功故不揣固陋特於河圖推而研之專爲拳中運動之準此實運動者不可須臾離之至道也河圖一六居下然五之數

不能越過故於四之下六之上以五補於其間以全纏絲圖之數非敢畫蛇添足也但纏絲之數非五不能補其缺此由一至九之不可少者也至於河圖十五自居其中雖聖人莫之易也

太極纏絲精方圖

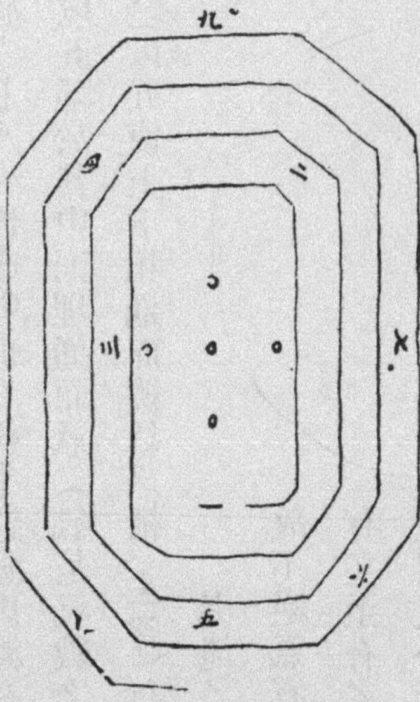

洛圖為方形之祖太極拳倣洛書作形體方正圖猶習圓行方之意太極拳運動實內圓而外方上圓而下方神圓而形方拳之運動雖有時倚側歪斜而倚側歪斜之中自寓方正以宰之

此八角方形圖也一模其稜即成太極圓形圖矣方由圓生圓亦由方成此方圓相

通之理亦陰陽相通自然之數何也一者數之始即太極渾然陰陽並寓而為理氣合一之謂也至於起數之時一生二二倍而為四則四方之形成矣如一圓丸上下四旁削其圓之外質即成方矣圓者一生二二生三以三圍之則圓之形成矣即二人所謂圍三徑一故三

爲方圓之祖且三爲奇數屬陽四爲偶數屬陰此陰陽之數相通而方圓之形生焉由圓以成方由方以生八方莫非陰陽自然之數不假强爲

洛書以五居中爲生數之末五屬土能生水火木金故生數以五殿乎一二三四之後至於六七八九皆成數也太極拳運動以纏絲起數自一至九無五則氣斷氣斷則理不通惟以五補於其中則理通而氣（氣是氣數之氣）順而數自無窒礙矣故四之下六之上補之以五使上下相通而纏絲之精（去聲）行矣

太極圖

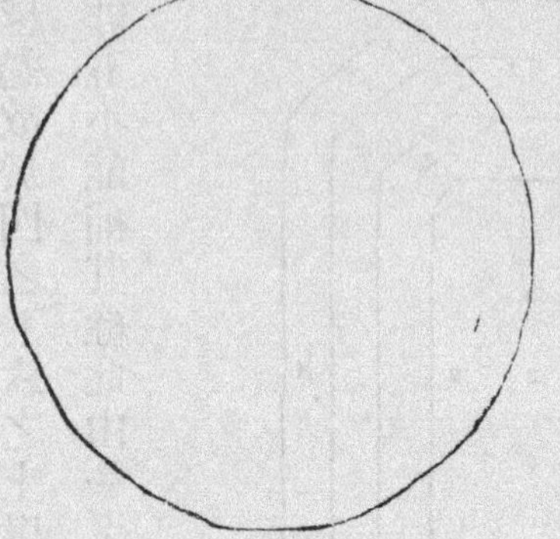

混沌之始一物無有而理與氣未嘗絕也理爲眞宰故不絕氣有數數盡則混沌矣迨混沌後天地闢無物不有矣至有之之極氣數完則又混沌矣仍歸無此太極圖也前人於無可圖之處而圖之名之曰太極是天地混沌之後一無所有但有陰陽中之理與陰陽之氣混合一處成一個陰陽一大球且並無陰陽之名目但圖一個大圈是不過想像圖也之豈眞有圈之可圖乎如眞有圈可圖

則是是此圖名爲太極吾不知此圖之外果何名乎君子曰此其論太泥前人既圖此圖謂之爲有圖可謂之爲無圖亦可謂之爲無邊之圈亦可不必於此處穿鑿也但自天地開於子地闢於丑人生於寅而後天生聖人細爲推衍名之曰某爲陰某爲陽而一陰一陽有對待有流行惟其有對待流行互相摩盪而後萬事萬物從此生也要之此自陰陽摩盪之後言之不可名爲太極太極者萬物未生之始陰陽初分之時大莫大於陽大莫大於陰合陰陽兩大之氣無以名之古人名之爲太極是太極者渾陰陽於無形無邊而言之也自有此太極而天地從此分矣而萬物從此生矣而萬事之變化從此出矣抑自有此太極而天地間有一物卽有一太極有一事卽有一太極是事事物物無非本於太極也故帝王以此治天下聖人以此教天下吾人亦以此運行吾之一身也大矣哉太極妙矣哉太極古人因其難以形容於難形容之處而形容之因圖一個大圈名之曰太極惟無物不本於太極無事不本於太極故運動家因前人所言一剛一柔一動一靜一闔一闢循環無間者倣其形似運行吾身而使太極之理與太極之氣卽吾身之五官百骸繪出一幅太極圖畫然是太極也非由外鑠我也我固有之也吾惟卽吾身固有之太極以運行吾身其氣機循環無間如

同一圈然自其形迹觀之所運者上下四旁皆是一個圈吾故曰太極拳不過一圈然亦不過倣其形似而已至於太極之理行不可著習不察終身由之而莫知其道之所以爲道也太極豈易言哉

任脈圖

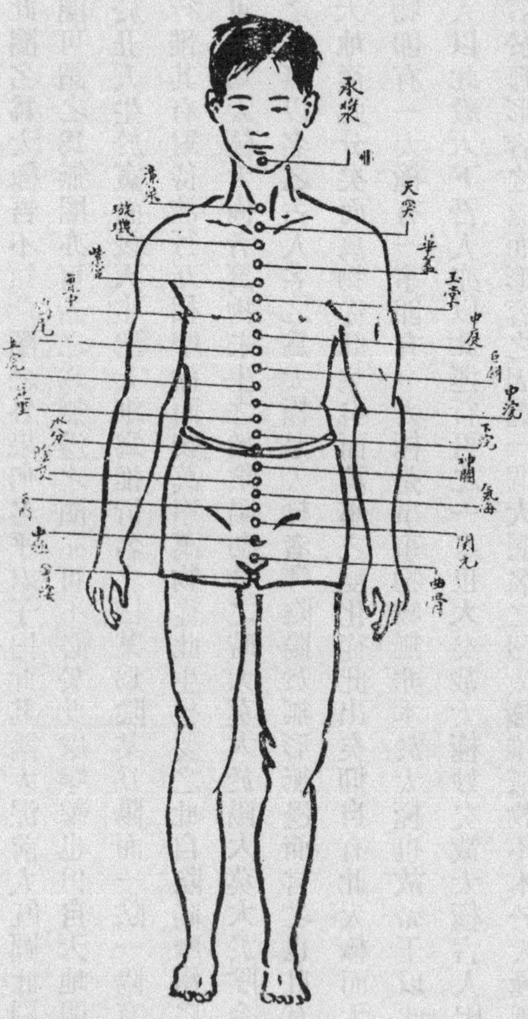

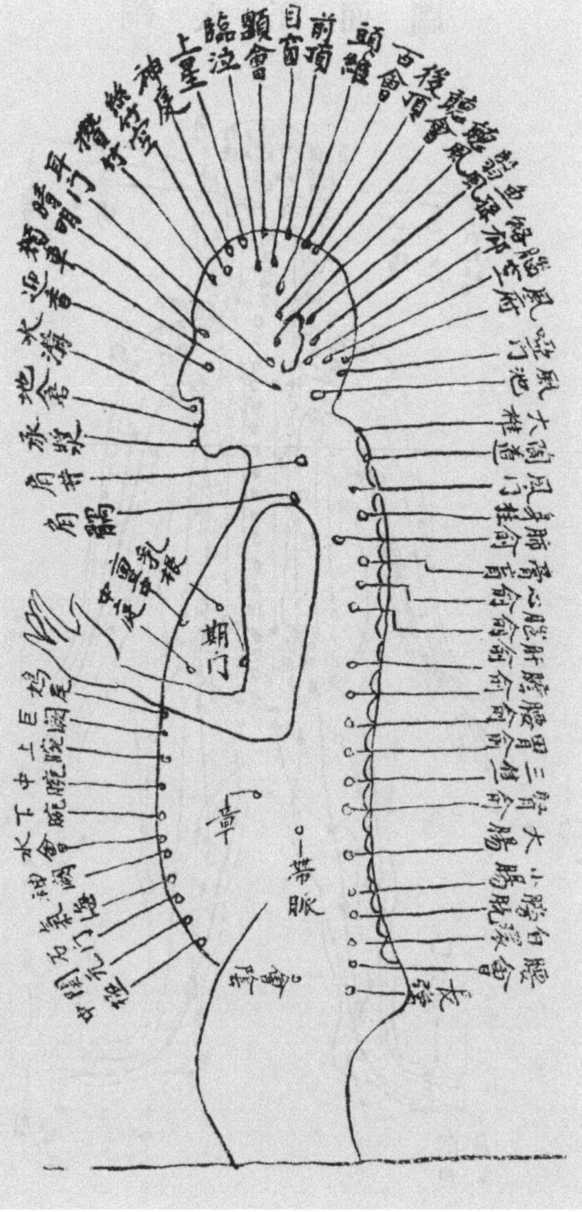
期门
帶脈
長強

銅人正面圖

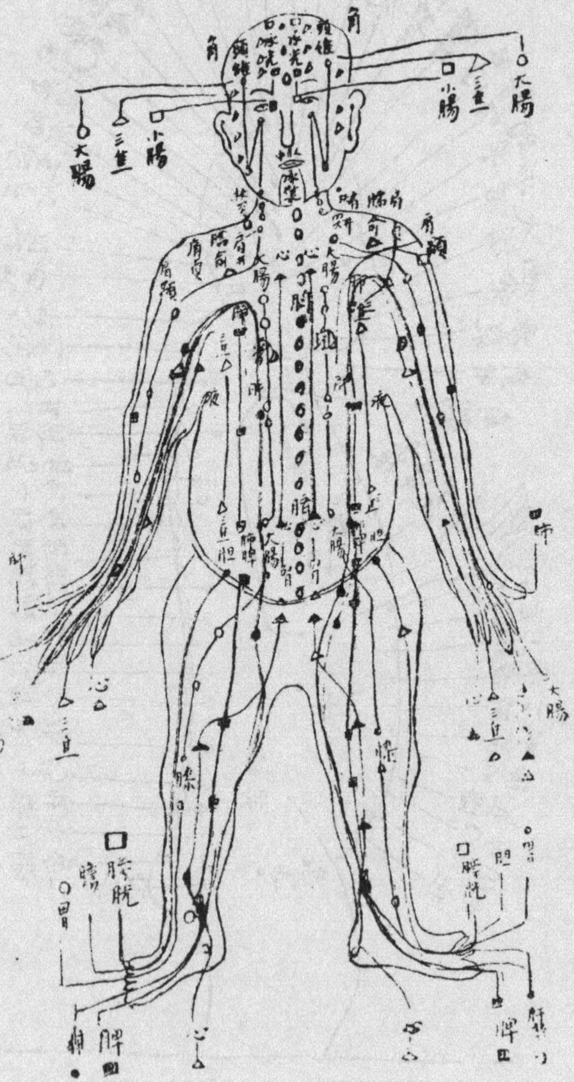

督派圖

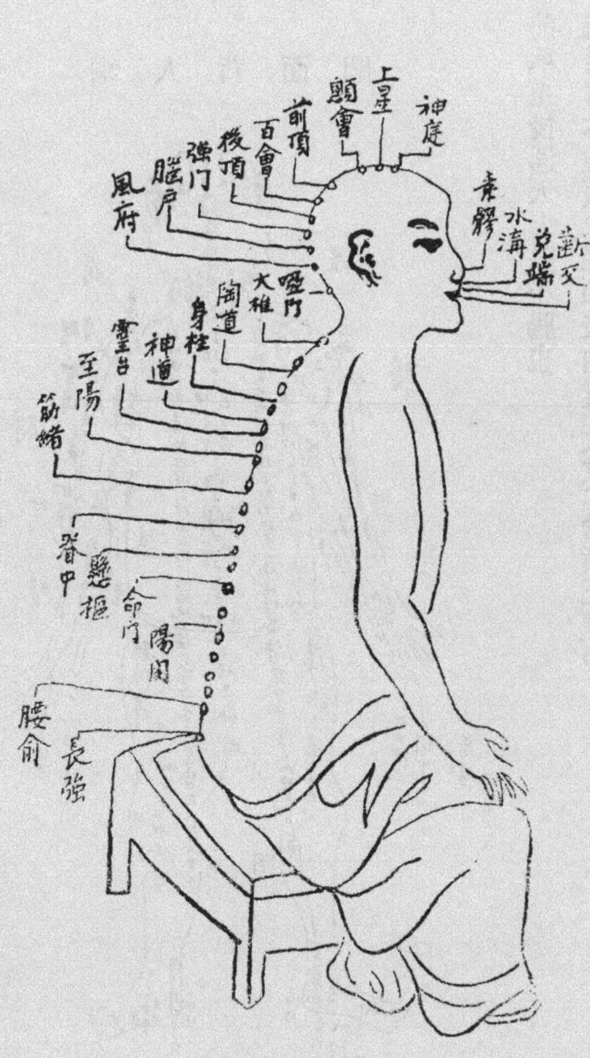

交
唇內齒上齦縫中任督足陽之會銅人針三分炎三壯主鼻中息肉蝕瘡鼻塞不通額頞中痛頸項強目淚眵內眥赤痒痛生白翳面赤心煩不可擊

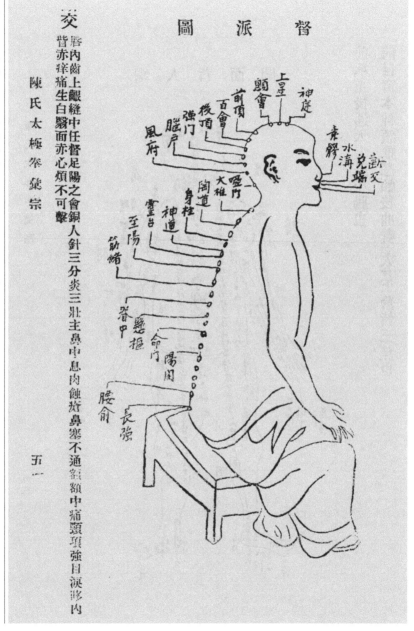

銅人背面圖

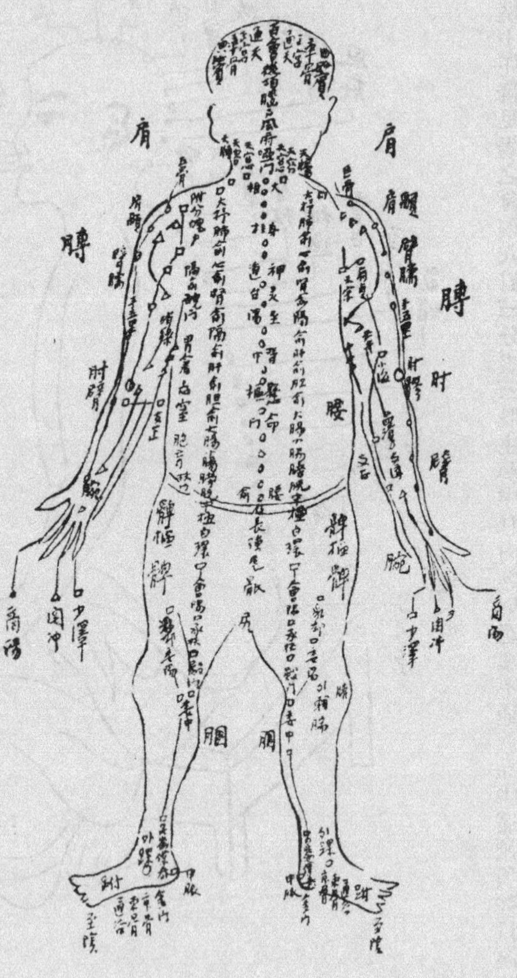

前承光後通天太陽小腸也

前目窗本神頷厭懸顱後曲鬢率谷正營皆三焦也

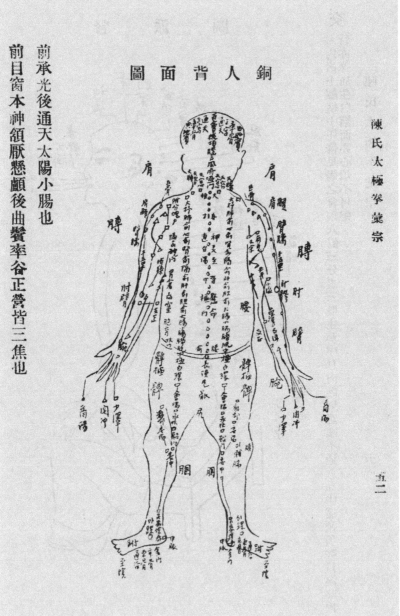

太極拳論

自古聖人有文事者必有武備拳之運動乃武備之一端耳不足尚也但事物之理自有文字以來聖賢皆載之經史獨於武備則略而不言恐啓天下後世殺伐之心即間或言之不故曰乃武乃文我武惟揚上溯黃帝蚩尤下逮太公作陰符之類其詳者又不過坐作進退步伐止齊以及兌之戈和之弓垂之竹矢並無四體運動（卽拳也）之說故拳之一藝究不知昉自何時並昉自何人至宋時岳夫子（名飛）學之周侗著有易筋經或有曰傳自達摩老祖或有曰傳自宋之太祖要皆無成書無可考據姑置勿論吾憶有天地卽有陰陽有陰陽卽有人類有人類人以天地之陰陽運動吾身者卽爲拳何言乎爾古有兵器離兵器以手禦鋒刃者非拳乎古有舞象舞勺去象勺而以肢體運動週身者非拳乎由是言之拳之機勢由來久矣而其理又爲各人所自具故後漢張頤以長手著名宋之太祖以三十六勢傳世明有七十二行拳清有九十二勢嫣青架又有大紅小紅（卽大紅拳小紅拳）之名八卦捶猴拳之號其藝之著名者如陳敬伯之靠李半天之腿千跌張之跌鷹爪王之拿藝臻神妙歷代皆有大率近乎情理者皆可久傳於世我陳氏始祖諱卜在元時卽爲名手

及明初洪武鼎定自山西平陽（府名）峡峒（縣名）遷河南（省名）懷慶（府名）温邑卽以拳藝傳之子孫常曰聖賢以復性爲本吾人以衞生爲先身體健壯而後可以有爲焉有氣息微弱而能用功以復其性乎是衞生正爲復性之基且衞生之理卽聖賢所言復性之理無二致也是衞生又爲復性之初步不可廢也初未嘗言及可爲戰爭之用並不與人相角是不以力爲尚者也不意時至今日各國皆以武力爲強獨我國孱弱不能與強國相抗其故有在國勢孱弱由於兵力衰憊兵力衰憊由於武藝不精欲精武藝莫若使軍民人等學習太極拳運動苟全國之中人人學習則精神強健武藝熟一遇外侮自可轉弱爲強快何如也蓋太極拳所言手足捍頭目者卽聖賢所謂親上死長之義也所言指臂相聯者卽聖賢所謂君民一體之理也學之既可強精神又能強國家且其中運動氣機因時制宜無所不通太極拳之所係大矣哉

拳經總論

中氣（即太和之元氣）貫足精神百倍臨時交戰切勿先進如不得已淺嘗帶引靜以待動堅持壁壘堂堂之陣整之旗有備無患常守其眞一引一進奇正相生佯輸詐敗反敗

爲功一引卽進轉（轉者方引而忽轉之）進如風進至七分卽速停頓兵行詭計嚴防後侵前後左右俱要留心進步莫遲不直不遂足隨手運圓轉如神忽上（手足向上）忽下（手足向下）或順（順者用順纏法）或逆（逆者用倒纏法）目光普照不落邊際我之進取須令不防人若能防必非妙方大將臨敵無處不愼四面旋繞一齊並進（言被圍也）斬將搴旗絕妙入神（言破敵也）太極至理一言難盡陰陽變化存乎其人稍涉虛僞妙理難尋

拳經

太極陰陽有柔有剛剛中寓柔柔中寓剛剛柔相濟運化無方

太極拳尙理不尙氣故練習功夫言理而氣自在其中如打穴困節諸法門久爲太極拳所弗尙然性命所關不可不知故姑列於後以示學者

太極圖歌

自古太極拳圖兩儀陰陽頭四象八卦理義文合孔周錯綜觀變化進退寓剛柔天機眞參透闔闢皆自由

困節歌

天門眉眼鼻中山丹田海底朦筋邊咽喉氣海臁骨上心口小肚欄馬干

打死囘生歌

天門重打命掃陰托按下部把蛋睪中山之地莫輕放水潑天平攸攸囘咽喉之地最要道對口穴上把手操氣眼胸堂無妨事心口之地命難逃小肚犯法天門怕蛋根不打最爲高攔馬骨節無妨事左右朦筋後心照天堂後枕兩肩稍下風之地天平勺枕骨風門天台隨耳根上骨不可造正耳攻打風門怕對口之打和心頭裏千外千人難受對口只向胸堂求腰彎一動串心痛雙膝頂住兩朦頭豚元枕骨分輕重委中臁骨湧泉終

困節歌

困節何須費力多點透穴門神魂出任君力過金剛漢虛虛實實是活的

拳打千遍不打自轉其歌曰

左右前後一着熟上呼下喝如水流翻轉曲直周身勢進退情上任自由

太陽穴在日月角邊打碎臏出死
耳門穴即耳門輕打則聾重打則死
玉關穴在臓後打破三日死
水分穴臍上一寸在困門下飲食分路處重打飲食不下久則死
斗口穴在乳盤上吸氣作痛凶不可言不死
肺經在背經心與前對打之笑咳嗽吐血三年死
肝門穴輕打則生重打則死
腰胯在腎經旁邊打傷久則不能舉重物
腎經穴重打則笑而左右同
命門穴在背脊中兩腎間
海底屬前心
津門屬後心
正胃穴在胸骨中打傷即死
上海穴在肘下生毛處重打則死
下海穴即腔之丈肉打之發黃而死
前氣眼在斗口下打之不死見凶
後氣眼在肺俞下邊與前氣眼照
正丹田在臍下一寸三分打則尿不出則死
生死擒拿手穿太陽打透之謂穿死
點耳穴輕打則聾重打則死
點血海重則死
擊丹田重打則死
打肺底輕則生重則死
打血海輕則生重則死
胃腕血迷心竅重打則死
陰卵手捋之緊即死
海底尋針陰囊打碎則死

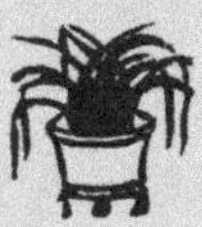

陳氏太極拳彙宗

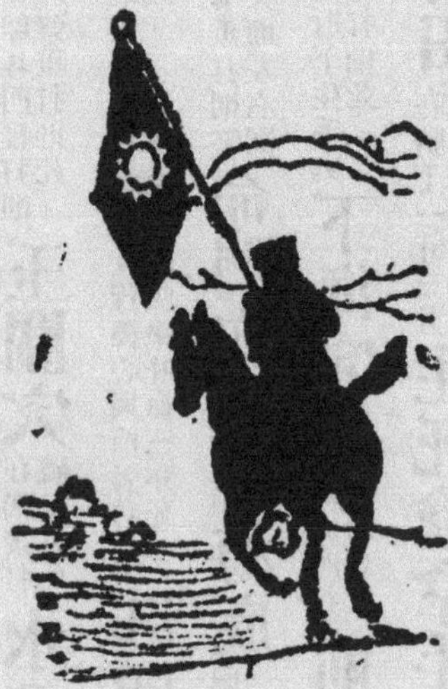

極拳圖畫講義初集卷二

目錄

以上一二三四五節共十二勢

太極生於無極謂太極有形有聲乎曰無有無形聲不曰無極而曰太極何也蓋無極者一無所有而太極者理具於中陰陽二氣幾朕已兆如碩菓之仁時當嚴冬雖未發生而生機未嘗或息特未至發生時寂然不動苟或停止天地萬物何自而生乎聖人上推混沌後清氣雖未上升而爲天濁氣雖未下降而爲地而陰陽五行幾朕已兆特未至其時故不發見打拳上場亦是寂然不動端然恭立而陰陽開合之機盈虛消息之故已具胸中此時但壹志凝神一主於敬特未見運場之形耳故不曰無極而曰太極然謂爲無極亦可謂爲無極而太極亦無不可

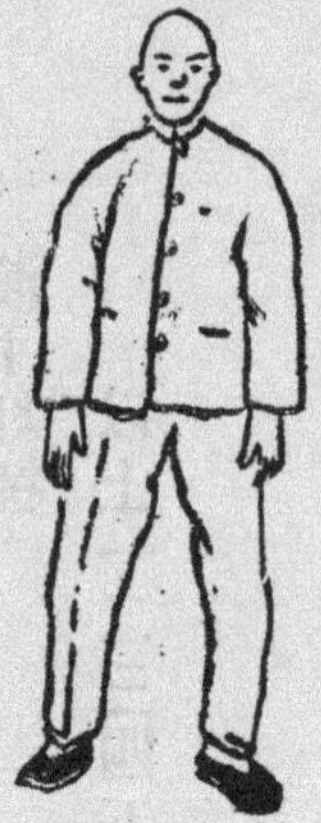

太極圖

太極拳

首勢金剛搗碓

何謂金剛搗碓金剛神名修煉之精如金如剛其手所持者降魔杵也人右手捋拳如杵之形左手屈如臼之形右手落左腕中如石杵搗碓象形也此伏七星拳之脈

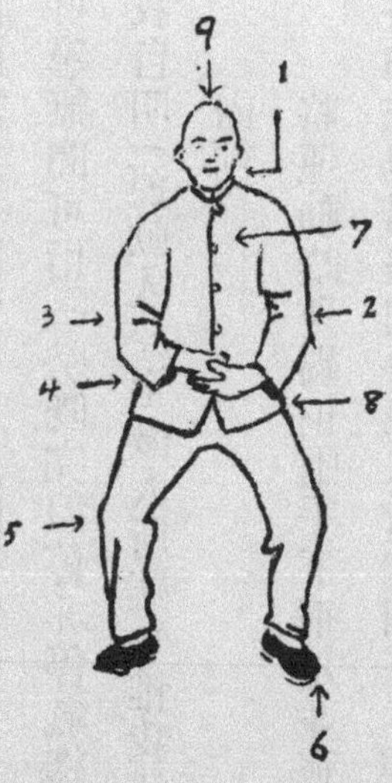

1左右肩皆要鬆下勿上架2左肘沉下3右肘沉下肘不沉下肩易上揭4腰精（去聲）下去5左右膝微屈屈則襠開6左右足指并齊立必端正足指足胝足踵皆用力半踏7胸向前微合8屁股微向上泛9周身精神振與不振全係於頂故頂精要提

引蒙

未運動時站立當場足容重手容恭兩手垂下頭容直目容肅聽容聽立如齊心中一物無所着渾然一太極氣象將運動時心機一動左右手一齊發動自下而上自外而裏轉一大圈左手在裏落於胸前腕朝上指微屈右手由左手外捋住拳落左手腕中左右手發動時上下一齊發動兩膝微屈屈則襠開開襠貴圓身向前彎屁股微向上泛腿根往外撐又要向裏合如此則襠方能開左足先向前進步右足隨住左足亦向前進一步落時與左足齊右足進步必隨住右手先轉（去聲）一圈而後與右手一齊落下打拳以鼻爲中界左

手管左半身右手管右半身左右足各隨左右手運動心與身不可使氣輕輕遵住規矩順其自然之勢而運之以手領肘以肘領肩下則以足領膝以膝領大股其要處全在以手足指頭領住運行或問手足全不用氣何以運動曰手中之氣不過僅僅領住肩臂而已不可過過則不靈至於足較之手稍重中間胸腹隨手足運上下一氣貫通說動一齊動說止一齊止動卽爲陽止卽爲陰由不動以生出動靜此卽乾坤初闢太極生兩儀之說也百會穴領起全身精神必使清氣上升入於兩肱之內濁氣下降降至於足每一勢終上體之氣皆歸丹田蓋心氣一降則全體之氣卽下降太極拳獨此勢是正身法端而肅實而虛柔而剛簡而該上下四旁皆可照顧得住理實氣空運行無滯圓轉自如得太極初闢之原象無端可尋無間可指一勢既完似停非停氣機漸運內精方充至於充足下勢自生人所不知獨我自明(運動入於至微人所難知惟我運之以神我自知之)

內精

將運動時身端正兩手下垂足並齊心一發念左手領左足上行轉一圈其轉圈也左身由左脇沿路向外上去去胸四五寸轉向裏落下右手從右脇由左手外上去套左手外

左右手沿路運行圖

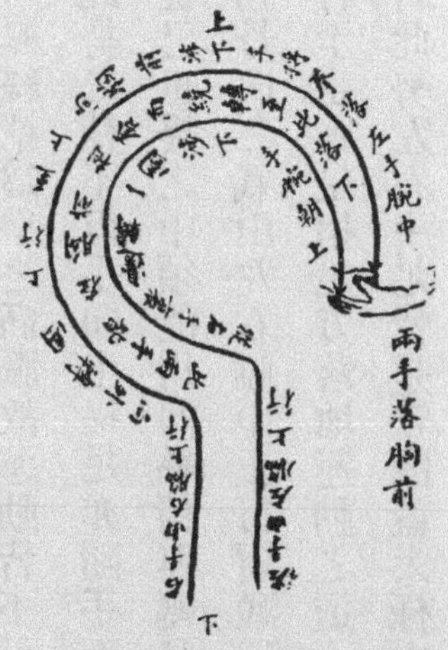

落下去胸三四寸停住上圖手一發動其精由指肚纏至腋及手到胸前其精由腋纏至指肚

正面順纏圖

凡手足裏往外去者皆本此圖金鋼搗碓一勢乃是側棱手上行獨左手落時手平

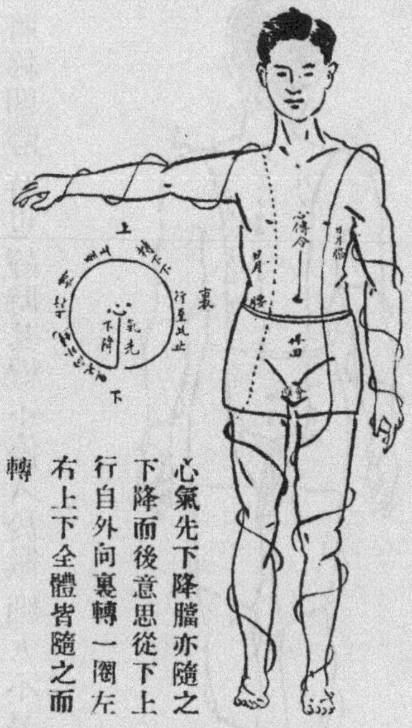

心氣先下降臆亦隨之下降而後意思從下上行自外向裏轉一圈左右上下全體皆隨之而轉

凡手足一動一靜皆要令其轉圈轉圈非用外纏絲精不可或向裏纏裏纏爲合精或向外纏外纏爲開精動則手足易

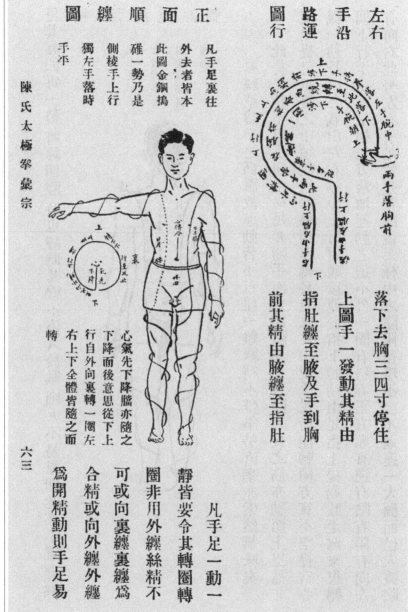

見其纏卽每一勢將終卽靜時也靜時其機不停入於微細人不易見卽此亦不離纏絲

精背面逆纏圖

凡手足向前合者皆本此圖逆纏卽倒纏也

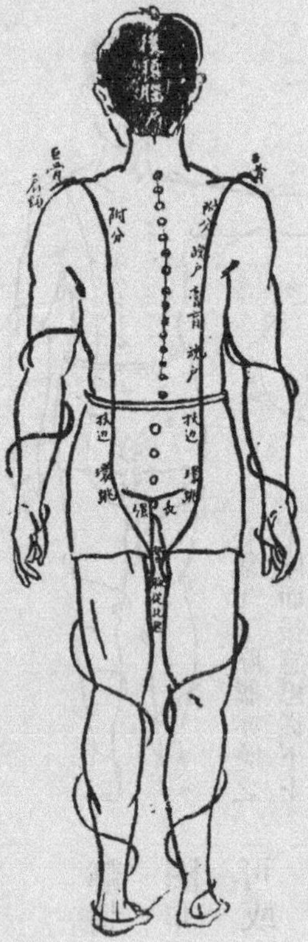

纏絲精爲拳之筋脈故運動皆不可離一離纏精不惟拳勢直率亦索然無味矣

此勢之精不但手向上提足亦隨手而起卽陰卵與會陰之後之筋亦動而上提然非能上提已也提之中須能用纏絲精運轉於股肱之中使手足皆能轉圈方算不空提當心機一動丹田之氣由左右脇中上行肩顒以運於指下體精由足指上提過膝至歸來復轉回下行至足踵足指足方落地運動之道不外一圈有斜有正有順有逆有陰有陽有向左有向右此勢左右手足皆是正圈蓋太極中之陰陽循環不已不過運一大圈而已人秉陰

陽之氣以生吾之身卽太極之身也以無形之太極宰陰陽有形之太極（指人身說）人皆知之至以有形之太極運吾無形之太極（指人身陰陽之理說）而反不知何也蓋欲速之心蔽之也此拳之運不貴速而貴緩緩則可以細心揣摩由粗及精且其精可以自知運到指頭與否能知此運將來功夫成時其速無比且練理不練氣蓋練氣則失之硬硬則轉動不靈練理則理直者氣自壯（推内精之原）凡事皆宜順其自然而爲之不但拳也如人之行路左足行則右足止右足行則左足止皆太極之自然而然也又如人之目一開一合莫非自然拳之一擒一縱一闔一闢亦猶是欲抑先揚欲揚先抑而已矣豈有異術哉運動之功久則化剛爲柔練柔爲剛剛柔得中方見陰陽（此卽乾坤之正氣言氣而理在其中）故此拳不可以剛名亦不可以柔名直以太極之無名名之拳之運動在心心機活潑吾之一身無在非拳即目之所見耳之所聞亦無處不是拳心苟活動則身所形者皆太極自然之機勢無容勉强理也氣也理也一而二二而一者也變化錯綜莫非盈虛消息之故其味無窮有終身玩之不盡心爲一身之主腎爲性命之原必先清心寡慾培其根本根本固而後枝葉榮故此藝大有益於聖賢身心性命之學聖賢以此理實行於人倫日用之間打

拳以此理實運於五官百骸之内確賢言復性此言順自然順自然正所以復性不可歧而視之也格致正誠一而已矣吾故曰大有益於聖賢身心性命之學

此每一勢必有當然所以然之故當細研究吾嘗謂一勢之中往往千言萬語不能罄其妙一經現身指示易如反掌所難者工夫所尤難者知行並進有長功夫

總論發明

純陰無陽是軟手純陽無陰是硬手一陰九陽根頭棍二陰八陽是散手三陰七陽猶覺硬四陰六陽類好手惟有五陽並五陰陰陽無偏稱妙手妙手一運一太極迹象化完歸烏有（仍是太極渾然）

取象

金當搗碓一勢陰陽合德胸中一團和氣發於四體實備乾健坤順之德當其靜也陰陽所存無迹可見及其動也看似至柔其實至剛看似至剛其實至柔剛柔互運無端可尋是謂陰陽合德故取諸乾坤

七言俚語

金剛搗碓歛精神太極渾然具吾身變化無方皆元氣股肱外露只屈伸

其二　手足後先不爲奇一動一靜似鬧棊圍到山窮水盡處陡然一勢判雄雌

其三　一身左右皆太和運動循環術多多也似金鋼擕玉杵善降人世大妖魔

其四　不是金鋼降魔杵妖妖怪怪莫敢阻大開大合歸無迹美大聖神亦可許

其五　外保君王內保身全憑太極眞精神一勤天下無難事旋轉乾坤在返眞

二勢攬擦衣

何謂攬擦衣左肱屈住手岔住腰摩擦其衣故名象形也

第一式

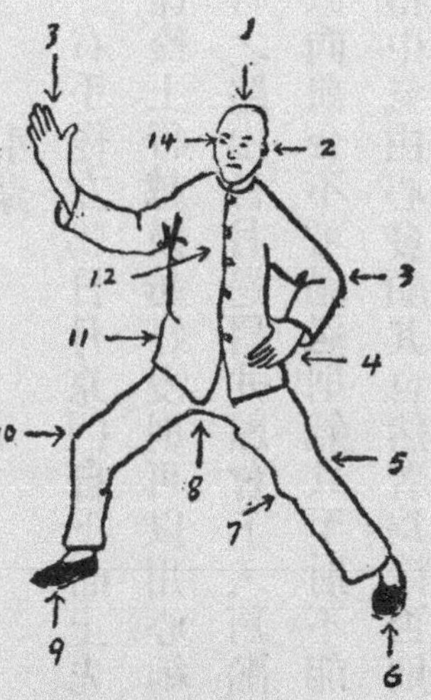

節解

1頂精如繩繫物上提不可太過2前有眼視後憑耳聽故耳聽身後3左肘屈住其意外方內圓4左手岔住腰虛虛籠住不可犯實犯實運轉不靈5左腿委中不可軟6左足鈎住實踏地7左膝微屈一二分8臑撐圓外往裏包精9右足指足踵皆用力10右膝屈住11左右腰精下去12胸向前合不可仰亦不可直13右肩鬆下右肘沉下肱向前微彎手項不可軟五指駢住指肚用力14此勢以右手爲主故眼看中指

引蒙

右手從左脇日月京門自下而上先繞一小圈(繞圈者設勢故也不如此恐犯直率)然徐徐上行越慢越好慢則可以用心細思其所運之精由何而起由何而止且氣亦匀停運行之路由日月過肩井顱會下入肩顒斜纏以至於五指之肚右手高不過頂低不過鼻肱微向前合不可過過則氣只至肘不能至指不可不及不及則直而無力故合精(去聲)要得中氣由心發順其自然者爲精否則爲横氣爲逆氣爲邪氣與中氣相反。(不偏之謂中)右足隨右手亦先由右而左繞一小圈隨住右手徐徐向右運行開步(步因人之大小大約尺餘)與右手一齊落下足後大踵先著地依次前落至指放成八字形足底皆用力抓地湧泉(足心)虛指與腓踵方用上力左手由前而後而外倒轉一圈復轉囘下落左脇下岔住腰大指在腰後四個指在腰前屈住肱內圓外方肘尖向前合與右肘呼應左足微向前鈎住與右足合住精左膝與右膝合住精兩肩相合手與手合胸向前合兩股外往裏合襠開圓腰精下去屁骨微泛起勢既成氣歸丹田

內精

右手沿路運行圖

右手中指領住左右四指駢住指中節伻住使指向手背微彎如此指方有力其運也小指攡四指四指攡中指中指攡二指

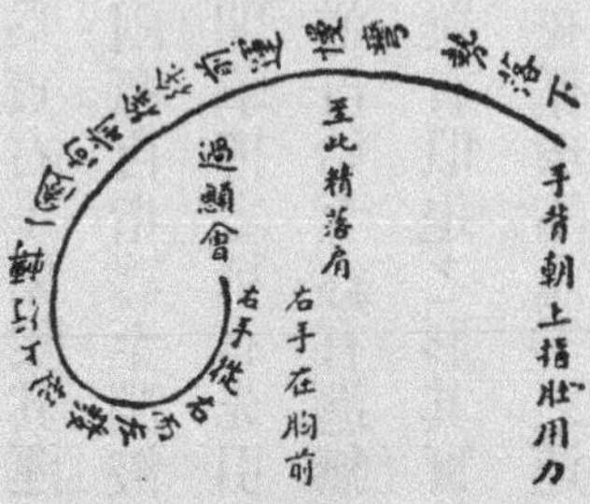

精由左脇上行至肩井涉入臂斜纏至消鑠靑龍淵再由靑龍向外往裏纏至四瀆三陽絡再由三陽絡向外往裏斜纏至陰郄神門(穴在小腓)再由神門分行至五指肚由小指手掌運到大指掌從指掌涉到指背越二三四指以至小指復由小指以至四指中指二指大指指肚方算到頭精到頭指向前合腕向下

股肱皆用纏絲精右肱精由肩井向外斜纏至指肚右腿精由足大指背纏到足腓由足腓過足底湧泉(穴名)向內滑骨斜纏逆行而上沿路斜纏由股下上入丹田左肱精由肩臂逆纏斜纏至指肚岔住腰右足不動其精也是倒纏精由足小指背外往裏纏纏至股下上歸丹田攪擦衣右半身並手足順轉左半身並手足是倒轉精如此方不背繆其運行手足一齊運動不分先後如此方能一氣貫通上下相隨

右手運到九分時方停然形跡雖停運動之意不停必使神氣貫得十分滿足此處最難形容神之足不足人皆不知惟我獨知運動能慢需管慢慢到十分功夫純熟自然快得

十分靈敏無比以中心浩然之氣運於全體雖有形體斜倚而斜倚之中自有中正之氣以宰之手足運行當如前圖而一勢既成說合上下一齊合住必使精神團結凝聚不散至於眼神看住右手右手落住神卽注到中指肩膊骨縫不開則肱膊轉動不靈胸合不住則橫氣充塞轉運多滯膽不開圓則旋轉不隨此上中下三大關節不可忽項精不領則身如痳繩不能自立項精是何物是中心一念之正氣精由何處領起由百會穴提到會陰腦後由後項以下項中兩大筋間下至長強其意上下豎起不可過過則項硬不可不及不及則向前倒得其中而已。

右手爲主左手爲賓右手屬陰其運動則爲陰中之陽左手爲陽其屈曲則爲陽中之陰陰陽互根不可分兩橛自指纏至淵液是引進（引進者誘而起吾以盡其氣）精猶內往外纏至指甲是陽精卽擊搏之精有先引引足然後擊之有功夫者卽擊引卽擊於此足徵陰陽之妙　拳之一道自始至終有進無退其進進不已者實本乾道中間雖分數十節而其機未嘗或息有時雖有似退之形其實是爲前進設勢則是進固進退亦進也所謂欲取先與者是也每日晝夜循環不息拳之運行亦猶是也　一勢之末看似停站其實未嘗停站

運動之機微而又微以足其神斷不可此勢未終即運下勢下勢未完又運下勢之下一勢苟且了事是皆急躁之心爲之也孔子曰欲速則不達其躁心之謂乎

心氣圖

心氣即中氣中氣即浩然之氣

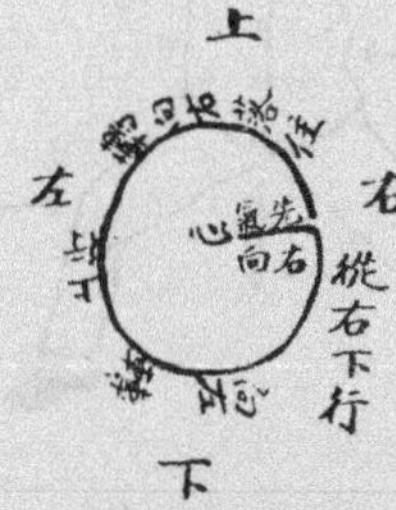

人之一身以心爲主心在胸中如何運轉則週身亦皆隨之運轉故外之所形莫非內之所發此勢心氣初發先向右次由右向左復轉回向右以舒其氣心氣即內精

取象

震下艮上曰頤艮爲手爲止以右手止人震動也以右足動而右運中間自胸至膈皆虛如四陰畫錯大過則內剛外柔如頤中有物能噬嗑則物不能阻隔矣故取諸頤綜小過艮下震上雷在山上震驚百里令人不及掩耳足下屹立如山

四言俚語

一陰一陽法象昭章屈者爲陰（言左肱）伸者爲陽（言右肱）陰陽互用天道所藏（言陰陽互爲其根）動靜無偏乃爾之强（爾指運動者言）

七言俚語

世人未識攬擦衣左屈右伸運化機伸中寓屈何人曉屈內藏伸識者稀膻中分峙如劍閣頭上（指頂精）中峯似璇璣千變萬化由我運一動一靜破重圍

三勢單鞭

何謂單鞭左肱伸開如一條鞭象形也此勢伏下七單鞭來脈

節解

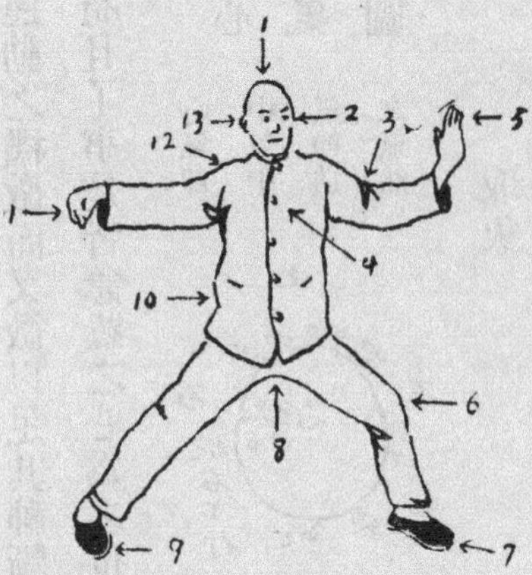

1心氣上衝百會是爲頂精2眼看左手中指以中指爲目的3左肘向外尺澤微向裏彎4胸向前合要虛虛含住勢既成氣歸丹田5五指駢住指束心一束6左膝屈住此勢以左手足爲主右爲賓7左足如八字撇左足指與右足相合8濁氣下降清氣亦下歸丹田小腹前合則襠精自開得圓9右足指向左鈎住10腰精下去襠撑開足底用力故穩當11右手攝住五指恐人將一指背折之12左右肩鬆下鬆則肩節易開13耳聽身後若人從後來可聽而知

引蒙

攬擦衣氣旣運足右手卽向前合用倒轉精轉一小圈左手從脇涉起亦用倒轉精從下往上向裏轉一小圈兩手遙相對合住（此是一起設勢）左足隨左手先收在右足邊腰往下屁股微泛起䐶撑開兩股從外往裏合兩膝與足指隨住大股亦用合精向裏合住（以上皆是爲單鞭）開設一小勢合畢然後左手向脇自下而上再轉一圈向左徐徐運行用順轉精左手向左運行右手用倒轉精自下往後復轉向前兩手一齊合住精左足從右足邊見左手先轉一圈左足隨左手亦轉一小圈然後從右向左開步一尺四五寸落住足與左右一齊停住合住精然兩手形似停止而其意尙不停此謂運之以神不如此則神不足迨神氣十分滿足則下勢機朕自然動矣

打拳上下身擅端正不可偏倚故頂精要得領好左手領左足右手領右足中間左右各隨其足左右手足運行之精而旋轉之䐶不開膝不屈腰精不下足不用力則下體不穩䐶不撑圓不虛則左右轉動不靈肩不鬆下骨縫不開則肐膊轉運不靈指肚不用力則周身之力運不到指頭心不虛則周身運轉不靈眼無所注則神散一身精神全在於眼傳心

之神亦在於眼右手當令眼隨右手左手當令眼隨左手如此則周身運動方覺有神至於一勢運畢則必以某手在前者眼視其中指以爲準的

內精

心中靈氣運行圖

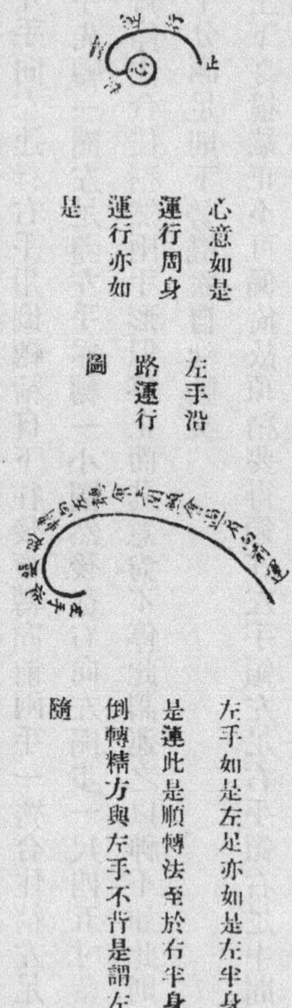
左手如是左足亦如是左半身皆如是運此是順轉法至於右半身須用倒轉精方與左手不背是謂左右相隨

心中靈氣初發不用纏絲精然有其意迨靈氣入於肩臂方以纏絲精由骨運至肌膚如此勢以左手爲主當用順纏法卽由肩內裏往外斜纏至指肚肐膊向前彎如初月形右股由腿根自內往外下纏至左足大胟右手右足用倒纏精如此方能隨住左手運行上下相隨一氣旋轉

取象

左手爲陽伸展如日右手屬陰撮指如月兩肱伸開如一畫兩股岔開如一畫中間脅居左右向前含心中虛含一物無有惟有一個恭敬存乎其中如兩斷畫有象乎離故取諸離離明也日月惟明可以照四方心惟明可以照四體迨氣機滿足氣歸丹田則離錯坎則外柔內剛與離中虛異矣然天下非至柔不能變至剛其實一體也

七言俚語

單鞭心意向左行左手倡行最分明左順右逆一齊發皆從元氣運和平

其二

單鞭一勢最爲雄一字長蛇亘西東擊首尾動精神貫擊尾首動脈絡通當中一擊首尾動上下四旁扣如弓若問此中眞消息（卽線索）須尋脊背骨節中（一身管健皆在如是）

長短句俚語

蓋世無雙一條金鞭打進去不慌不忙人乘我左手在腰並肘屈因攻我不及抵防來自左方竊逞剛强又豈知身未到風先至吹我耳旁並其手似埃未埃著我衣裳我這裏忽一轉弓絃一放如箭離絃最難當打得他頭欲顚身欲仆魂飛天上無處躲藏受災殃反道

我別修異術終未識全體空靈應變有方（是法）並無無方（是活的）太和元氣運平常運到那（入聲）不柔不剛臨事纔能見短長此一勢只是箇陰（屈肘）中藏陽（伸肘）寓中央諸君返躬細思量絕妙處不外那一弛一張欲抑先揚

第四勢　金剛搗碓

本勢伏第三箇金剛搗碓來龍上承第一單鞭下接第一白鵝亮翅夾縫中勢無此勢之合上勢之開無以束下勢之開無以開故要得夾此歸原之勢以爲承上啓下處着一彌縫筆使上下結構融洽無間血脈貫通而後一氣相承運動無礙每上下勢夾縫中皆要留神且每運皆可作上下勢中之過脈觀（歸原者仍歸太極拳初運動之首一勢）

第四勢

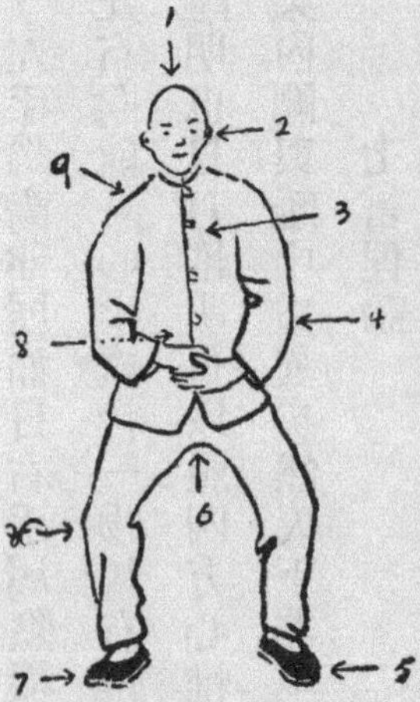

節解

1頂精領起來2耳聽身後3心要靜要敬4沉肘5足平踏左足實6膽精下去撐圓要虛7右足弊虛8腰精下去氣歸丹田9兩肩鬆下

引蒙

單鞭畢兩肩鬆下左手上提向胸從下向外上行復轉向裏落於胸前當左手上提右手卽低下從前行繞左手外邊上行亦轉向裏捋捶落左手腕是左右兩手各轉一圈當左手上提時左足大鐘水泉（卽足後踵）順轉向左紐轉足不離本位足指向西落住右足隨、右手自後向前從下往上轉一圈下落與左足齊金剛搗碓一勢實爲周身發動之始陰陽變化之原是衆勢之母也向前運荀不囘顧其母恐流於偏倚不可藥救運動自始至終惟首勢外面形體端肅胸中心氣和平有太和元氣氣象惟返顧其母庶奇而不離乎正不失太極拳之宗旨故始終凡四見皆此意也

內精沿路運行之勢與四體之纏絲皆與首勢同取象與首勢同

七言俚語

前已立過金剛勢如何又遇主人翁彼因尊主面向北此爲轉身背朝東上承單鞭原有異下接白鵝詎相同一勢自有一勢格異曲歌來韻同工（拳以首勢爲主故曰主人翁

其二　第二金剛面向西週身運動手足齊右虛左實君須記莫令葱葱亂馬蹄

第五勢　白鵝亮翅

何謂白鵝亮翅左右手從左脇上去向左轉如鵝之展翅故名象形也

節解

首一勢面向正北以下身法轉移面之所向皆以首勢爲主推而移之又有以身之左右言之打拳或向南或向北或向東或向西皆可此譜（首逆勢面向北爲主）

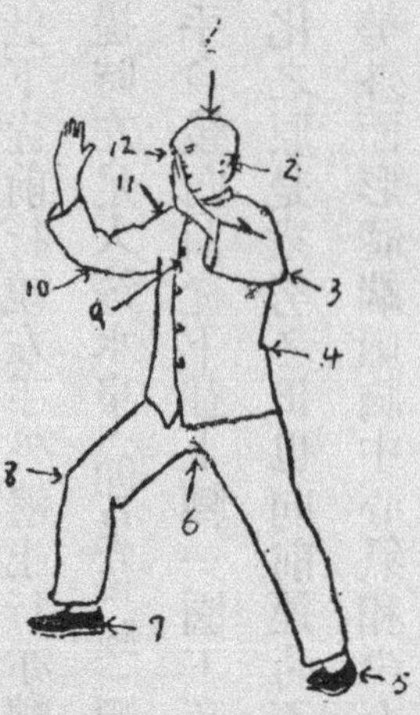

第五勢

1頂精領住四勢面向西此勢面向西北2耳聽身後左手爲賓隨右手轉腕向前3左肘沉下胸前合心中意思自左向右轉4腰精下5左足隨右足至右面足指點住地6膕撑圓要虛7右足隨右手慢彎向右開步尺餘8右膝屈住向裏合右足實左足虛爲下勢伏脈9右向前合10右肘沉下11肩鬆下12眼看兩手中指甲

此勢以右手爲主右手自左脇下衝門（屬肺）五樞穴（屬三焦）起上行向右轉腕向外此是陰精引進法以左右手腕向外故爲陰精

引蒙

本勢上承金剛搗碓左手下落到左五樞右手落章門兩手從左脇上行向右慢彎運行高不過頷兩手至右手與手相去尺許面向西北方合住胸當兩手將運時右足從左足邊向右開步一尺四五沿路形如初 月慢彎勢左足隨右足向右 根一步足指點住兩膝合住臑精虛圓兩肘下手 指捽起掌向 外肩鬆下屁股往下微泛下去腰右足實 左足虛以伏下勢之脈

內精

腹內運轉圖

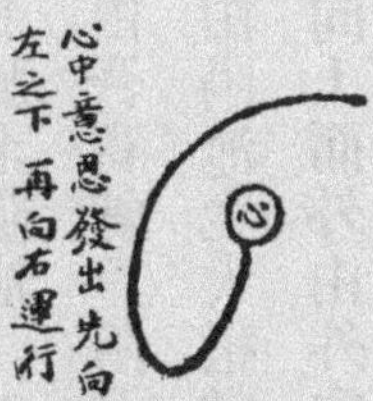

左右手沿路運行圖

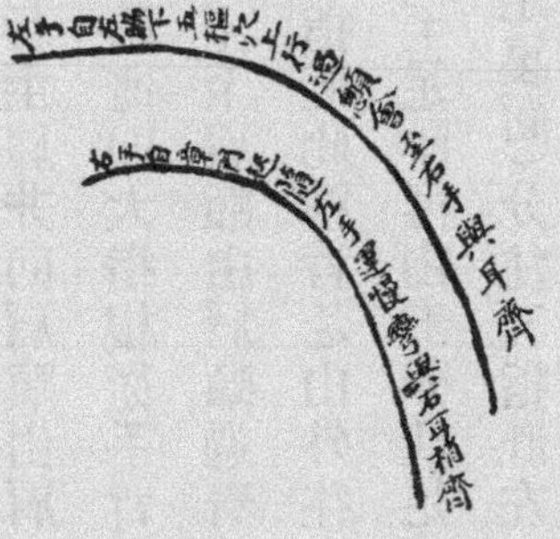

內中精心如是運左右手亦如是運上下全體皆如是運此勢純是向右引進法手掌向外是以陰精引進陰中陽也

右手順纏精，由日月上行至肩井向肩顒由肩顒至靑靈少海由少海至上臁下臁再由下臁至陽池注五指或由陽池向大指根從手背再纏至小指腓由裏分注五指肚左手精由膏肓魄戶附分逆行而上至肩顒由肩顒過靑冷淵至少海由少海至上臁至支溝陽池由陽池至大指掌分注五指肚此精皆是由外往裏纏逆纏法後做此右腿精由大腿裏邊向上而外由外向下斜纏至足腓再由下分注足五指肚止左腿精自環跳穴往裏斜纏下行至水泉照海（二穴在足裏面）分注五指肚左右腿順逆纏法後皆做此大約足大指與腓當八分家開步由定指落足先由大鐘漸次向前落至肚方止

取象

右足隨右手左足隨左手左手隨右手左足隨右足左手足若有親附右手意其實不然心中之意一發動而全體官骸皆如其意之運動爲運動是比之自內柔順中正觀其形體有外比象有顯比象故取諸比得下卦坤柔上卦坎剛意但引而不擊有順勢牽之使進以抖他之精抖足則其精自散全體無力欲進不得勢欲退不敢此引進之妙境也上下一氣並行不悖剛來而下柔動而說隨故又取諸隨來註（隨蠱二卦同件文王綜爲一卦言

蠱下卦原是柔今艮剛來居於下而爲震是剛來而下於柔也動而說者下動而說也蠱巽下艮上隨震下兌上故言艮下於兌）兩手分開兌上缺象震爲足兩足一虛一實陽藏於（言震在兌下）陰之下（下言震）象曰澤中有雷隨君子以嚮晦入息故但用引精而擊搏之精自藏於引進之中

五言俚語

不是蛾眉月摩來象逼眞（躬彎肱屈）弓彎何不發蘊蓄自精神（言陽精寓於陰形之中）

七言俚語

閒來無事看白鵝左右翅舒又一波兩手引如樓峯勢何殊秋水出大阿

其二

元氣何從識太和右輾（輾者轉之半）兩手弄秋螺北方引進神機足亮翅由來笑肖

白鵝

白鵝亮翅與摟膝拗步作爲一勢方成大開大合

六勢　摟膝拗步

何謂摟膝拗步左右手從乳上臍窩分披下來左手摟左膝右手摟右膝左足落微前右足落微後兩足不齊謂之拗步一名六封四閉言上下四旁皆可封閉得住

解節

第六勢

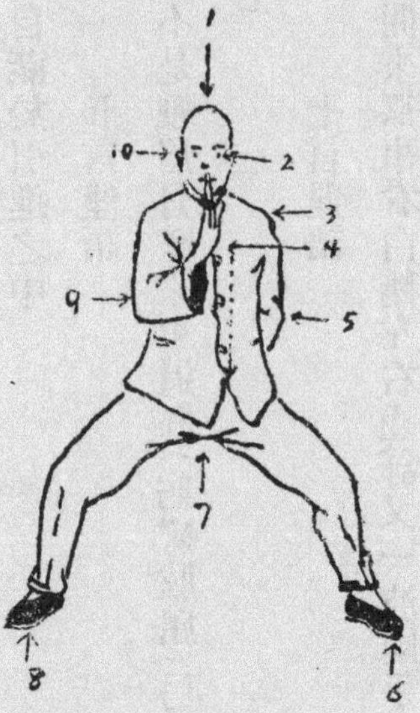

1頂精以中氣領起全身精神2眼正視注於右手中指手側欞勢3左肩鬆下不鬆則骨縫不開4胸中心氣下降歸丹田須平心靜氣胸向前合5左肘微扭作反背勢青冷淵外撐腕向上攝指手落背6右足微前足指裹合腰精下去右膝屈外向裹合7臟精開圓其精外往裹合要虛8左足微後足指向裹合與右足呼應兩腿根開臀微上拉小腹前合則，自開又要合9肘與脅外撐方内圓

引蒙

本勢承上白鵝亮翅手掌向外者皆轉向裏從頭維（屬大腸）頷厭（三焦）分披下來過雲門（屬肺）缺盆（大腸）兩手一齊下去左足向左開一大步約尺五六寸足指向前足

較右足微前膝與足指皆用包合精左手從左日月五樞下行過犢備鼻陵泉（皆在膝下膝外）背折小肱倒轉一圈手指撮住腕向上落後背命門陽關與右手相應右足不離本位屈住膝足踵紐轉指向前右手從右日月五樞（一穴在脇屬三焦）下行過右犢鼻（在膝下）陽陵陽泉在膝外倒轉從後向前繞一大圈則攏住手駢住指腕向左落在胸前去胸一尺中指與鼻準素髎人中相照眼視中指肘腋撑開不可夾肱外方內圓指肚用力壓住掌膝與指從外向裏包合胸向前合小腹向前合後臀微往上翻前頭腦撑圓要虛虛攏住心氣待機勢運動將完必令下歸丹田此非有形可見但心氣一降卽歸之矣如人辦事仔肩一謝覺身體輕快故心氣一降殊覺和平靈爽一切故每勢畢必使氣歸丹田者一則氣可還元結住本勢之局一則下勢發生自覺英氣蓬蓬悖悖另外生動無昏弱（言其氣質）倒塌之形此所以氣必使之歸於丹田也

內精

左足向足開一大步左手從胸前平分下來用倒轉精下行摟過膝蓋上行轉一圈入背後•腕向上攝住指落背中左足用倒轉精從外向裏斜而上行纏至腿根右足不離本位但倒

左右沿路運行圖

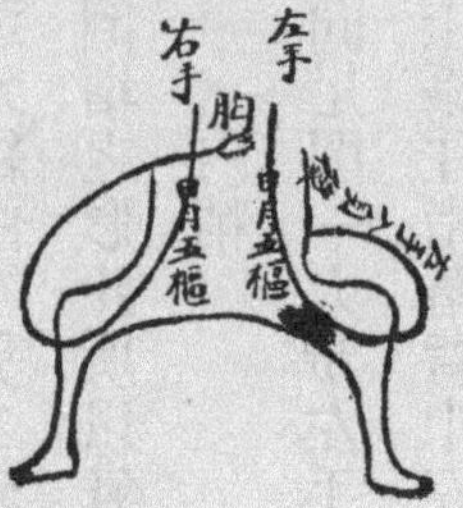

轉紐足踵令指向前右手從胸前平分下來用倒轉精下行摟過右膝上行轉一圈向胸前兩乳間側纔手落住上與鼻準相照右手在胸前左手在背後前後呼應左右手精皆用倒纏法當手平分下至膝精是自指肚起向外至小指掌外往裏纏過手背逆纏而止從外向裏纏至腕手從膝過上行精即腕向外外往裏斜纏復至指肚是一來一去精運一週勢既成必令氣歸丹田

任脈督脈

任脈起於會陰上行循腹裏至廉泉承漿正督脈亦由會陰起過長强在二十一椎下順脊逆行而上踰百會下降至人中止人身有任督猶天地有子午人身督以腹背言天地任督以南北言皆位乎中可以分亦可以合分之以陰陽不雜合之以見渾淪無間一而二二而一也蓋人能明任督以運氣保身猶明君愛民以安國民弊國亡任督衰身謝上人行導引術以爲修仙之本打拳也是運其任督二脈使之順逆往來循環無間也是調養血氣一呼一吸順其自然掃除妄念卸淨濁氣先定根基後視返聽含光默默調息綿綿操固內

守注意玄關功久則頃刻水中火發雪裏開花兩腎如湯熱膀胱似火燒眞氣自足任督如車輪四支若山石一念初發則天機動岩意到窴隨每打一勢輕輕運行徐徐停止意念運以微細毋使波瀾忽興如此則元氣渾融水火升降如桔槔繫水蓮花凝露忽然一粒如黍落於黃庭之中此採鉛家投永眞訣打拳運行到此意不可散功不可懈一涉散懈丹不成矣在昔紫陽曰眞水生於離其用却在坎姹女過南園手持玉橄欖正謂此也日月行之無差錯無間斷煉一刻則一刻之周天煉一時一時之周天煉一日一日周天煉一年一年周天煉終身終身一周天煉過十年周身頓混極其虛靈不知我之爲我身並不知神由氣生氣自有神周中規折中矩不思而得不勉而中水不求而自生火不求而自得出虛室生白黑地引針不知其所以然而然亦不知任之爲督督之爲任中氣之爲中氣也時措合宜自然合拍此任督之順逆往來佐中氣以運行者也氣動由腎而生至靜歸於腎一呼一吸眞氣出入皆本於此中極穴一名氣原在關原下一寸臍下四寸膀胱之募足三陰任脈之會氣海一名脖胦臍下一寸宛宛中男子生氣之海人言氣歸丹田亦非無本其實腎水足則氣自足人惟淸心寡欲培其根本以養元氣打拳之要斯得矣

靈樞衛氣行篇曰衛氣之行一日一夜五十周於身晝夜各行於陰陽二十五周平旦陰，盡陽氣出於目目張則氣上行於頭(循睛明)下足太陽膀胱經手太陽小腸經足少陽膽經手少陽三焦陽足陽明胃經手陽明大腸經所謂一日而主於外者如此夜則行足少陰腎經注於手少陰心經手太陰肺經足厥陰肝經足太陰脾經亦如陽行之二十五度而後合於目所謂平旦人氣生者卽上行於頭復合於目者是也打拳每一勢陽氣一動一周身至於靜陰氣一靜一周身卽心之一念動陽氣一周身一念靜陰氣一周身所謂運氣者卽此但使無間斷而已

蓋自天一生水地二生火似乎水先而火後然志藏於腎而機先發於心心機一動志卽帥命門之眞陽從之至於動極生靜心氣一降志卽帥氣歸於丹田由是言之是離先於坎(是以其用者言之)況乾坤本是體用兼具宜動則動宜靜則靜不可執滯此勢合上勢論上爲開此爲合以本勢論摟膝以前爲開以後爲合合者合其全體之神不但合其四支而四支亦在其內然四支隨神一齊合住而右手列前左手置後左右足相距一尺有餘又似合之中已寓開之形矣曰然不如此則下勢何以收乎是一勢中先開後合而合之中預

伏開之勢以爲下勢張本此亦天機自該如此有非人力所能爲者至於氣必歸於丹田者蓋丹田生氣之原不歸於此則下勢之動氣必漸竭而運動無力矣故必歸之於此亦動極自然該靜而靜生焉

打拳宜養元氣元氣生於腎腎水足則元氣充滿養於胃胃得其養則氣自壯賊於肝肝氣一動則逆氣橫生氣不得其平涵泳於心心無妄念則心平氣和平鳴於肺肺屬金氣之或外舒或洩怒皆由肺以鳴之壯於膽膽大則敢爲氣倍大運於脾脾多氣少血凷聲則動動則運化不已佐以大腸少血多氣又輔以小腸小腸前在臍後附背滓穢不存濁氣去斯清氣者來腎者作强之官技巧出焉少血多氣藏精於腎精神之舍性命之原腎有兩枚枚有二係一係於心一係於腦氣之所生實生於此氣之所宿亦宿於此至於命門氣所出入之門戶故日命門。十二地支逐日所在不可不知針著人身即死擊着人神重則死輕則傷歌曰子髁丑腰寅在目卯面辰期已手執午胸未腹甲在心酉背戌期亥股續以上皆運動家所宜知故連類及之又打拳宜分陰陽精背爲陽腹爲陰肐膊手背膝足面爲陽腕肐膊腿彎腋大腿根腿肚足底皆爲陰手與肘與膝屈爲陰伸爲陽凡裏往外開者皆屬陽外往裏收者皆受陰故外擊爲陽內引爲陰有時精方伸而忽縮是陽變爲陰或方改而忽放是陰變爲陽太極之蘊原是互爲其根故爲用極其活動無定之中自有一定卽如兩人交手有明明一引一進者有半引半進者有卽引卽進者大率引爲陰進爲陽也

取象

伏義八卦正位乾方乾健也左肘在南內精剛勁如乾之健坤居北方坤順也右肘在北隨機引動如坤之順離居東方背在東方如離之虛明左手佐之極其靈動惟虛故然坎居西方坎爲弓輪胸之前合如弓爲如憂心中恭敬慮無不周如之腹背手足皆在乾坤坎離之正位且兼四卦之德故取乾坤坎離

長短句俚語

運動本無方不必大開大合與一下勢斜行抝步一樣彼乃是右手在西方左手鎭東南右手拒東北左足禦西南中間人字大開膸兩肱伸展足抝一步方纔停當北不過兩手平分齊摟膝右手側欔落胸堂左手背折脊後藏兩足兒微分前後指向西方堂堂陣整整齊自他有耀放金光亦何必泥古式纔能見長東西南北皆正（言四體合四方之位）乾坤

坎離者裏強任督介中央六封四閉困封疆外不侵內不失矯矯特出不尋常者纔是一陰一陽渾淪無間不矜張

其二

右手前左手後肘護兩邊背負離腹向坎臚開要圓左足左右足右左右肩顯位坤乾身撞正無偏浩氣任流傳恨不得足底踏透博厚地頭顱項破高明天總是箇大氣蓬勃中有宰一動一靜皆自然

七言俚語

太和元氣運吾身先護兩膝前後心眼神看住中指甲四面八方任人侵

其二

上承白鵝翅展開扣合周身護官骸中間一點眞命脈(心中靈氣)左右無方任君裁

其三

元氣疑轉本無停官骸借以運流通有形造至無形際方知玄妙在其中

七勢初收

何謂初收初以別乎其再收者以上勢手足股肱皆舒展開此勢宜收而合之故謂之收因別下勢之收故謂之初收收之爲言取意也

節解

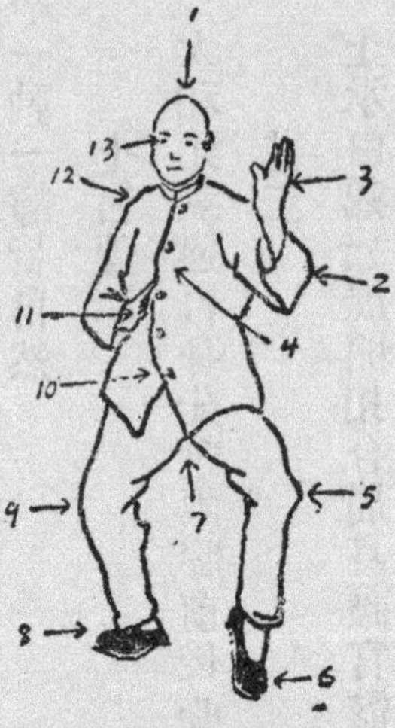

1頂精領住2左肘向外勿夾腋肘下沉3而手腕斜而向裏肩鬆下4胸前合腹亦向前合5左膝屈住6足點住爲下勢蓄勢7。撑開貴圓貴虛8足平用力踏地9右膝屈01腰精下去屁骨微上泛11右手腕去右乳七八寸掌向裏12右肩鬆下13眼看住右手掌向裏

第七勢

引蒙

本勢承上摟膝扚步右手在前入來捺我右肱即以右手向前迎接他人兩手我迎接時以右手領右肱用順纏絲精自左向右引之使進必須外面令彼得勢不然彼必不進而我全身皆是引之向右彼一向右即落在空地所以然者是我身法靈動身一順轉彼即不得實搨吾胸從吾身滑過去矣當右手前迎之時我左手亦前迎接住他人之肘與右手一

齊引之然左手卻是用倒纏精至於右足也是用順轉法先自右向左轉過來從左至右退行一步落住腳身前合膝屈足平踏停住左足隨右足自左向右膝屈住足指點住地立住去右足四五寸遠頂精上領腰精下下膽開圓兩手虛虛籠住不可無精亦不可大用精如此方能聽得他人之動靜以爲變化之酧應運動全神全在一心扣合亦在一心卽聽他人之如何取巧進攻亦在一心是皆不可以預備全在臨時制宜耳以此觀之非素有功夫不可而指上談兵無能爲也

內精

纏絲引進圖

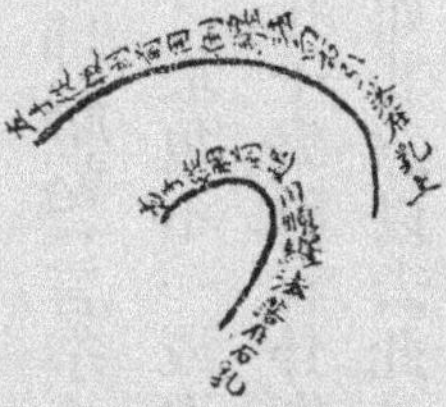

右手摟膝拗步手腕向足初收右手先向右用纏絲精帶轉圈帶往右引身摟用順轉精手足隨之順轉肱肘合其背轉方能以眞精引動左手隨右手向右引先以手涉上接住人之手用倒轉精方能隨住右手轉圈一齊運行右足退行（退行是向右而退行非往後退行）向左右足亦隨右足收回落於右足之左相去右足五六寸左是指點住地其收時是倒轉精

取象

巽之二陽在上以象兩手坤之三陽在下以象腹坤下巽上曰觀故取諸觀觀有孚若

言（中氣孚於中）象曰大觀在上順而巽中正以觀天下（言我觀人機勢如何進來（巽爲目坤順也（言窺其勢而隨機引誘）中爻二四合震爲長子長子率師（言心之剛氣以率四支）坤錯乾（言拳之形似弱實剛）斂束其身大有蓄意故又取諸大蓄（言養鋒蓄鋭也）拳之取象不一或取卦之名義或取象辭或取爻辭或取大象或取小象或取卦中一語或取孔子繫辭說卦序卦中之一句種種取法不一要皆太極之理萬象畢備任人所取無不各如其意以去此易之象爲之也

四言俚語

初收形像大氣盤旋如貓捕鼠團其身體如虎咥人先束其身如獅搏象全身精神形迹貴小蝟縮同獮一心靈妙手眼相隨說收則收莫測其意說放即放莫當其鋭從來蠖屈未有不伸此中靈妙全在於神雖有大匠難以語人

五言俚語

文章貴蓄勢運動亦如是意欲先服人勝由敗中致

七言俚語

渾身蜎縮似純陰陰中藏陽人難侵徐徐引進人罔覺層層陷阱計自深右實左虛埋
戛擊上提下打寓縱擒果能識得其中趣妙妙空空冠尙令

其二

欲從開後（摟膝勢未合中之開）收得好惟有兩手圈轉小一收卽見精神聚聚到極處小更小不收不見放中情一收一放河矢矯圈至語小莫能破陽氣終不受陰牢右掌向裏指朝天左手亦收進乳邊左虛右實足差開膽精空圓似虹橋外柔內剛拳中意虛虛實實神皆到此中意致言難繪樸鼠請君看靈貓靈貓未撲鼠之前惟恐此身令鼠見毛眼爪牙棢縮緊先爲蓄勢精力健欲揚先抑理本同獨此一收豈不然

八勢斜行拗步斜行者左足先向西南斜開足步次右足再次左足斜開一大步謂之斜行拗步者左足在西南右足在東北左右相拗謂之拗步此勢回應摟膝

第八勢

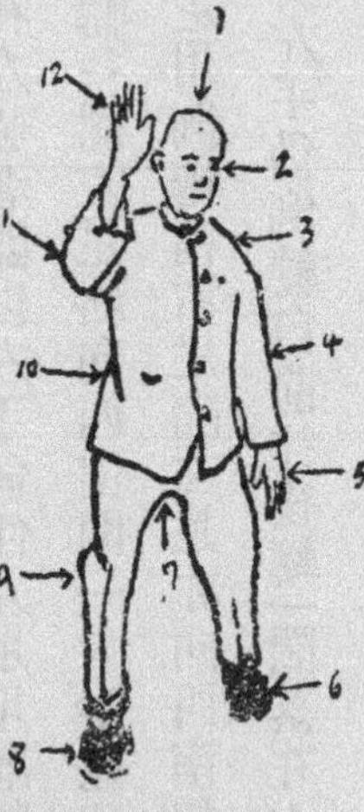

節解

1頂精領起來2耳聽身後3
左右肩鬆下肘沈下4左手在東南
攝住五指5胸前合虛虛舍住半心
靜氣6右腿展開膝屈一二分右足
在東北足向後蹬7膽開圓要虛8
左足在西南足指微鈎左膝屈住9
小腹前合10腰精下去11右肘沉下
12右手在西北五指駢住掌向西北
13眼看右手中指

引蒙

本勢承上初收左手在左脇者即以左手領住左足用順轉精從裏向外往西南自上而下摟左膝從後往前先轉一圈左足斜向西南開一大步足與手皆倒轉一齊並起並運左手運到後時右手領右足用倒轉精右足隨左足亦向西南根一步右手摟右膝纔到後面左足再往西南開一大步左手仍倒轉自前往後轉一圈落在左後東南方撮五指腕朝上停住右足不動右手運到後面即從後向前手到前面轉向西北展開肱膊向西北運行駢指掌向西北停住本勢與上摟膝拗步手足位置不同其理則一彼則右手前左手後左足略前右足略後此則右手在西北右足落東北左手在東南左足落西南此其形勢不同而其用精左順轉右倒一樣

內精

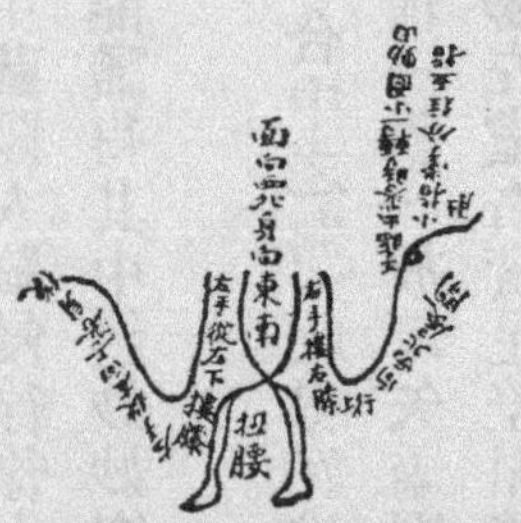

左右手運行圖

右手用倒轉精摟過右膝即向西北上行展肱膊將到西北再倒轉一小圈指伸足

左手指往下刺（音七）如簷滴水用倒轉精摟左膝先轉一圈待右手從右膝摟過到右之後左足再開一步左手再用倒轉精再摟膝轉一圈其精在未摟以前由指肚從裏向外斜纏至肩膂是逆行者纏一圈既摟膝以後由精由臂涉上至臑俞肩貞從裏過腋向外復上斜纏至指肚是精又纏一圈由是言之手轉一圈精纏兩圈獨左手初起時五指用順轉先繞一小圈斜往下刺至膝以後皆倒轉矣

取象

八卦方位西北在羲爲艮在文爲乾右手當之艮止也乾健也右手以剛健之力禁止外物東北在羲爲震在文爲艮右足當之震爲足動也艮爲山止也右足以震艮之陽德止而不動西南在羲爲巽在文爲坤巽順也左足順其斜行向往之勢而居之以鎮壓西南坤爲腹腹向西南東南在羲爲兌在文爲巽左手當之萬物齊乎巽順也兌悅也左手和物以隨衆體運動待左手落於東南勢將成矣而衆體運行之精亦皆充足矣四支位乎四隅如羲圖之兌震巽艮居乎四隅又如文圖之乾艮巽坤之居乎四隅故此勢以羲文四隅之卦位配合因其位相同德（德卽內精）無異也故取之手足以方位取象亦甚無味而不知全在意致苟能明其意致而運行之飛舞停蓄陰陽互用莫非天機之盈虛消息運化其中故或剛或柔或疾或徐忽止忽下忽前忽後皆有自然之妙以與方隅之卦之性情相合者非運動能合羲文之卦實羲文卦中之理借運動以流著者也至其抑揚頓挫若似天機應該如此非天機應該如此實天理自該如此也卽於本勢右手以乾健之德位乎西北而又止而不動是靜境也靜極必動然乾爲龍艮爲止冬至之後龍固潛而不動矣至春陽氣發洩

百蟲啓蟄龍陽物也安能久止而不動者乎此卽理所固然勢所必然者也餘皆如此但卽運動之機以求理之何如耳非徒以卦之方位牽合以爲運動之取象蓋有實理存乎其中焉

七言俚語

斜南吊北眞難看位置自然有高見手足往來皆有定有定尤貴能善變善變無形並無窮無窮功夫在百鍊百鍊積久見精光精光閃閃如雷電雷電猶有迹可疑無聲無臭盡浩然不疾而速得眞宰如此方稱太極拳

九勢再收回應初收

初收承上摟膝拗步其圈大身法亦大再收承斜行拗步下來身法較初收小手所轉之圈亦愈大小此再收與初收稍異再者別乎初而言之亦取其意之手向裏收也

第九勢

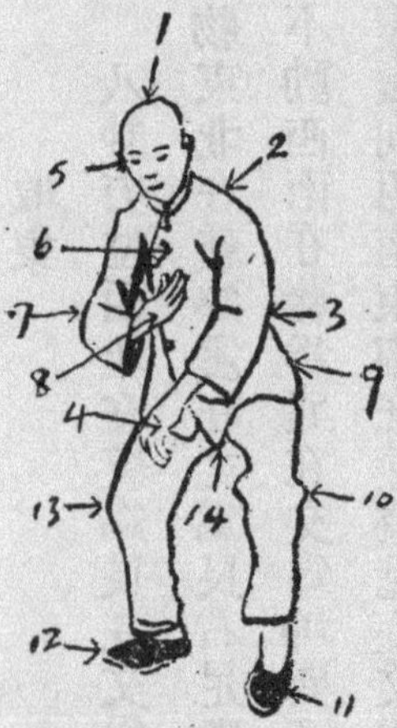

節解

1頂精領住不軟不硬方爲合式2左肩鬆下3左肘向內引4左手駢住指撮住指去右手五六寸5頭顱微低心意注於右肘右手眼注西方6身向前合如大鞠躬勢胸中如罄極虛極靈7右肘斜而下沉8手落右乳前掌向裏去胸六七寸凡第一頁所圖者皆是運動已成之勢倣此9腰精下去屁股泛起來10左膝屈11點住指爲下勢設勢是實腹前合12足平踏是主兩足相去七八寸13右膝屈住14襠開圓

引蒙

本勢承上斜行拗步左手未及抬起卽以肘接住敵肱右手一同向前搭敵之肱隨左肱引向右使近於身將身一順敵之身與肱自落吾右乳之下是敵之侵我者落於空地不惟不得勢而且危險不能自立敵之初來身向前俯而迎之待我手與肘接住敵之肱身一順卸下右足隨身卸下向後退行一步右足亦隨身往後卸一步兩足右虛右實站穩上體手與肘力與敵之肱膊力相停擎住敵肱引之使進身之收束愈小愈好勿令不引啓敵疑心蓋敵之心本欲撲我侵我我卽將計就計因其撲與侵而引之令彼不知我身一順彼卽從吾身外涉過不得侵陵

內精

左肘精由肩顒向裏斜纏至指是倒纏精以肘節下引入此圖專明纏絲精

左右手運行圖

中間精由身後督脈上行過前頂下接任脈下行至丹田

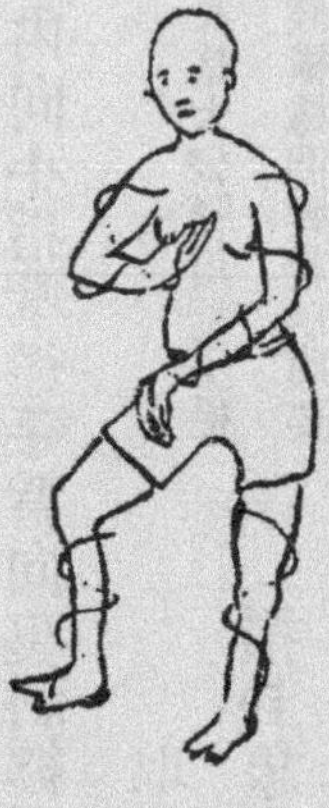

左右是倒纏法逆行而上至腿根

右足順纏法逆行而上纏至腿根

右手精自指肚由內向小指掌從手背向裏斜纏至腋

取象

損卦象曰損下益上其道上行再收以兩手引人中氣在上十分之七有其道上行意故取諸損萃卦坤下兌上曰萃象萃聚也(言精神團聚)

身是大彎腰頂精上提
膽橫撑圓腰精胸腹要
虛脊無負氣

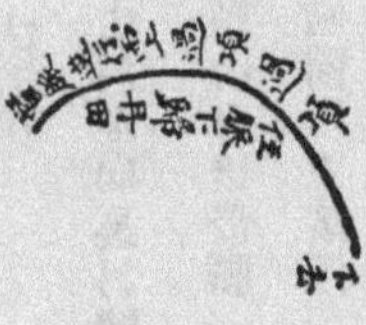

中氣隨任
督二脈轉
一圈

順以說(言下體說以順上且我能順勢以說人不硬抗)剛中而應(言我以剛健者存於中物來順應)六二引言(言本勢惟有以引之使進大吉)故取諸萃又本勢敵來兇猛如剝牀以足剝牀以辨剝牀以膚左手在下僅以右手在上如碩果不食陰勝(指敵)陽微(指己言)故取諸剝(以外之形若衰敗取之)不利有攸往兌下巽上曰中孚(言以中之所存者皆可自信)故取剝之下又取中孚(中而能孚敵可得也六三得敵言其服也)

七言俚語

初收本自摟膝來再收緊接斜行後精神蓄聚在眼睛獨立高山顧平原

其二

初收一勢自然好未有此勢十分老前所轉圈嫌大此勢較前圈愈小愈小小到無可小極小之中藏神妙外似無圈實有圈大氣盤旋人不曉運轉全是要一圈一動（在本勢卽爲收）一轉精神到猛虎養威據高崗鷹鸇斂翮下重霄禽獸猶如斂毛羽人比禽獸智倍高拳中惟是要跌法不明跌法身徒勞一陰一陽自有神欲放先收卽是眞（眞是拳中實理）盈虛消息太極圖細玩此圖久自知

十勢前堂拗步在斜行拗步下演手捶上夾縫中勢上之初收下斜行亦應有此勢不著此勢上下機勢接不住筍

第十勢

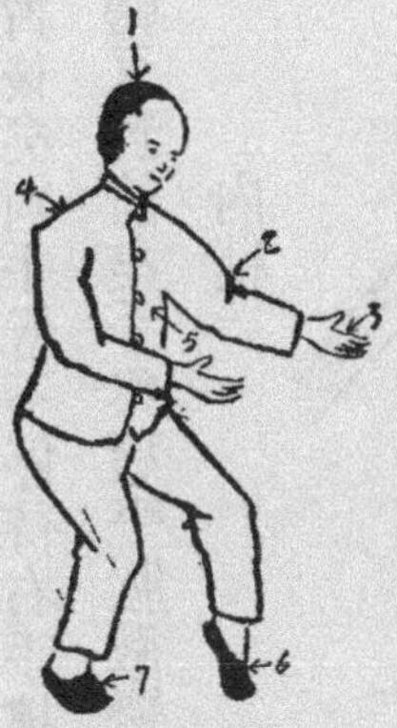

節解

1頂精領住2左肘微彎3左手指斜向下掌向裏4兩肩鬆下5身向前彎住腰精下住6左足開一步足指如蜻蜓點水7右足不離本位平踏

引蒙

本勢承上再收左手撮住指左足迎右足足指點地此則左手與左足一齊運動左足

向西北開步足指先着地用順轉精左手亦用順轉精自腋纏至指肚將所撮之指展開駢住用順轉精一翻轉手即到膝待左足根一步右手用倒轉到前左手已用倒轉摟過膝到左脅後矣兩手皆不停待右手摟過膝到後則左足向西北又開一步是第三步左手從後倒轉又到前矣手與肩平肱微彎步微拗

內精

左右手沿路運行圖

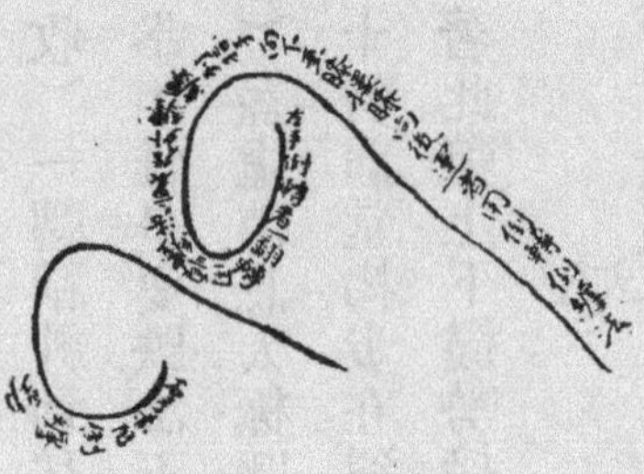

前堂拗步共開三步此是左足先開第一步左手始翻轉過來用順轉法左足亦用順轉法向西北開步左手用順轉精手方到膝手往後運却轉用倒轉精兩手更迭隨步運轉第一步以左手爲主故但言左手與左足至於右手雖隨左手向前猶未摟膝向後

取象

再收以剝卦取象此則碩果不食者仁自內發生矣陰極陽生故取復之七日來復此

第十勢前堂拗步第二步右足開步圖

節解

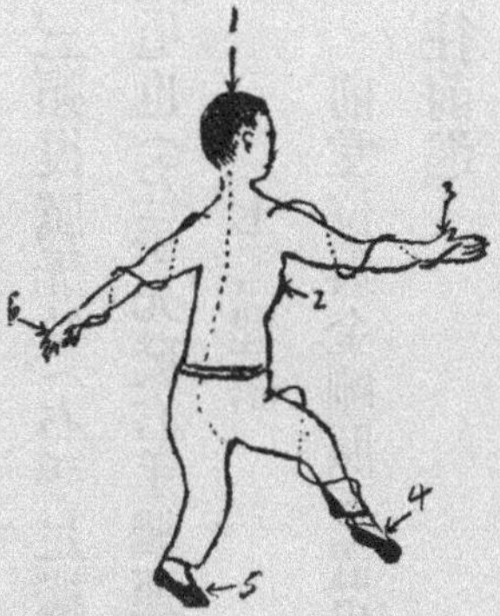

兼內精纏絲皆內之所形故屬內精始涉到前尚未摟膝

1頂精領住2胸向前合3第二步右手右足倒轉纏絲精圖

4右足繼左足再向西北開一步實中寓虛5左足到後有欲向前

開步之勢6左手摟膝到後面

引蒙

前堂拗步以右手右足爲主右足向西北開步右手用倒轉纏絲精精舉之向前尚未摟膝必待左手從後轉向前則右手始用倒轉精摟膝向後矣此是一定之式

取象

復亨(向之陽消今則一陽復生)出入无疾朋來元咎(言敵無害)反復其道(言左手由倒轉之引反之以用順轉之進。復由順轉之進反用倒轉以摟其左膝是反復其道）七日來復（言復之期不遠）利有攸往（左足先開步右足次用步可向前進）象曰復亨剛反陽精復動）動而以順行（言左手之動先以順轉而往）反復其道七日來復天行也（亦天道然自然之運）利有攸往剛長也復其見天地之心乎（積陰之下一陽復生程子論之詳矣邵子詩曰冬至子之半天心无改移一陽初動處萬物未生時玄酒味方淡太音聲正稀此言如不信更請問包羲）初九不遠復无祇悔（祇抵也）元吉（再收之下前堂之上象此爻）六二休復吉象曰休復之吉以下仁也（左手左足發動以順爲事象此爻）六三頻復厲无咎（右手足繼動得勢足以制敵象此爻）六四中行獨復象曰中行獨復以從道也（左手先發右手繼運左手再繼於後右手足發動居中故曰中行獨復）

七言俚語

前堂位與金剛照布置也是最緊要纏法倒轉皆如前中間右足進爲妙（右手）隨之並往前進

其二

二次收來不須長提回兩足在一方左足先開第一步右足第二落中央第三開步仍

左足左足拗步在堂前夾縫足步不可亂中行獨復漸舒陽

此勢前堂拗步爲左足前進第三步在下勢演手捶上爲演手捶設勢是夾縫中勢也

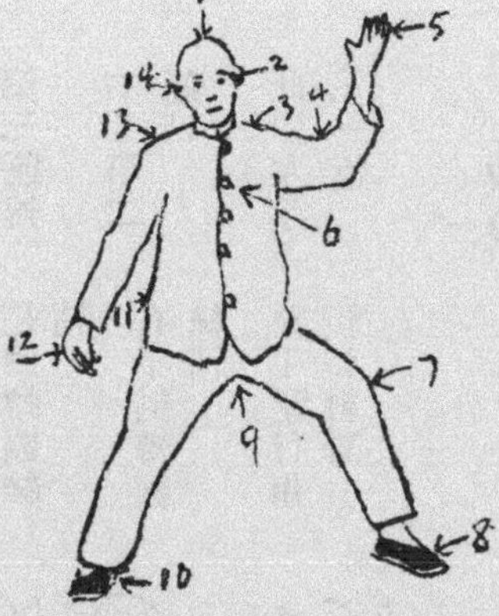

節解

1頂精領住2眼看左手腕3左肩鬆下4左肱微屈5左手有欲彎勢6胸向前合似貪非貪7左膝屈住8左足向正西開步踏穩9牆撐圓10右足指著地踵如後蹬11腰精下去12右手散開亦可捋捶亦可13右肩鬆下14耳聽身後

引蒙

右手摟到後左足再向前開一步左手從後轉到前此是更迭運轉非右手運畢停住而後左手再運

左手更迭運行圖

內精

此是左手第三運轉　左手再運亦是倒轉纏絲精

右手第二運轉　右手倒轉纏絲精

此圖左手第一運　左手運行用倒轉纏絲

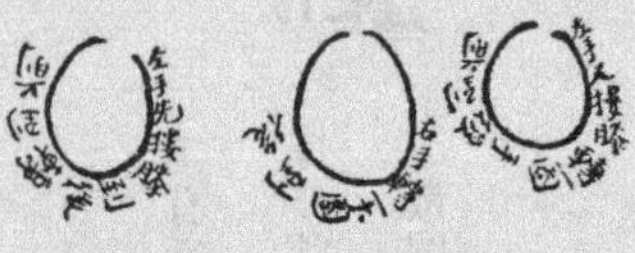

西接前

左足從右足後起步越過右手落右足前

右足從左足後起足越過左足落左足前

東接後

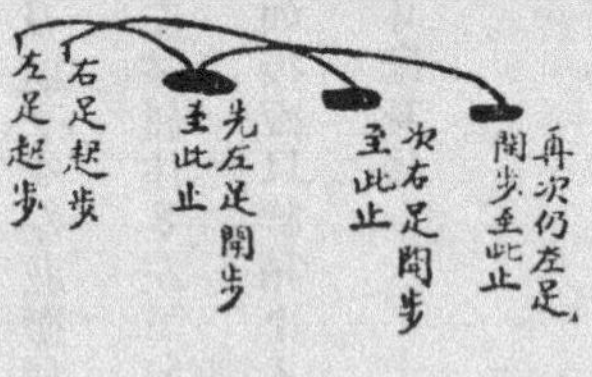
再次仍左足開步至此止
次右足開步至此止
先左足開步至此止
右足起步
左足起步

取象

陽氣漸長漸盛有五六敦復无悔象象曰敦復无悔中以自攷也（言以中順居尊以自攷）故終取諸復又手足遞進猶大壯之四陽並進故又取諸大壯

斜行蹚步圖　　前堂步圖

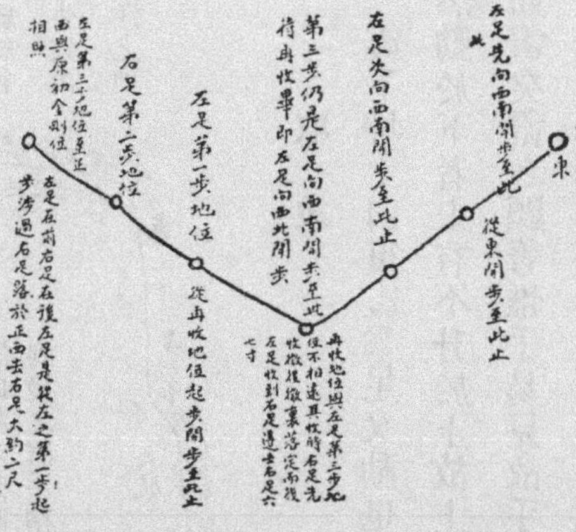

十一勢演手紅捶

右手捋捶向前演習此一演手捶伏下五個演手捶之脈並伏末勢當頭砲之來脈

節解

1頂精似有似無以神氣領起周身精神不可過不可不及故曰似有似無2胸腹彎住無直3眼注於右手捶4左手展開指以顧上下左右合捶合精5左膝屈而撐精向裏合6左足用力平踏7襠撐開實而虛8右足指鈎住足踵後蹬

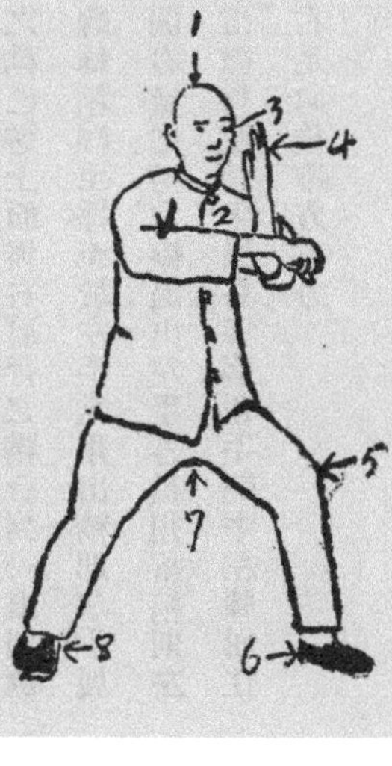

第十一勢

引蒙

左手從後到前展開手腕向北亦可卽指微彎亦可右手從後向前肘向北手背朝上捋捶展開肐膊合住精向西衝擊須用周身全力合精擊故出精不如蓄精出精但可擊遠蓄精遠近皆能擊（出精者肐膊展足精似出乎捶之外可故擊遠不可擊近蓄精者精皆

蓄捶之內遠者固可伸肱以擊之卽近在吾身肐膊勿容伸展捶一合卽能擊之故出精不如）

內精

此精是主至於全身精皆聚於捶是賓宰此精者是心心意一動周身之精皆到後之演手精皆做此

右手纏絲精其發生之由與專注之地圖

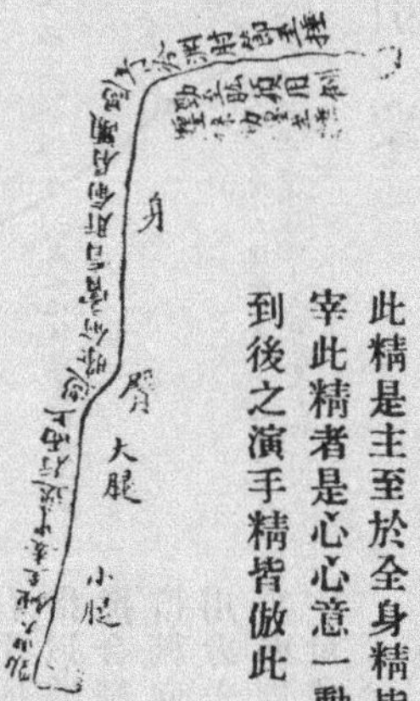

右手是從後倒轉過來方至肩上則足踵之精已逆上而與右肩背之精合到一處周倒纏絲精纏至捶至於左手欲用出精則左手展開右捶從勢宮擦過出左手外欲用蓄精則左指微彎肐膊半屈右捶落在手腕中左膝屈住右足向後蹬方有力

取象

震下坤上曰復震爲足又動也前堂連進三步如陽之自下而動莫可過抑故上勢取之然動於下者未有不升於上故上之雷在地中者今則雷升地上上至於天則運動周身皆如雷矣雷之顯著惟手易見故手之不擊則已一擊如雷之震驚百里可以驚遠而懼邇故此勢演手乃取諸震我身之陽氣初動是周身之陽氣皆動非第言震足之動也

七言俚語

上打咽喉下打陰左右兩脅並中下廉上鼻樑封眼腦後一擊要人魂（此皆人之痛處）

其　二

練就金剛太極捶周身上下力千斤勸君智勇休使盡留下餘力掃千軍

五言俚語歌

太極有一圈陰陽在裏邊端倪原莫測動靜如循環仰觀鳶戾天俯察魚躍淵上下皆是道主宰最深玄一開連一合奇正總無偏有如關弓射箭彀不離紘紘離即爲發未發貴引圓（紘引飽滿而後發箭有力引精引足而後擊人最快）經禮具三百曲禮紀三千變通因時地無非任自然爲問從何始都云不記年惟有包羲氏開化最爲先一畫初開天二畫斷不連前人祖此意因名太極拳後人能繼述萬古可流傳

十二勢金剛搗碓

此第三個金剛搗碓囘應前一金剛與第二金剛原初第一金剛在正東面向正北此

金剛位在正西與原位相去七八步面亦向北所以然者拳打一條線必須東西相照即以下之東西往來須準乎此不許遠離中線大約長短不出十步所以再三演此勢者以此勢爲母運動必須回顧其母蓋以此勢實有太和元氣氣象顧之不至泛騖而無歸且以伏七星捶之金剛搗碓之脈

節解

第十二勢

如前看第一勢所著金剛搗碓自明

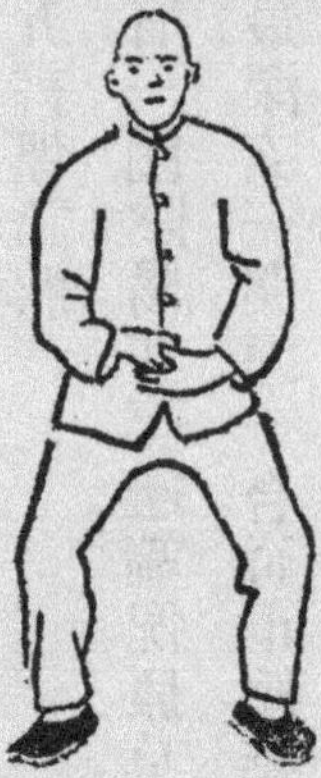

引蒙

首勢是無中生有故左手領左足先向正北開步而後右手右足隨之此勢上承演手捶左足在西但將脚扭正（足不離地但扭足踵）足指向北左右手皆在西收落胸前左轉圈右手提右足亦隨之上領轉一圈下落左手腕氣歸丹田胸中心平氣和腊開虛圓端然恭立元氣渾穆其餘規矩一切如前手法（不言足足隨手運）仍是兩手套去順轉一圈

內精

手足纏絲精一切如第一金鋼搗碓演手精之由足踵至捶者身一卸精復歸原位

取象

首勢取乾坤意包六子此勢亦如之上勢氣奮必怒怒必擊故取震本勢氣消必平平則順故取豫

七言俚語

堂前一畫亘東西（似有一畫意非眞有一畫）第一金鋼位極東畫界不過十步遠第二金鋼不離朱（在中線內）斜行雖說離中線前堂拗出入線中敵人有閒自可乘演手一捶向前攻及第三金鋼就左步東西相照西北同震怒全消氣歸平股旋轉一氣行此心仍然一太極氣入丹田自息爭

民國二十四年十月初版

陳氏太極拳彙宗

每部上下册實價大洋貳元正

著作者　陳績甫

印刷者　仁聲印書局
南京錦綉坊十六號
電話二二二一二

發行者　青年會
仁聲印書局